de Gruyter Lehrbuch

Kompendium der Anästhesiologie

P. Hoffmann · B. Schockenhoff

Kompendium der Anästhesiologie

Walter de Gruyter
Berlin · New York 1997

Autoren

Dr. med. P. Hoffmann
Prof. Dr. med. B. Schockenhoff

Abteilung für Anästhesiologie und operative Intensivmedizin
Allgemeines Krankenhaus Barmbek
Rübenkamp 148
D-22291 Hamburg

Die Deutsche Bibliothek – CIP-Einheitsaufnahme

Hoffmann, Peter:
Kompendium der Anästhesiologie / P. Hoffmann ; B. Schokkenhoff. – Berlin ; New York : de Gruyter, 1997
(De-Gruyter-Lehrbuch)
ISBN 3-11-014158-2
NE: Schockenhoff, Bernd:

Satz und Druck: Arthur Collignon GmbH, Berlin – Zeichnungen: E. Halwaß, Nossen – Buchbinderische Verarbeitung: Lüderitz & Bauer GmbH, Berlin – Umschlagentwurf: Rudolf Hübler, Berlin
Printed in Germany

Inhalt

1. Anästhesiologie als medizinisches Querschnittsfach

Die Anästhesiologie ist die **Lehre von der Narkose**, wobei Verfahren der *Allgemeinanästhesie* von solchen der *Lokal-* und *Leitungsanästhesie* unterschieden werden.

Die **Allgemeinanästhesie** ist ein Zustand, in dem chirurgische, diagnostische und therapeutische Eingriffe ohne Schmerzempfindung und damit ohne Abwehrreaktionen durchführbar sind.

Früher wurden alle Narkosequalitäten durch ein hoch zu dosierendes Anästhetikum, wie z. B. Äther, erreicht. Die heutigen Anästhetika schalten durch ihre besondere Affinität zu ZNS und spezifischen Rezeptoren Bewußtsein, Schmerzempfindung, muskuläre Schmerzabwehr und vegetative Fehlreaktionen aus.

> Eine **Narkose** besteht aus (obligater) *Analgesie* und *Hypnose* und fakultativer *Muskelrelaxation* und *neurovegetativer Dämpfung*, die jeweils durch unterschiedliche Medikamente erreichbar sind.

Durch Kombination von Substanzen, die zur Bewußtlosigkeit, Schmerzfreiheit, Muskelrelaxierung und Reflexdämpfung führen, wird die Anästhesie mit jeweils geringeren Einzeldosen erreichbar.

Bei der **Lokal- oder Regionalanästhesie** werden Lokalanästhetika in die Nähe von Nerven oder Nervenwurzeln injiziert und unterbrechen hier die Leitung von Schmerzimpulsen an das ZNS. Das Schmerzempfinden ist nur lokal ausgeschaltet, während das Bewußtsein erhalten bleibt.

Allgemein- und Regionalanästhesien werden auch kombiniert angewendet.

2. Allgemeinanästhesie

2.1 Narkosevorbereitung

2.1.1 Voruntersuchung

Narkosevisite. Jeder Patient wird vor einer Narkose von einem Anästhesisten untersucht und hinsichtlich seines Narkoserisikos beurteilt. Die Narkosevisite erfolgt rechtzeitig vor dem geplanten Eingriff, damit der Patient ausreichend Gelegenheit hat, über in Frage kommende Anästhesieverfahren informiert zu werden und sich danach entscheiden zu können. Aus psychologischen Gründen soll sie von demselben Anästhesisten durchgeführt werden, der die Narkose ausführt.

Die Prämedikationsvisite dient der:

- Beurteilung des physischen und psychischen Status durch Anamnese, klinische Untersuchung sowie Labor- und Konsiliarbefunde
- Festlegung des Narkoserisikos durch Punktebewertungen oder Skalierungen
- Aufklärung und Einverständniserklärung zum geplanten Anästhesieverfahren
- Auswahl des Anästhesieverfahrens anhand der Untersuchungsergebnisse, des Status praesens und der psychischen Situation sowie der geplanten Operation
- Verordnung der Prämedikation am Vorabend und am Op.-Tag
- Anordnung über Weiterführen oder Absetzen der Pharmakotherapie, z. B. Antihypertensiva, Kortikoide.

Die Beurteilung des klinischen Zustandes beinhaltet:

(1) *Anamnese*: Hierzu gehören frühere Erkrankungen, z. B. kardiale oder pulmonale, Blutungsneigung, Leber-, Nieren-, Stoffwechselkrankheiten, eine *Berufsanamnese* sowie Operationen einschließlich Narkosen und evtl. -komplikationen, sowie die *Medikamenten-* (Tab. 2.1-1) und *Allergieanamnese* (Allergiepaß).

(2) Ergebnisse der *körperlichen Untersuchung* sowie von *Labor-* und *Konsiliarbefunden*, Diagnose und Art des operativen Vorgehens.

Standarduntersuchungen. Vor Routineeingriffen sind erforderlich:

- *Laboruntersuchungen*: kleines Blutbild, Serumelektrolyte, Blutzucker, Gesamteiweiß, Serumkreatinin und -harnstoff, Quickwert, Blutgruppe.

Zunehmend wird heute ein Verzicht auf Routineuntersuchungen erwogen. Ist die Anamnese leer und der körperliche Zustand gut, kann der Umfang der präoperativen Laboruntersuchungen verringert werden.

- *EKG:* bei Patienten > 40 Jahre oder bei anamnestischem Hinweis auf präexistente Erkrankungen
- *Röntgen-Thoraxaufnahme*: bei Patienten > 50 Jahre oder bei entsprechender Anamnese (pulmonale Erkrankungen).

Tab. 2.1-1: Auswahl der häufigsten und wichtigsten anästhesierelevanten Medikation

Acetylsalicylsäure		
Asasantin®, Colfarit®, Aspirin® Godamed®		Gerinnungsstörungen durch Hemmung der Thrombozytenaggregation
Antiarrhythmika		
Ajmalin	Gilurytmal®	Verstärkung bradykarder Rhythmusstörungen
Chinidin	Chinidin-Duriles®	Kardiodepressive Wirkungen
Propafenon	Rytmonorm®	Potenzierung nichtdepolarisierender Muskelrelaxanzien
Aminoglykosid-Antibiotika		
Amikacin	Biklin®	Potenzierung nichtdepolarisierender Muskelrelaxanzien
Gentamycin	Refobacin®	
Tobramycin	Gernebcin®	
Antidepressiva		
Trizyklische Antidepressiva (Limbatril®, Aponal®, Tofranil®)		Hypertonie und Tachykardie, Potenzierung von Anästhetika-Wirkungen
MAO-Hemmer (Parnate®, Jatrosom®)		Potenzierung von Anästhetika und Muskelrelaxanzien, Hypertonie und Tachykardie
Betablocker		
Acebutolol	Prent®	Ausgeprägter Blutdruckabfall nach Inhalationsanästhetika
Metoprolol	Beloc®, Lopresor®	
Pindolol	Visken®	Bradykarde Herzrhythmusstörungen
Propranolol	Dociton®	Kardiodepressive Wirkung
Glukokortikoide		
Cortison	Hydrocortison®	Perioperative Substitutionstherapie bei Langzeittherapie erforderlich (NNR-Insuffizienz), Cortisol-Schema: Je 100 mg Cortisol am Vorabend der Operation, zur Prämedikation, intraoperativ und postoperativ als Kurzinfusion i. v.
Dexamethason	Fortecortin®	
Methylprednisolon	Urbason®	
Prednisolon	Solu-Decortin®	
Miotika (langwirkend)		
Mintacol® DFP® Phospholinjodid®		Wirkungsverlängerung von Succinylcholin, Wirkungsabschwächung von depolarisationshemmenden Muskelrelaxanzien (Cholinesterasehemmung)
Thyreostatika		
Methylthiouracil	Thyreostat®	Wirkungsverstärkung und -verlängerung von Barbituraten und Opiaten
Natriumperchlorat	Irenat®	
Thiamazol	Favistan®	

2.1.2 Risikobewertung

Aufgrund der Befunde bei der Anamneseerhebung und der körperlichen Untersuchung wird der Patient einer Risikogruppe hinsichtlich seiner Anästhesiegefährdung zugeordnet. Am bekanntesten ist die Einteilung der *American Society of Anesthesiologists (ASA):*

Tab. 2.1-2: Bewertungsschema des Anästhesierisikos

0	1	2	4
Geplante Operation o ambulant o stationär	o unprämedizierter Pat. o sehr stark prämed. Pat.	o dringliche Operation o agitierter Patient	o Notoperation o Verbrennung über 40% KOF
Operationsgebiet o Extremitäten o Stamm	o abdominelle Operation o neurochirurgische Op.	o Thoraxoperation o sitzende Position	o Zwei-Höhlen-Eingriff o Relaparatomie Rethoraktotomie
Anästhesiedauer o bis 120 min	o 120 bis 180 min	o 180 bis 360 min	o über 360 min
Alter o 3–39 Jahre	o 40–59 Jahre o 0–3 Jahre	o über 60 Jahre	o Frühgeborenes
Bewußtsein o unauffällig	o Zerebralsklerose o Zust. nach Hirnop.	o Zustand nach Bewußtlosigkeit o Eingeschränkte Hirnfunktion	o Bewußtlosigkeit o Beatmeter Intensivpatient
Herzleistung o normal keine Beeinträchtigung	o Belastungsinsuffizienz o Herzvergrößerung Rö. o EKG Innenschichtschaden o EKG unspezif. ERSt o Akrozyanose o Dauermedikation Kardiaka o geringe Herzrhythmusstörung	o Angina pectoris o Knöchelödeme o Herzinfarkt vor >6 Mon. o chron. Lungenstauung o Schrittmacher-Patient	o Herzinfarkt vor <3 Mon. o 2 und mehr Herzinfarkte o Ruhedyspnoe o Adam-Stokes-Anfälle

Herzrhythmus o normal	o AV-Block I. Grades o Rechtsschenkelblock o SVES oder VES <5/min o kein Sinusrhythmus	o Tachykardie >120/min o AV-Block II. Grades o SVES oder VES >5/min o Bradykardie <50/min o absol. Arrhythmie	o Tachyarrhythmie >140/min o Bifaszikulärer Block
Kreislauf und Gefäßsystem o unauffällig	o Hypertonus >150/90 mmHg o Hypotonie <90 syst. mmHg o Dauermedikation	o Hypertonus >200 syst. mmHg o arterielle Verschlußkrankh. o Dauermedikation beta-Blocker	o maligner Hypertonus >240 mmHg
Atmungsorgane o unauffällig	o Lungenemphysem o chron. Bronchitis o Thoraxoperation ohne Einschränkung	o chron.-obstrukt. Lungenerkrankung o Pneumonie, akute Bronchitis o Dyspnoe pulmonaler Ursache o Zustand nach Beatmung	o akutes/chron. Lungenversagen o mehrfacher Status asthmatikus o funktionelle Einzellunge o Pneumothorax
Stoffwechselfunktion o unauffällig	o Diabetes mellitus o behand. Hypo-/Hyperthyreose o Übergewicht bis 30% o Dauermedikation Cortison	o juveniler Diabetes o Hyper-/Hypothyreose o Übergewicht >30% o NNR-Insuffizienz	o Metabolisches Koma o Thyreotoxikose o Sepsis
o Hb-Gehalt normal	o Hb-Gehalt <9 g%	o Hb-Gehalt <6 g%	
o Kalium i. S. 3,8–5,2	o Kalium <3,8 bzw. >5,2	o Kalium <2,8 bzw. >6,5	
o Nierenfunktion normal	o Kreatinin 1,5–2,5	o Kreatinin >2,6	o Dialyse-Patient
o Leberfunktion normal	o Ikterus in der Anamnese o Hyperbilirubinämie bis 3	o Transam. u/o γ-GT erhöht o Bilirubin >3, Spont. quick <50%	o akute oder chron. Leberinsuffizienz o Bilirubin >15, plasm. Ger. st.

(1) „gesunder" Patient
(2) leichte Allgemeinerkrankung ohne Leistungseinschränkung
(3) schwere Allgemeinerkrankung mit Leistungseinschränkung
(4) schwere lebensbedrohliche Allgemeinerkrankung
(5) moribunder Patient; Tod innerhalb von 24 Std. mit und ohne Operation zu erwarten
(6) akut zu operierende Patienten der Gruppen 1, 2
(7) akut zu operierende Patienten der Gruppen 3–5.

Ein *eigenes Bewertungsschema*, das stärker auf die Befunde und Untersuchungsergebnisse eingeht und auf dieser Basis zu einer Punktebewertung des Anästhesierisikos kommt, stellt Tab. 2.1-2 dar.

Eine Gesamtpunktzahl von 0–3 bedeutet ein normales Narkoserisiko, 4–10 Punkte ein erhöhtes und > 10 Punkte ein erheblich erhöhtes Narkoserisiko.

Am Ende der Narkosevisite werden das Narkoseverfahren ausgewählt und die Prämedikation verordnet. Aufgrund der Zusammenschau aller Daten wird unter Berücksichtigung der Risikofestlegung und der Wünsche des Patienten das sicherste Narkoseverfahren ausgewählt, das jeweilige Vorgehen erklärt und das Einverständnis auf einem *Formblatt* (schriftlich!) eingeholt.

Bei der aus medizinischen, psychologischen und juristischen Gründen notwendigen **Aufklärung** dürfen die speziellen Risiken der Anästhesie nicht verschwiegen werden, wobei der Umfang der Aufklärung den Auffassungsmöglichkeiten und den Wünschen des Patienten entsprechen muß. Insbesondere muß auf folgende Punkte hingewiesen werden:

- Auswahl des *Anästhesieverfahrens* und seine Vorteile und Risiken
- Notwendigkeit der *Nahrungskarenz*, meist 6–10 Std. vor einem Wahleingriff (Ausnahme Säuglinge, Kleinkinder)
- Hinweise zur *präoperativen Medikamenteneinnahme*, besonders bei Insulin, oralen Antidiabetika, Antihypertensiva, Antiarrhythmika, Kortisonpräparaten
- *Rauchverbot* vor der Operation
- Hinweis auf besondere Vorsichtsmaßnahmen bei *ambulanten* Narkosen
- Angabe des geplanten *Zeitpunktes der Operation*, der im Einleitungsraum durchzuführenden Maßnahmen sowie Hinweise über postoperative Besonderheiten (z. B. geplante Intensivtherapie, Nachbeatmung, Analgesie über Periduralkatheter).

2.1.3 Prämedikation

Durch die am **Abend vor der Operation** erfolgende Medikation soll der Patient in der ungewohnten Umgebung der Klinik ein- und durchschlafen können. Hierzu eignen sich besonders Benzodiazepine mit mittellanger Wirkung, wie *Diazepam* (Valium), *Flunitrazepam* (Rohypnol), *Lorazepam* (Tavor), *Lormetazepam* (Noctamid) und *Dikaliumchlorazepat* (Tranxilium), die oral verabreicht werden.

Am **Operationstag** soll der prämedizierte Patient entspannt und angstfrei, sediert, aber erweckbar und kooperativ in den Operationssaal gebracht werden. Hier-

Tab. 2.1-3: Medikamente zur intramuskulären Prämedikation bei Erwachsenen

Anticholinergika		
Atropin		0,5–1,0 mg
Scopolamin		0,2–0,4 mg
Benzodiazepine		
Diazepam	(Valium®; Diazemuls®)	5–10–(20) mg
Flunitrazepam	(Rohypnol®)	1–2–(3) mg
Dikaliumchlorazepat	(Tranxilium®)	50–100 mg
Midazolam	(Dormicum®)	3–5–10–15 mg
Phenothiazine		
Promethazin	(Atosil®)	25–50 mg
Triflupromazin	(Psyquil®)	10–20 mg
Opiloide		
Piritramid	(Dipidolor®)	15–22,5 mg
Pethidin	(Dolantin®)	50–100 mg
Pentazocin	(Fortral®)	35–45 mg
Fentanyl + Droperidol	(Thalamonal®)	1–2 ml

Tab. 2.1-4: Orale Prämedikation bei Kindern

Alter [Jahre]	Körpergewicht [kg]	Rohypnol 1 : 1 verd. [ml]	Dolantin (Tropfen)	Bellafolin (Tropfen)
0,5–1	8–10	0,1–0,2	2	5
1–1,5	10–14	0,25–0,35	4	8
1,5–4	14–19	0,4–0,8	6	10
5–10	20–32	0,8–1,0	8	15

durch werden die Narkoseeinleitung erleichtert und der Verbrauch an Narkosemitteln vermindert.

Während früher beim Erwachsenen der i. m. Injektion der Vorzug gegeben wurde (Tab. 2.1-3), hat in letzter Zeit die *orale Prämedikation* am Operationstag deutlich an Bedeutung gewonnen.

Auch bei Säuglingen und Kleinkindern ist die orale Prämedikation besser geeignet, da die i. m. Injektion ein „Trauma“ darstellt (s. Tab. 2.1-4).

Die ideale Prämedikation müßte folgende Wirkung aufweisen:

– ausgeprägte *Anxiolyse*, ausreichende *Sedierung*, gute *Analgesie*, besonders bei präoperativen Schmerzen
– geringgradige *anterograde Amnesie*, Vagusdämpfung zur Reduktion der Magensaft- und Speichelsekretion, sowie zur Minderung der kardialen Vagusaktivität

- antiemetische Wirkung, *Antihistamineffekt*
- *sicherer Wirkungseintritt* bis zum Beginn des Transportes in den Operations- oder Einleitungsraum bei insgesamt kurzer Wirkdauer
- möglichst geringe Beeinflussung des *respiratorischen* und des *kardiovaskulären Systems*.

2.1.3.1 Applikationswege

Die **i. v. Prämedikation** wird in der Praxis nur selten angewandt.

Die i. v. Gabe von *Atropin* vor Anästhesiebeginn gilt ebenso wie die von *Benzodiazepinen* vor oder während Regionalanästhesien nicht als Prämedikation, sondern als Bestandteil des jeweiligen Anästhesieverfahrens.

Eine i. v. Applikation bietet den Vorteil eines *raschen Wirkungseintrittes*, wobei als Nachteile *Injektionsschmerzen* sowie *Störungen der Vitalfunktionen* (Atmung, Kreislauf) anzuführen sind.

Die **i. m. Applikation** am Operationstag ist ein möglicher Applikationsweg. Bis zum Wirkungseintritt vergehen 20–60 Min., das Wirkungsmaximum wird in der Regel erst nach 60–90 Min. erreicht.

Gerade auf diese Zeiten wird allerdings in vielen Operationsabteilungen aus organisatorischen Gründen keine Rücksicht genommen.

Vorteilhaft bei der i. m. Applikation ist die sichere Resorption hydrophiler Substanzen, *nachteilig* die Unsicherheit der Resorption lipophiler Substanzen, z. B. der fettlöslichen Benzodiazepine wie Diazepam. Eine i. m. Applikation ist eine invasive Maßnahme und damit patientenunfreundlich.

Komplikationen sind Infektion, Injektionsschmerz, Hämatome und Nervenläsionen.

Kontraindikationen: Therapie mit gerinnungshemmenden Substanzen, ausgeprägte Gerinnungsstörungen sowie Störungen der Mikrozirkulation, z. B. im Schock.

Die **perorale Applikation** hat in den letzten Jahren an Bedeutung gewonnen und ist bei vergleichbarem Effekt nicht nur angenehmer für den Patienten, sondern eine wesentliche Arbeitserleichtung für das Pflegepersonal. Die *Vorteile* können durch Verwendung eines Anxiolytikums mit langer Halbwertzeit noch betont werden, z. B. Dikaliumchlorazepat (Tranxilium) oder Flunitrazepam (Rohypnol).

Bei Verschiebungen des Operationstermins, die im Routinebetrieb häufig vorkommen, verbringt der Patient die unangenehme Wartezeit ruhig und psychisch sowie vegetativ stabilisiert, was Narkoseinleitung und -verlauf und auch die postoperative Situation günstig beeinflußt.

Die orale Prämedikation mit geringen Flüssigkeitsmengen (20 bis max. 50 ml bei Erwachsenen) am Operationsmorgen widerspricht nicht dem Nüchternheitsgebot. Sie führt weder zu einer Erhöhung der Magensaftproduktion, noch zu einer Senkung des pH-Wertes unter die kritische Grenze von 2,5.

Kontraindikationen der oralen Prämedikation: Dysphagie, Verletzungen, Infektionen und Stenosen im oberen Gastrointestinaltrakt, Hiatushernien sowie mangelnde Kooperationsfähigkeit oder-bereitschaft des Patienten.

2.1.3.2 Sublinguale, intranasale, rektale Applikation

Die **sublinguale Prämedikation** ist noch nicht als Routineverfahren etabliert. Erfahrungen liegen mit dem Benzodiazepin Lormetazepam sowie dem Opioidanalgetikum Buprenorphin (Temgesic) vor. Die sublinguale Resorption tritt rascher ein als die enterale. *Vorteile* sind die Nichtinvasivität sowie die Verhinderung eines first-pass-Effektes.

Die **intranasale Prämedikation** wurde u. a. mit Midazolam bei Kleinkindern durchgeführt: Bei einer Dosierung von 0,2 mg/kg KG Midazolam (Dormicum) zeigte sich eine schnell einsetzende Wirkung, die die Narkoseeinleitung ohne Exzitation erlaubt. Die *Vorteile* liegen in der einfachen Durchführung, in der völligen Schmerzfreiheit, im raschen Wirkungseintritt sowie im Einhalten des Nüchterheitsgebotes.

Die **rektale Prämedikation** wurde ebenfalls zunächst bei Kindern durchgeführt. Bei der rektalen Applikation von Sedativa und Hypnotika muß zwischen Prämedikation und Narkoseeinleitung differenziert werden. Die Prämedikation mit Midazolam (0,3–0,8 mg/kg KG) bei Kindern wurde als relativ sichere Methode dargestellt. Zur Vermeidung einer Hypersalivation wird die rektale Atropinapplikation (0,02–0,03 mg/kg KG) gleichzeitig mit Midazolam empfohlen.

Von einer **rektalen Narkoseeinleitung** wird gesprochen, wenn Methohexital (25 mg/kg), Ketamin (10 mg/kg) oder Etomidat (7 mg/kg) rektal appliziert werden. Eine solche Applikation muß im OP in Anwesenheit eines Anästhesisten erfolgen.

2.1.3.3 Praktische Tips bei Erwachsenen und Kindern, Aspirationsprophylaxe

Bei der Prämedikation sind zu beachten:

– *Zeitpunkt*: Die Medikamentengabe soll ausreichend früh erfolgen, um eine Distanzierung des Patienten von den Ereignissen im Operationssaal zu ermöglichen. Je nach Applikationsart sind mindestens 45–60 Min. bis zum Wirkungseintritt notwendig.

– Eine i. v. Prämedikation ohne ausreichende Vorbereitungszeit ist nur im Ausnahmefall zu vertreten: Man kann kurz vor Anästhesiebeginn 0,25–0,5 mg Atropin zusammen mit 7,5–15 mg Piritramid (Dipidolor), einem Opiat mit raschem Wirkungseintritt und guter sedierender Komponente, langsam i. v. verabreichen.

Aspirationsprophylaxe. Der Patient soll 10–12 Std. vor Anästhesiebeginn weder gegessen noch getrunken haben. Diese Nahrungskarenz schützt allerdings nicht davor, daß das im Magen befindliche Nüchternsekret sehr sauer (pH: 1–2) sein kann. Bei dringlichen Eingriffen sollte die letzte Mahlzeit 4–6 Std. zurückliegen, da danach eine weitgehende Magenentleerung zu erwarten ist. Erscheint eine Sofortoperation am nicht nüchternen Patienten unvermeidbar, muß die Narkose nach Rücksprache mit dem Operateur unter erhöhtem Aspirationsrisiko begonnen werden.

Bei schwerverletzten, bewußtlosen oder schmerzgequälten Patienten kann *keine* Nüchterngrenze eingehalten werden; eine koordinierte Magenentleerung ist unter diesen Bedingungen auch nach vielen Std. nicht erreichbar. Durch Schmerz und Schock sistiert die Magen-Darm-Motilität, so daß die Anästhesie unter erhöhtem Aspirationsrisiko erfolgt.

Die H_2-Rezeptoren-Blocker Cimetidin (Tagamet) oder Ranitidin (Sostril), 60–90 Min. vor der Narkoseeinleitung verabfolgt, können durch Anheben des pH auf > 2,5 und durch Senkung des Sekretionsvolumens die Gefahr der Aspiration stark sauren Magensaftes vermindern.

Diskutiert wird die Gabe von Cimetidin bei *geburtshilflichen Narkosen*, bei *dringenden Eingriffen* an nicht ausreichend vorbereiteten Patienten und bei bekannter *Refluxkrankheit.*

Keine routinemäßige Vagolyse: Die obligate Atropingabe hat heute auch unter juristischer Sicht an Bedeutung verloren, da die verabreichten niedrigen Dosen einen Herzstillstand oder eine Bradykardie kaum verhindern können und lediglich unerwünschte Nebenwirkungen, wie Mundtrockenheit und Wärmestau resultieren.

Darüber hinaus ist **Atropin kontraindiziert** bei:

- Tachykardie/-arrhythmie > 120/min
- Hyperthyreose und Thyreotoxikose
- fieberhaften Erkrankungen, besonders bei Säuglingen und Kleinkindern
- Vorhofflimmern bei Mitralklappenfehlern
- Streßreaktionen mit Tachykardie > 100/min.

Für die Prämedikation stehen folgende Eigenschaften im Vordergrund:
Anxiolyse, Sedierung, Amnesie, Analgesie, Parasympathikolyse, Antiemesis und Antihistaminwirkung.

Benzodiazepine sind für die Prämedikation besonders zu empfehlen.

Im Vergleich zu der früher üblichen „Standardprämedikation“ mit zentral wirkenden Analgetika (z. B. Pethidin) plus Neuroleptikum aus der Phenothiazin- bzw. Butyrophenonreihe (z. B. Promethazin bzw. Droperidol) zeigen die Benzodiazepine einen besseren *streßreduzierenden, anxiolytischen Effekt* und deutlich *weniger Nebenwirkungen.* Alle Stoffe dieser Gruppe haben ein qualitativ gleichwertiges Wirkungsspektrum mit sedativ-hypnotischer, anxiolytischer, amnestischer, zentral muskelrelaxierender und antikonvulsiver Wirkung. Eine Modifikation ihrer Wirkung ist vor allen Dingen von der Pharmakokinetik und von der Dosierung abhängig. Hinsichtlich ihrer Anflutungs- und Verteilungszeit und ihrer Eliminationshalbwertzeit unterscheiden sie sich nach *kurz-*, *mittellang-* und *langwirkenden* Substanzen.

Für die orale **Prämedikation Erwachsener** kommen neben Diazepam (je nach Alter 5–15 mg) zahlreiche neuere Benzodiazepine wie Dikaliumclorazepat (Tranxilium 20–50 mg), Flunitrazepam (Rohypnol 1–2 mg), Lormetazepam (Noctamid 1–2 mg), Midazolam (Dormicum 5–10–15 mg) in Betracht.

Die **Prämedikation im Kindesalter** stellt besondere Anforderungen, wobei die Ansatzpunkte zur psychischen Operationsvorbereitung komplex sind: Mit den kleinen Patienten muß ein Vertrauensverhältnis durch altersentsprechende und ehrliche Aufklärung geschaffen werden; es sollen ausgesprochene und unausgesprochene Ängste ausgeräumt werden. Die Eltern müssen über Verfahren und Risiken aufgeklärt werden, auch hier sollen Mißverständnisse ausgeräumt und zur Mitarbeit aufgefordert werden. Das Krankenhaus muß ein kindgerechtes Umfeld, eine optimale Vorarbeit und besonders persönliche Kontakte zwischen Anästhesist und kleinem Patienten ermöglichen. Bei entsprechenden Voraussetzungen wird der Anästhesist durch eingehende psychische Vorbereitung des Kindes manchmal auf eine pharmakologische Prämedikation verzichten. Wird sie dennoch nötig, sollte immer der *orale Weg* gewählt werden. (Tab. 2.1-4).

Die klinische Erfahrung zeigt, daß die Angst vor der i. m. Injektion oft größer ist, als die vor der Narkoseeinleitung.

Man bevorzugt hier ebenfalls *Benzodiazepine* sowie Neuroleptika: *Chlorprothixen* (Truxal®, Taractan®). Chlorprothixen besitzt gute zentral dämpfende, anticholinerge und antiemetische Effekte. *Dosierung*: 2 mg/kg KG bis zu einer Maximaldosis von 45 mg p. o. Alternativ kann *Promethazin* (Atosil®) in einer Dosierung von 0,5–1,0 mg/kg KG i. m. oder als Tropfen appliziert werden.

Neuere Benzodiazepine wie das *Midazolam* bei Kindern haben sich bewährt: schneller Wirkungseintritt, vergleichsweise kurze Wirkungsdauer, wobei ein langer postoperativer Nachschlaf vermieden wird.

Midazolam-Applikationen, -dosierungen:
- 0,2–0,7 mg/kg p. o.
- 0,1–0,2 mg/kg i. m.
- 0,3–0,8 mg/kg rektal
- 0,2–0,3 mg/kg intranasal.

Bei **größeren Kindern** ist die Auswahl erweitert
- *Flunitrazepam* (Rohypnol®): 0,05–1 mg/kg KG p. o. bei Kindern < 5 Jahren (Tropflösung aus der i. v. Lösung hergestellt), ab dem 5. Lebensjahr als Tablette: 0,03 mg/kg KG p. o.
- *Dikaliumclorazepat* (Tranxilium®): 0,4 mg/kg KG p. o. 90–120 Min. vor Anästhesiebeginn
- *Lormetazepam* (Noctamid®). *Sublinguale* Applikation: 1 mg bei Kindern mit 15–25 kg KG und 2 mg bei Kindern > 25 kg KG 60 Min. vor Anästhesiebeginn.

2.1.4 Technische Vorbereitung zur Narkose

Voraussetzungen für eine sichere Narkoseführung sind die sorgfältige Vorbereitung und Prüfung des gesamten Anästhesiezubehörs, der Überwachungsgeräte und der Medikamente. Diese muß nach einem festen Schema ablaufen und soll folgende Bereiche umfassen: *Narkosegerät* und *Gasversorgungssysteme*, Geräte, Zubehör und Hilfsmittel zur *Intubation* und *Beatmung*, Geräte zum *Monitoring*, Vorbereitung von *Infusionen* und *Transfusionen*, *anästhesiespezifische* sowie weitere *Medikamente*.

2.1.4.1 Checkliste für den Anästhesiearbeitsplatz

Narkosegeräte und Gasversorgungssysteme:

- Anschlüsse der (zentralen) Gasversorgung für Sauerstoff und Lachgas
- Überprüfung der Reserveflaschen für Sauerstoff und Lachgas und Dichtigkeitsprüfung des Narkosegerätes
- Überprüfung der Ventilfunktionen (Überdruckventil), Ein- und Ausatemventil
- Beweglichkeits- und Dichtigkeitsprüfung der Rotameter
- Kontrolle von Volumeter, Manometer und Respiratorfunktion
- Füllungs- und Dichtigkeitsüberprüfung des Narkosemittelverdampfers sowie Prüfung der Narkosegasabsaugung
- Kontrolle von Atembeutel, Beatmungsschlauch und Y-Stück sowie des Absorberkalkes
- Überprüfung der Absaugung, Vorhandensein von Absaugkathetern unterschiedlichen Kalibers
- Funktionsprüfung des Sauerstoff-Bypass-Systems.

Geräte und Zubehör zur Intubation und Beatmung:

- Masken und Endotrachealtuben unterschiedlicher Größe mit passenden Konnektoren
- biegsame Führungsmandrins aus Plastik
- Magill-Zangen und Güdel-Tuben unterschiedlicher Größe
- 20-ml-Blockerspritze mit Plastikklemme
- Laryngoskop mit Spatelsatz, Ersatzbirnen und -batterie, überlange Spatel, Ersatzlaryngoskop erreichbar
- selbstfüllender Beatmungsbeutel, z. B. Ambubeutel
- Lokalanästhetikaspray, Gleitmittel, Fixierpflaster, Schere, Augensalbe
- Intubationskissen mit Kopfring oder -mulde, Fixator (z. B. Ulmer Rad) für Beatmungschläuche
- Notkoniotomiebesteck und Fiberbronchoskop in erreichbarer Nähe.

Geräte und Hilfsmittel zur Überwachung des Patienten:

- Blutdruckmanschetten unterschiedlicher Größen für manuelle oder apparative (DINAMAP®) Messung
- EKG-Monitor, -elektroden und -kabel
- Pulsoximeter
- Temperatursonde mit Monitor, Blasenkatheterset, Urinbeutel, Stundenurinset, CO_2-Monitor, Leckagealarm
- Sets für arterielle Blutdruckmessung und Venendruckmessung
- Magensonden unterschiedlicher Form und Dicke
- ggf. Maßnahmen zur Erwärmung des Patienten, wie z. B. Blutwärmer, Abdeckfolien mit beschichteter Oberfläche, Wärmestrahler
- Defibrillator mit Zubehör in erreichbarer Nähe.

Zubehör für Infusionen und Transfusionen:

- Desinfektionsmittel, Tupfer, Infusionssysteme und Kanüle
- Spritzen unterschiedlicher Größe (1, 2, 5, 10, 20 ml)
- Venenverweilkanülen unterschiedlicher Größe
- Dreiwegehähne und Verschlußstopfen (rot: Arterie, blau: Vene)
- Infusionslösungen: Voll-, Halbelektrolytlösungen, Plasmaersatzmittel (HÄS 6%)
- zentrale Venenkatheter (Vv. subclavia et jugularis)
- ggf. Mehrlumenkatheter oder Sheldon-Katheter
- Blutgruppentestkarten, Transfusionssysteme und Mikrofilter
- Druckmanschette für Schnelltransfusionen
- Perfusoren mit Spritzen, Verlängerungskabeln und Netzteilen
- sterile Handschuhe, Nahtmaterial, Abdecktücher, Tupfersets.

Anästhesiespezifische Medikamente:

- Atropin als Anticholinergikum
- Lokalanästhetika (Mepivacain 1%ig, Bupivacain 0,25%ig)
- Einleitungshypnotika: Methohexital (Brevimytal®)
Etomidat (Hypnomidate®, Etomidat Lipuro®)
Thiopental (Trapanal®), Propofol (Disoprivan)
- Benzodiazepine (Diazepam, Flunitrazepam, Midazolam)
- Neuroleptika (DHB, Promethazin)
- Analgetika (Fentanyl®, Alfentanil (Rapifen®), Sufentanil (Sufenta®), Piritramid (Dipidolor®)
- Muskelrelaxanzien (Succinylcholin, Vecuronium (Norcuron), Cisatracurium, Atracurium (Nimbex), Pancuronium
- Inhalationsanästhetika (Halothan, Enfluran, Isofluran)
- Antagonisten (Naloxon (Narcanti®) bei Opiatüberdosierung
- Neostigmin (Prostigmin®) bei nichtdepolarisierenden Muskelrelaxanzien.

2.1.5 Kontrollen vor Narkosebeginn

Unmittelbar vor Narkose sind zu überprüfen:

- **Identität** des Patienten (Namensgleichheit!)
- ausgefülltes **Narkoseprotokoll** mit Anamnese, Risikoeinschätzung, Befunden, geplantem Anästhesieverfahren
- unterschriebene **Einverständniserklärung**
- **Blutgruppe**, evtl. Kreuzprobe und vorbereitete Blutkonserven, Vorhandensein von Eigenblut
- Durchführung und Effekt der **Prämedikation**
- Nüchternheit des Patienten
- Fehlen von Zahnprothesen, -ersatz o. ä.
- sicherer i. v. Zugang
- Kontrolle der Vitalparameter.

Die vorherige Inspektion des **Operationsfeldes** auf Infektionszeichen, Erythem oder Exanthem oder mangelnde Rasur kann unnötige Narkosezeiten verhindern und oder die Narkose ersparen, sofern die Op. nicht erfolgt.

2.1.6 Lagerung

Eine **Narkoseeinleitung** muß immer in *Rückenlage* erfolgen. Erst nach Erreichen eines steady state der Narkose und nach Fixierung des Tubus wird die *Operationslagerung* veranlaßt. Vor allem ist auf mögliche Schäden durch Druck oder

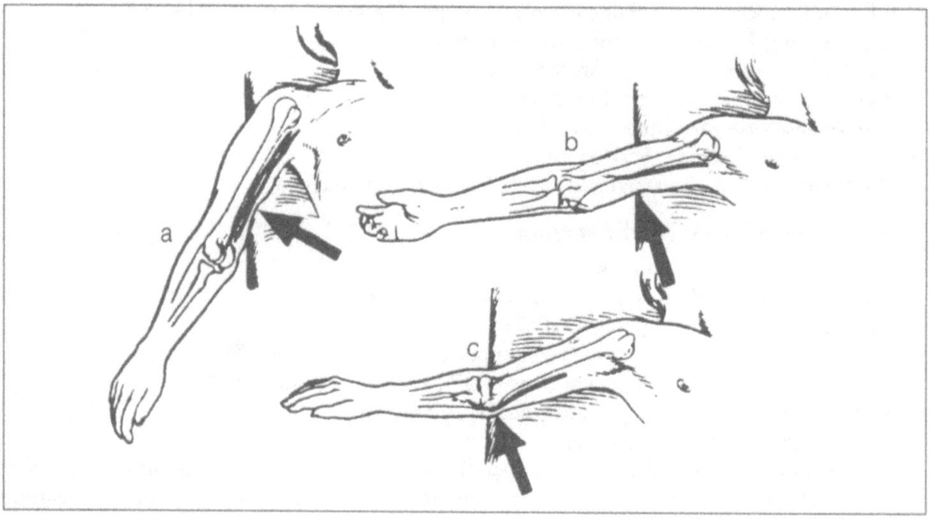

Abb. 2.1-1: Lagerungsbedingte Nervenschädigungen im Bereich der oberen Extremität

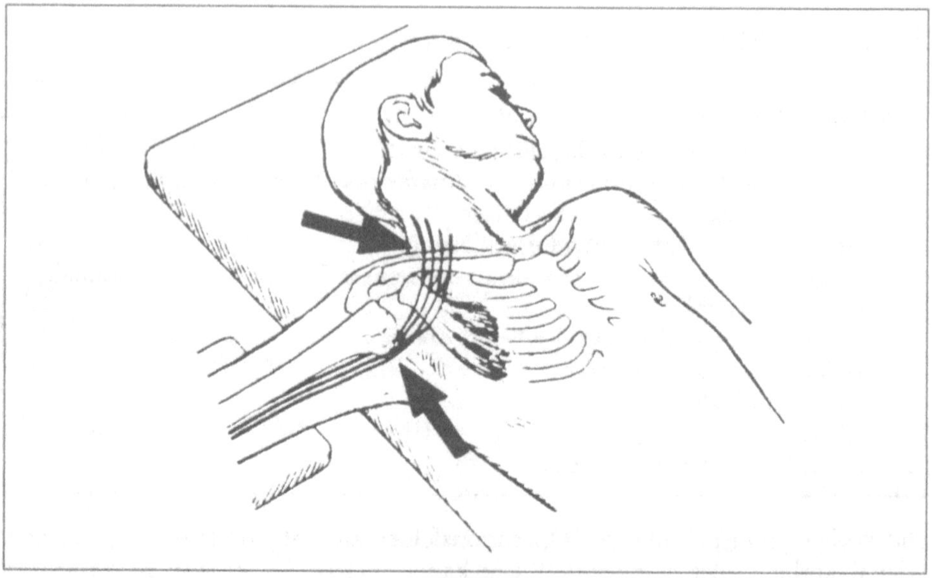

Abb. 2.1-2: Dehnungsschädigung des Plexus brachialis

Überdehnung von Nerven zu achten (Abb. 2.1-1, Tab. 2.1-5). Druckgefährdet ist besonders der *Plexus brachialis* (Abb. 2.1-2), am häufigsten der *N. ulnaris* im Bereich des Ellenbogengelenks (Abb. 2.1c).

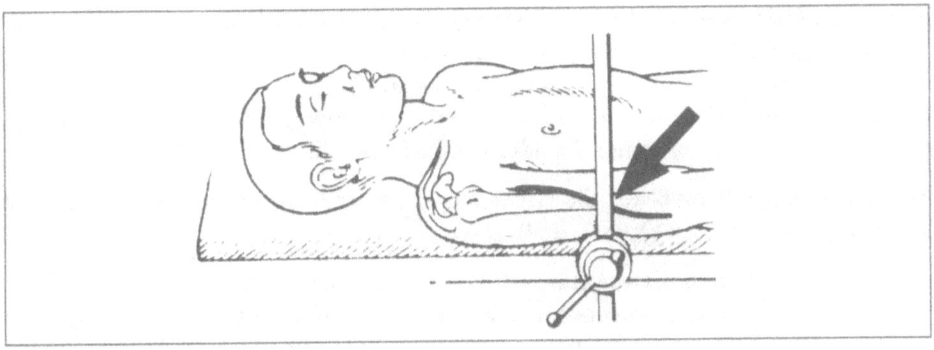

Abb. 2.1-3: Prädilektionsstelle für die N. radialis-Kompression

Tab. 2.1-5: Nervenläsionen in Narkose

Nerv	Ort der Läsion und Schädigungsmechanismus
N. trigeminus	Verletzung von Hautästen durch Narkosemaske Parese des N. lingualis durch Intubation, Laryngoskop Langdauernder Druck auf den Kieferwinkel
N. facialis	Verletzung einzelner Äste durch Narkosemaske
N. accessorius	Kompression durch Schulterstützen, besonders bei Kopftieflage; Dehnung durch forcierte Kopfneigung zur Gegenseite
Plexus brachialis	Dehnung bei Hochlagerung des Rumpfes gegen die fixierten Schultern oder Arme (bes. bei Trendelenburg-Lagerung), Abduktion des supinierten Armes >80–90°, Fixierung des Armes über dem Kopf, Druckschädigung bei Seitenlagerung
N. radialis	Druckschädigung an der Außenseite des Oberarmes
N. medianus	Druckschädigung durch Kompression der Oberarminnenseite
N. ulnaris	Druckschädigung an der Innenseite des Oberarmes und hinter dem Epicondylus medialis
N. femoralis	Kompression in Höhe des Leistenbandes in Steinschnittlage bei starker Beugung und Außenrotation im Hüftgelenk
N. ischiadicus	Druckschädigung in Rückenlage und bei Operationen in sitzender Position; Dehnungsschädigung bei starker Beugung im Hüftgelenk in Steinschnittlage
N. tibialis	Druckschädigung an der Beugeseite des Ober- und Unterschenkels
N. peronaeus communis	Druckschädigung an der Knieaußenseite am Fibulaköpfchen
N. saphenus	Druckschädigung an der Innenseite des Kniegelenkes

2.1.6.1 Extremitäten

Obere Extremitäten. Der für die Anästhesiedurchführung benötigte **Arm** wird wie folgt gelagert:

- Anwinkeln < 90° und Anheben mindestens auf Thoraxniveau
- Innenrotation im Schulter- und geringe Beugung im Ellenbogengelenk
- sorgfältiges Abpolstern der gesamten Auflagefläche
- Neigung des Kopfes zum ausgelagerten Arm hin
- Sichern gegen Herabfallen und unwillkürliche Bewegungen des Patienten
- Vermeidung von extremer Trendelenburg-Lagerung.

Besondere Sorgfalt muß auf die Lagerung am Körper angelegter Arme gerichtet werden (Abstützen des Operateurs!).

Auch an den **unteren Extremitäten** können Nervenläsionen auftreten. In Steinschnittlage drohen Kompressionsschäden des N. *femoralis* durch übermäßige Flexion und Außenrotation der Beine im Hüftgelenk (Abb. 2.1-4). Druckschäden des N. *peronaeus communis* an der Knieaußenseite hinter dem Fibulaköpfchen entstehen durch fehlerhafte Lagerung beider Beine in Seitenlage oder falsch angebrachte Beinhalter (Abb. 2.1-5). Postoperativ kann es zum Herabhängen der Fußspitze (Fallfuß) mit „Steppergang" kommen. Sorgfältiges Abpolstern im Kniebereich kann diese Komplikation vermeiden.

Auch ein *Kompartment-Syndrom* nach Steinschnittlage ist beschrieben.

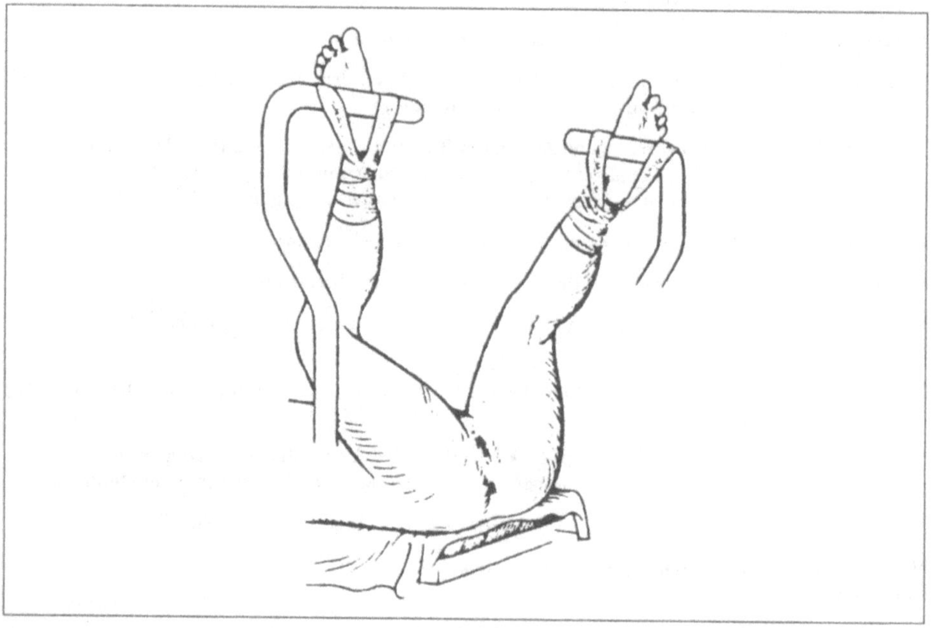

Abb. 2.1-4: Mögliche Nervenläsion an den unteren Extremitäten

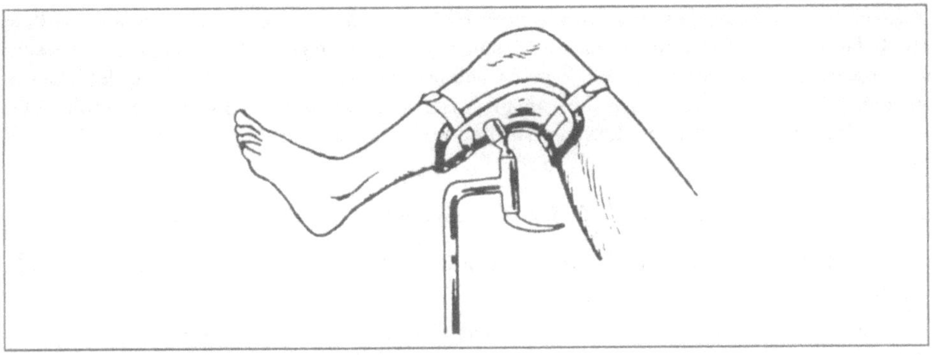

Abb. 2.1-5: Korrekte Lagerung des Beines in Steinschnittlage

2.1.6.2 Kopf, Körperstamm

Zum Schutz der **Augen** vor mechanischer oder chemischer Verletzung sind die Lider stets geschlossen zu halten. Bei Operationen im Kopf-Hals-Bereich sollen die Hornhaut durch Salbe und die Augen selbst durch Schutzverbände verschlossen werden. In Bauch- oder Seitenlage ist Druck auf die Augäpfel zu vermeiden, weil Sehschäden resultieren.

Zu den weiteren Schutzmaßnahmen gehört das Vermeiden lagerungsbedingter **Ventilationsstörungen**, die z. B. in Bauchlage oder in extremer Steinschnittlage auftreten können. Kontrollierte Beatmung über einen gut fixierten Endotrachealtubus bei allen außergewöhnlichen Lagerungen ist obligat. Lagerungsbedingte Kreislaufstörungen beim **Vena-cava-inferior-Syndrom** in der Spätschwangerschaft lassen sich durch leichte Linksseitenlage beheben. Bei älteren Patienen soll jede **seitliche Drehung des Kopfes** vermieden werden, da es hierdurch zu Durchblutungsverminderung der A. vertebralis kommen kann. Ist operationstechnisch eine extreme Lagerung erforderlich, z. B. extreme Kopftieflage bei Steinschnittlagerung, muß dies mit Angabe der Zeitdauer im Anästhesieprotokoll vermerkt werden.

2.1.7 Gefäßzugänge

Voraussetzung *jeder* Anästhesie ist der *zuverlässige intravenöse Zugang*. Das Gefäßlumen wird entweder mit Venenverweilkanülen oder mit Kathetern aus Kunststoff erreicht. Jede Punktion erfolgt unter sterilen Bedingungen.

2.1.7.1 Periphere Venen

Bevorzugter Zugang sind die Venen des Handrückens, des Unterarmes und, mit Einschränkung, des Fußes. Bei Säuglingen und Kleinkindern eignen sich darüber hinaus die Venen der Kopfhaut für kurzdauernde Kanülierung.

Bei Punktion von Venen der Ellenbeuge muß die versehentliche Punktion der *A. brachialis* und eine mögliche Schädigung des *N. medianus* bedacht werden.

In einen neu angelegten venösen Zugang darf erst injiziert werden, wenn eine arterielle Fehllage durch das leicht mögliche Einlaufen einer Dauertropfinfusion ausgeschlossen ist. Bei sehr niedrigen arteriellen Systemdrucken muß bedacht werden, daß hier ein Einlaufen einer Infusionslösung auch bei i. a. Fehllage der Kanüle möglich ist. Venen der unteren Extremitäten sollten bei älteren Patienten oder bei Kranken mit Thrombosegefahr nicht kanüliert werden.

2.1.7.2 Zentrales Venensystem, zentraler Venenkatheter (ZVK)

ZVK sind in die *V. basilica*, *V. subclavia* und *V. jugularis interna* zu plazieren (Abb. 2.1-6).

Die Punktionsstelle muß rasiert, die Haut entfettet und mehrmals desinfiziert werden. Anschließend erfolgt steriles Abdecken der Punktionsstelle; Händedesinfektion und Verwendung steriler Handschuhe sind obligatorisch. Die Punktion erfolgt stets mit aufgesetzter Kochsalzspritze, um einer Luftembolie vorzubeugen. Kopftieflage und Anheben der Beine kann den gleichen Effekt haben, ist aber nicht jedem Patienten zuzumuten (Hirndruck, Herzinsuffizienz).

2 *Punktionsmethoden* stehen zur Verfügung:

Braunülensystem: Der Venenkatheter aus Kunststoff wird nach Direktpunktion durch eine Kunststoffnadel plaziert.

Seldinger-Technik: Über eine erheblich dünnere Kanüle wird zunächst ein Führungsdraht in die Vene eingebracht. Man entfernt danach die Kanüle und führt

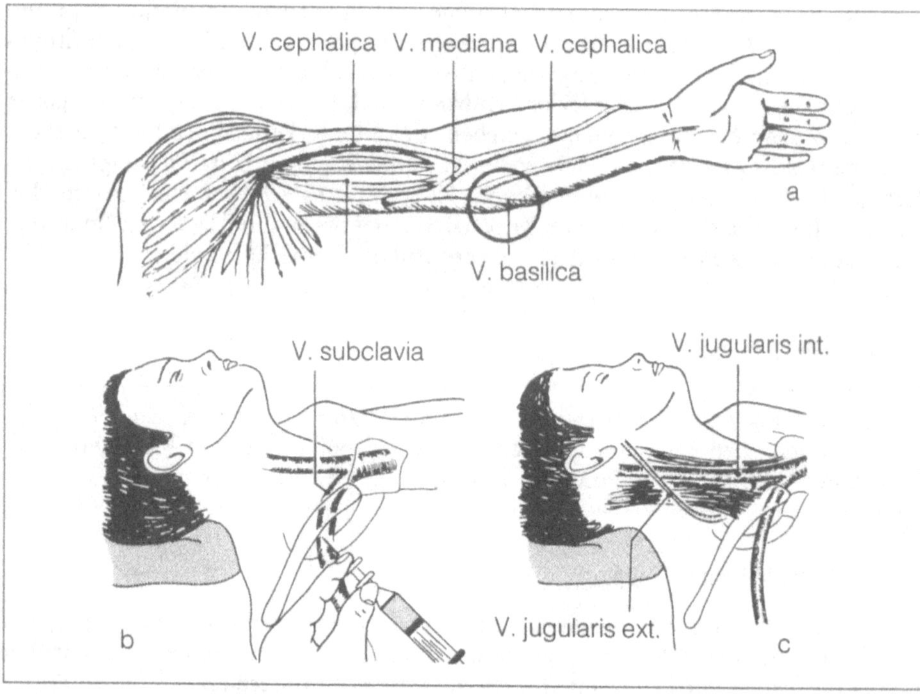

Abb. 2.1-6: Zugangswege für zentrale Venenkatheter (ZVK): a. Vv. cephalica et basilica, b. V. subclavia, c. Vv. jugulares externa et interna

den Katheter über diesen Draht in die Vene ein (Abb. 2.1-6, 7). Die korrekte Katheterlage in der oberen Hohlvene (Abb. 2.1-7) kurz vor dem rechten Vorhof wird durch Ableitung eines intrakardialen EKG überprüft, das sich die elektrische Leitfähigkeit physiologischer Kochsalzlösung zunutze macht. Die im Vorhof liegende Katheterspitze zeigt eine sehr *hohe P-Welle* als Zeichen der Vorhoferregung, beim Zurückziehen wird sie normal groß (Abb. 2.1-8).

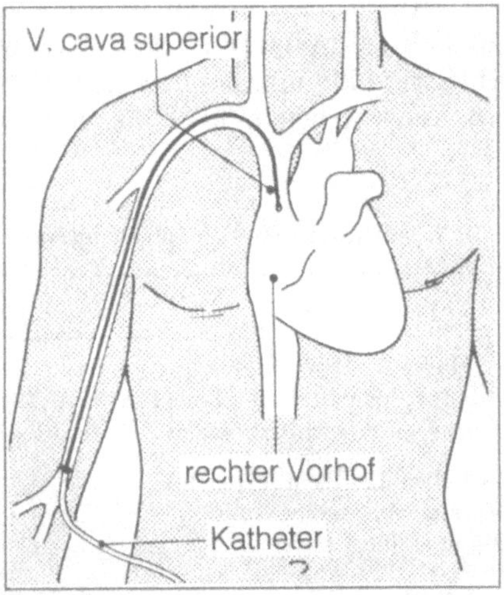

Abb. 2.1-7: Korrekte Katheterlage in der oberen Hohlvene

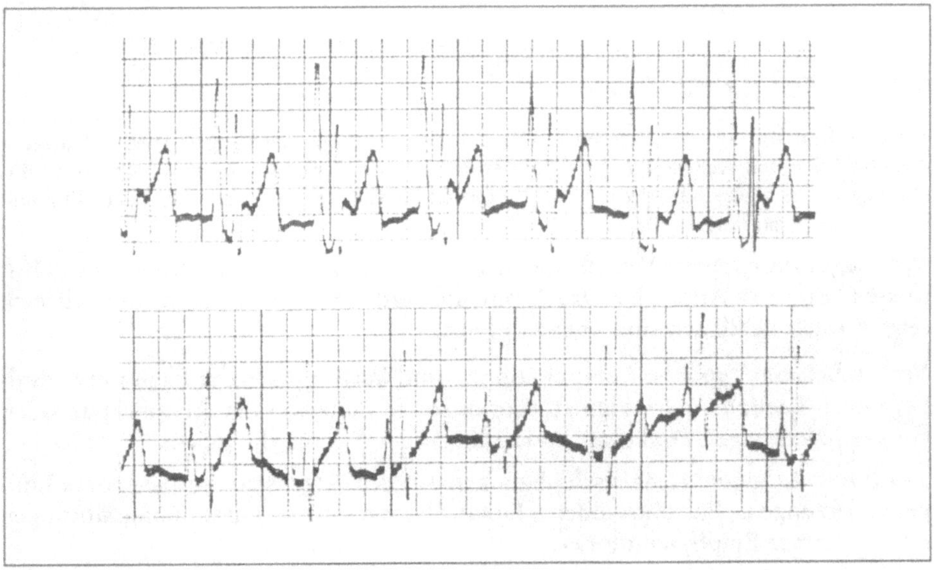

Abb. 2.1-8: Intrakardiales EKG zur Lagebestimmung des zentralen Venenkatheters: Die hohe P-Welle (obere Kurve) normalisiert sich bei korrekter Position (untere Kurve)

Zur **Lagedokumentation** und vor allem zum Ausschluß eines Pneumothorax nach Subklaviapunktion ist eine Röntgen-Thoraxaufnahme erforderlich. Ein Pneumothorax kann auch noch mehrere Stunden nach Fehlpunktion auftreten. Beidseitige Punktionsversuche von V. subclavia oder V. jugularis interna sind kontraindiziert.

Beachte: Der zentralvenöse Zugang ist durch ein enges Lumen und die Länge des Katheters zum raschen Volumenersatz jedem großlumigen peripheren Zugang unterlegen. Darüber hinaus ist die „herznahe" Applikation lebenswichtiger Medikamente bei intakten Kreislaufverhältnissen völlig unerheblich. Den Vorteilen der sicheren Lage in einer großkalibrigen Vene stehen eine Reihe von Nachteilen gegenüber (Tab. 2.1-6).

Tab. 2.1-6: Komplikationen nach Punktion von V. subclavia und V. jugularis interna

Ursachen	Komplikationen
Fehlpunktion	Pleuraverletzung (Pneumo-, Hämato-, Hydrothorax) Arterienpunktion (Hämatothorax, Hämatom, zerebrale Schäden), Verletzung von Ductus thoracicus (Chylothorax) und Nachbarorganen (Schilddrüse)
Falsche Lage	Infusionsthorax bei Lage zwischen den Pleurablättern Herzklappenläsion, Vorhof- oder Ventrikelperforation Thrombose bei Abweichung in kleine Gefäße
Embolien	Luft-, Katheter-, Thromboembolie
Infektion	Septische Komplikationen bei primärer oder sekundärer Infektion

2.1.7.3 Tips für die Praxis

Vena basilica: Das zentrale Vorschieben des Katheters ist häufig erschwert. Hier helfen meist die Abduktion und Außenrotation des Armes. Das gleiche Vorgehen bei der V. cephalica führt nur zu einer Erfolgsquote von ca. 30%. Der Grund hierfür liegt in der rechtwinkligen Einmündung in die V. axillaris.

Vena jugularis externa: Venenklappen verhindern häufig ein Vorschieben des Katheters. Zug am Arm oder Druck auf die Katheterspitze können hier hilfreich sein. Katheterfehllagen sind aber zahlreich.

Vena subclavia: Typische Komplikationen sind Verletzungen der Pleura mit resultierendem Pneumo- oder Hämatothorax sowie Punktion der A. subclavia oder, bei der linksseitigen Punktion, Verletzungen des Ductus thoracicus.

Kontraindikationen: Lungenschädigungen auf der Gegenseite, insbesondere Lungenverletzungen, Pneumo- oder Hämatothorax, sowie Gerinnnungsstörungen oder extremer Emphysemthorax.

Vena jugularis interna: Außer einer Luftembolie drohen vor allem Fehlpunktion der A. carotis mit Ablösen sklerotischer Plaques und Verschleppung in die Hirnstrombahn, Verletzung des Plexus brachialis und – bei unkorrekter Technik – Verletzung der Pleura mit Pneumo- und Hämatothorax.

Kontraindikationen: neurologische Schädigung sowie Blutgerinnungsstörung.

Die Kanülierung der **Vena femoralis** soll Notfallsituationen vorbehalten bleiben, da dieser Zugang mit einem hohem Thrombose- und Infektionsrisiko belastet ist. Sie kann (selten) in der Säuglings- und Kleinkinderanästhesie im Notfall der einzige Zugang zum Gefäßsystem sein. Fehlpunktionen mit Verletzungen von *A. femoralis* oder *N. femoralis* können ebenfalls vorkommen.

Verschiedene zentralvenöse Zugangswege sollten beherrscht werden:

- *Punktionsmißerfolg* beim primär gewählten Zugang durch Anomalien, schmerzbedingte Lagerungsmängel oder pathologische Veränderungen.
- *Punktionsunmöglichkeit* des eingeübten Zuganges: Verletzungen, Verbrennungen, frisches Operationsgebiet, Unfallsituation, externe Drainage, Schrittmacher
- *Kathetervorschub nicht möglich:* Venenklappen, Gefäßverlaufsanomalie, Gefäßkompression oder -verlagerung
- *Bedarf an Mehrfachkathetern*: Multilumenkatheter, Swan-Ganz-Katheter, Schrittmachersonde.

2.1.7.4 Pulmonaliskatheter

Pulmonalarterienkatheter (Swan-Ganz-Katheter, Abb. 2.1-9) bleiben in der Anästhesiologie wenigen Indikationen vorbehalten: kardiochirurgischen Eingriffen, sowie Operationen bei dekompensierter Herzinsuffizienz, hohem Blutverlust oder Störungen in der pulmonalarteriellen Strombahn.

Zugangswege für den Multilumen-Spezialkatheter sind: *V. basilica, V. subclavia* oder rechte *V. jugularis interna*. Die exakte Plazierung des Katheters (Abb. 2.1-10) ist unter permanenter Kontrolle der von der Katheterspitze abgeleiteten Druckwerte möglich (Abb. 2.1-11). Eine Übersicht über die intrakardialen Druckverhältnisse geben Abb. 2.1-12 und Tab. 2.1-7.

Der mittlere pulmonalarterielle Druck beträgt 15–20 mm Hg, der Pulmonalkapillardruck erreicht 5–10 mm Hg. Der pulmonalarterielle Druck ist erhöht bei Hypervolämie, intrathorakaler Drucksteigerung und Einengung der Lungenstrombahn. Der Pulmonalkapillardruck steigt bei Zunahme des diastolischen Volumens im linken Herzen an und zeigt frühzeitig dessen Volumenüberlastung. Übersteigt der Pulmonalkapillardruck 25 mm Hg, ist der Patient durch ein Lungenödem akut gefährdet.

2.1.7.5 Arterielle Punktion

Die Kanülierung einer Arterie mit einem Verweilkatheter kann notwendig sein, um *direkte Blutdruckmessung* oder kontinuierliche *Blutgasanalysen* während des Narkoseverlaufs durchzuführen. Meist wird die **A. radialis** kanüliert. Voraussetzung hierfür ist die Überprüfung des intakten Kollateralkreislaufes zwischen A. radialis und A. ulnaris durch den *Allen-Test*:

Hierbei werden beide Arterien am Handgelenk abgedrückt und die Hand durch Anheben über Herzniveau blutleer gemacht. Anschließend wird der Blutfluß durch die A. ulnaris freigegeben

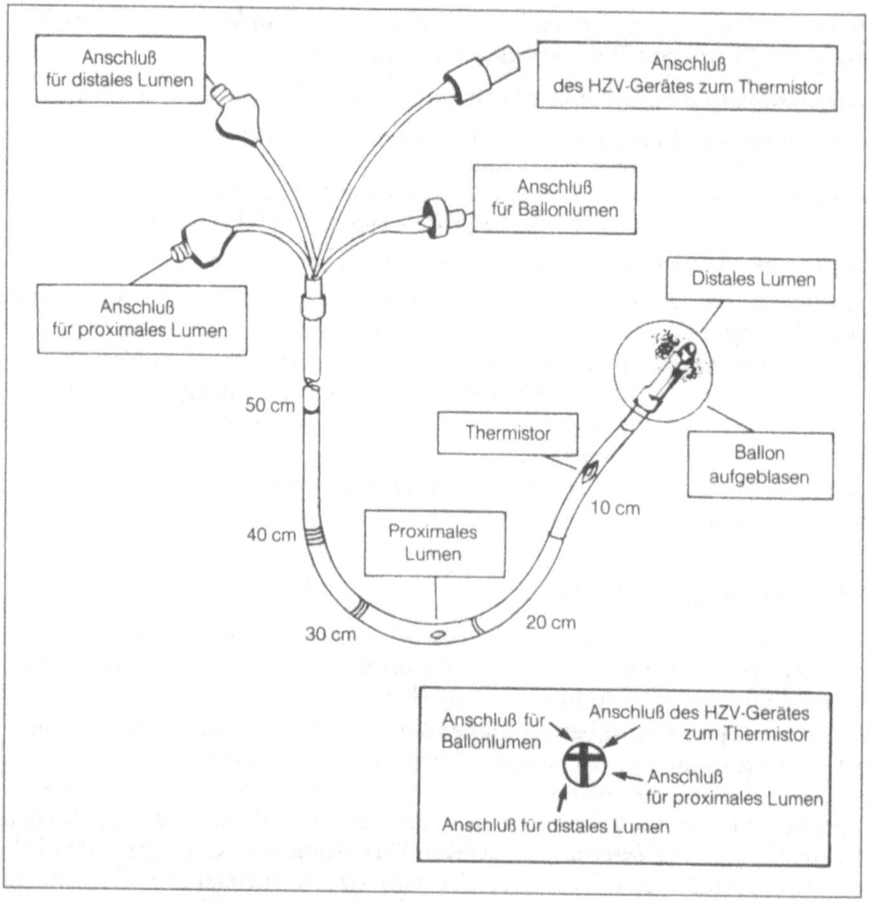

Abb. 2.1-9: Aufbau des Pulmonaliskatheters

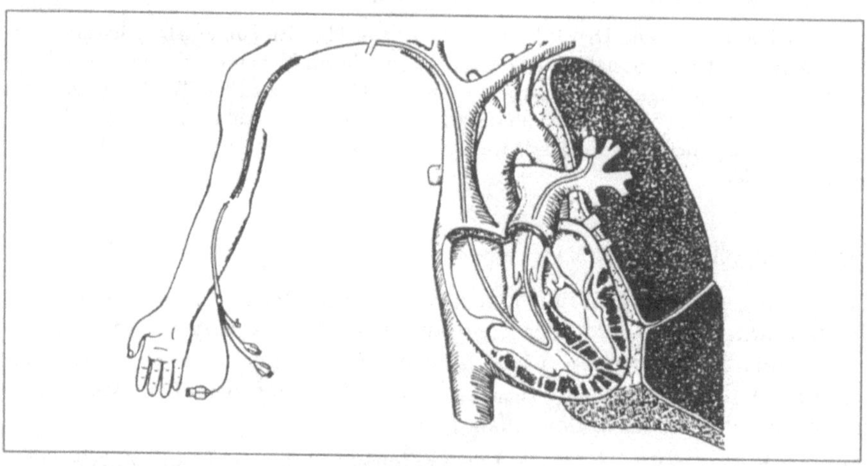

Abb. 2.1-10: Pulmonaliskatheter in situ: exakte Plazierung

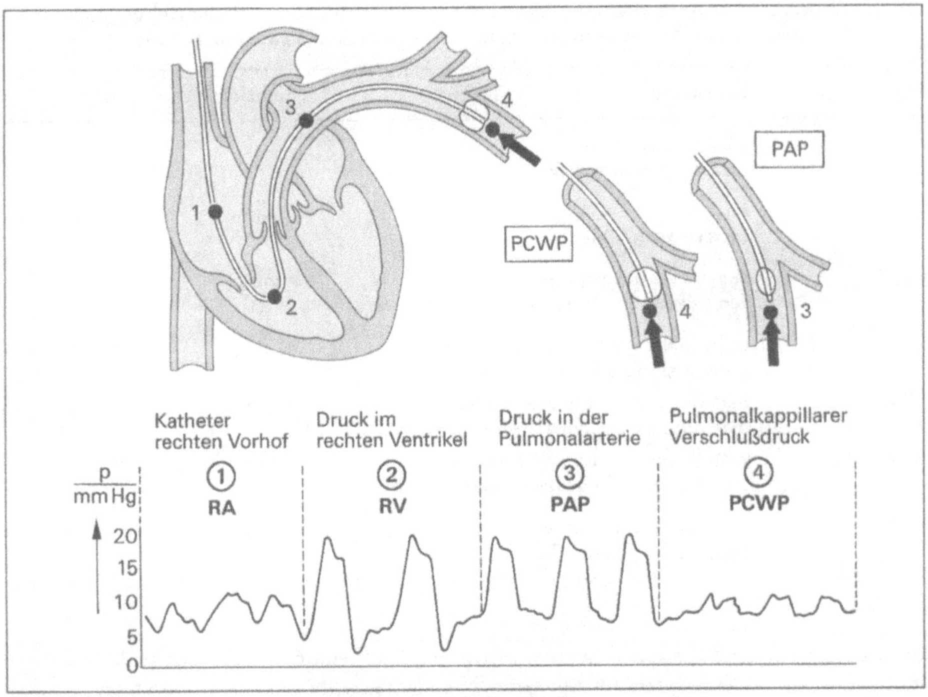

Abb. 2.1-11: Plazieren des Pulmonaliskatheters unter Beachtung der Druckverhältnisse

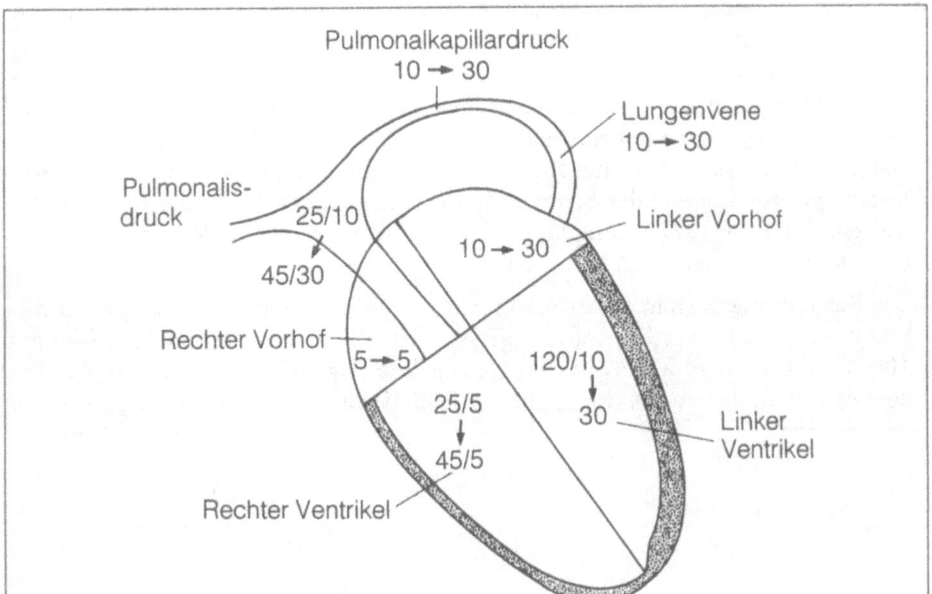

Abb. 2.1-12: Intrakardiale Druckverhältnisse

Tab. 2.1-7: Meßgrößen des Pulmonaliskatheters, international gebräuchliche Abkürzung, englische und deutsche Bezeichnung und Maßeinheit sowie Normwerte

Abkürzung	Bedeutung	Einheit	Norm
CO	cardiac output Herzzeitvolumen (HZV)	l/min	5–6
HR	heart rate Herzfrequenz (HF)	1/min	60–90
CVP	central venous pressure zentralvenöser Druck (ZVD)	mmHg	1–10
MPAP	mean pulmonary artery pressure pulmonalarterieller Mitteldruck	mmHg	10–22
DPAP	diastolic pulmonary artery pressure diastolischer pulmonalarterieller Druck	mmHg	5–16
SPAP	systolic pulmonary artery pressure systolischer pulmonalarterieller Druck	mmHg	15–28
PCWP	pulmonary capillary wedge pressure pulmonalcapillärer Verschlußdruck	mmHg	5–16

und die Durchblutung der Hand beurteilt. Tritt innerhalb von 6–8 Sek. eine reaktive Hyperämie auf, ist ein Kollateralkreislauf zum tiefen Hohlhandgefäßbogen gewährleistet, die A. radialis kann kanüliert werden (Abb. 2.1-13).

Bei besonderen Indikationen kann auch die **A. femoralis** kanüliert werden, hierbei ist auf besonders steriles Vorgehen zu achten. Merke zur Lage der Arterie: *I. V. A. N. = Innen Vene Arterie Nerv.*

Versehentliche arterielle Injektionen: Arterielle Zugänge müssen farblich und durch Beschriftung so gekennzeichnet werden, daß versehentliche Injektionen ausgeschlossen sind. Versehentliche i. a. Injektionen verursachen folgende *Sofortsymptome*: brennender Schmerz in der betreffenden Extremität, Blässe distal der Injektionsstelle, langdauernder Gefäßspasmus. Zu den *Spätveränderungen* gehören Nekrosen distal der Injektionsstelle.

Die **Behandlung** besteht in unverzüglichem Unterbrechen der Injektion. In die belassene Kanüle werden sofort injiziert: 10–20 ml isotone *Kochsalzlösung*, 10–20 ml 0,25%ige *Xylocainlösung* sowie 2 mg/kg KG *Prednisolon* (Solu-Decortin). Kochsalz- und Xylocainlösung nach 5 Min. erneut verabfolgen!

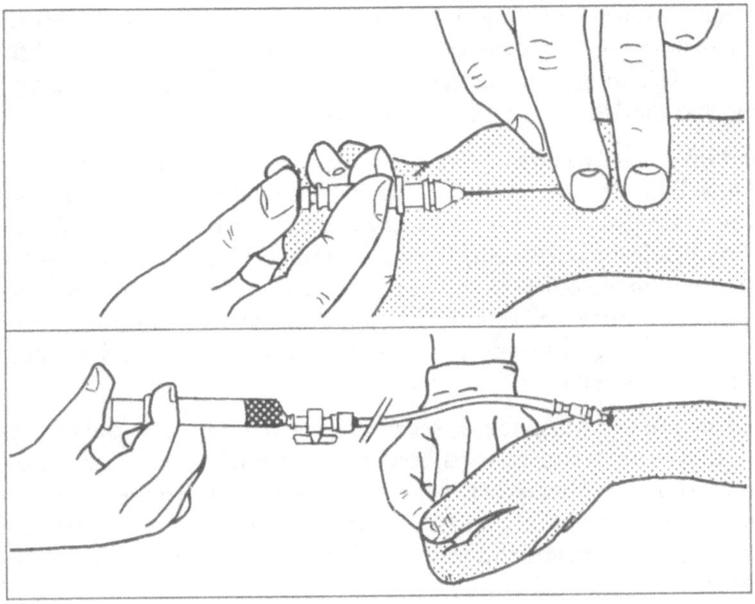

Abb. 2.1-13: Kanülierung der A. radialis: am leicht überstreckten Arm wird mit 2 Fingern der Verlauf der Arterie getastet und die Arterie mit einer dünnen, beispielsweise 20-G-Kunststoffkanüle punktiert. Anschließend wird eine Verlängerung mit Dreiwegehahn im Sinne einer „immobilen Nadel" angebracht, so daß außer der kontinuierlichen Druckmessung auch intermittierende Blutentnahmen zur arteriellen Blutgasanalyse möglich sind

2.2 Überwachung während der Narkose

Die Überwachung während der Narkose dient der Sicherheit des Patienten. Alle Überwachungsmaßnahmen sollen auf den jeweiligen Bedarf abgestimmt sein. Da eine Vielzahl von Geräten keineswegs optimale Sicherheit garantiert, sondern häufig zusätzliche Risiken schafft, sollte eine *Basis-* oder *Routineüberwachung* festgelegt werden.

Ein Zuviel an Monitoring ist nicht nur mit Kosten verbunden, sondern strapaziert die Arbeitskraft des ohnehin ausgelasteten Personals.

Die **Basisüberwachung** jeder Narkose umfaßt Kontrollen der *Herz-Kreislauf-Funktion*, der Atmung, bzw. Beatmung und der *Körpertemperatur.*

Standardausrüstung hierfür sind Stethoskop, Blutdruckmeßgerät, EKG-Monitor, Pulsoximetrie, Temperatursonde, inspiratorische O_2-Konzentration sowie Drucküberwachung im Narkosekreissystem.

Spezielle Überwachungsmethoden sind erforderlich bei größeren Wahleingriffen, größeren Blutverlusten, Risikopatienten und Notfalleingriffen. Zu diesem aufwendigeren Überwachungsverfahren gehören die direkte *arterielle Blutdruck-* und

ZVD–Messung, die Überwachung der endexspiratorischen *CO_2-Konzentration*, die engmaschige Bestimmung der *Blutgase* sowie wichtiger *Laborwerte* wie Elektrolyte, Blutbild und Gerinnungsstatus, ferner die kontinuierliche Messung der *Urinausscheidung* und die Überwachung der *neuromuskulären Blockade*.

Umfassendere und invasivere Untersuchungsmethoden sind erforderlich bei speziellen Operationen, z. B. in der Herzchirurgie und bei großen Eingriffen mit massivem Blutverlust, in extremen Altersklassen und bei erhöhten Risiken. Zu diesem Monitoring gehören: pulmonalarterieller Druck, pulmonalkapillärer Verschlußdruck und Herzzeitvolumen, ermittelt mit dem Swan-Ganz-Katheter, Überwachung der Hirnfunktion mittels EEG oder Zerebralfunktions-Monitoren, intrakranielle Drucküberwachung, Überwachung evozierter Potentiale und wiederholte umfangreiche Laborkontrollen.

Bei vielen Operationen in der Allgemein-, Neuro-, Herz-, Thorax- und Gefäßchirurgie, besonders bei Risikopatienten, wird bereits im Operationssaal eine vorgezogene intensivmedizinische Therapie mit perfusorgesteuerter Applikation von Katecholaminen, Nitroglyzerin, Calciumantagonisten, Diuretika, Antihypertensiva durchgeführt. Eine kontinuierliche invasive Überwachung ist bei diesen Patienten unabdingbar.

2.2.1 Klinische Überwachung der Narkosetiefe

Die Überwachung der Narkosetiefe ist notwendig, um die Dosierung der Anästhetika auf den Bedarf abzustimmen. Überdosierungen mit toxischen Nebenwirkungen und Unterdosierungen mit Phasen unzureichender Narkosetiefe müssen vermieden werden. Verschiedene, auf den Patienten einwirkende Reize, können einen unterschiedlichen Einfluß auf den Anästhetikabedarf haben.

Faustregel: Je stärker der chirurgische Reiz, umso höher ist der Narkosemittelbedarf. Starke Stimuli sind: endotracheale Intubation, Hautschnitt, Sternotomie, Zug an Peritoneum oder Pleura, Dilatation von Zervix oder Anus, Operation mit Periostbeteiligung, Zug an den Augenmuskeln, Überdehnung der Harnblase und Kapnoperitoneum bei laparoskopischen Eingriffen. Störungen im Säure-Basen-Haushalt im Sinne einer respiratorischen oder metabolischen Azidose können den Anästhetikabedarf erhöhen, respiratorische Alkalose (durch Hyperventilation) kann ihn senken.

Keine wesentlichen Schmerzreize werden bei Operationen am Gehirn, an Lunge, Darm und Bindegewebe verursacht. Das Freipräparieren dieser Organe kann allerdings mit erheblichen Schmerzreizen einhergehen. Durch einen Analgetikaanteil in der Prämedikation kann der Anästhetikabedarf gesenkt werden.

Klinische Zeichen für die Narkosetiefe sind: Atemtätigkeit, Kreislaufverhalten, Auftreten von Herzrhythmusstörungen, Augenreaktionen (Tränen, Augenrötung) und vegetative Stigmata, z. B. Schwitzen, Hautrötung.

Atmung. Alle Anästhetika beeinflussen dosisabhängig die Atemfunktion. Vor allem durch Opiate, Barbiturate und Inhalationsanästhetika werden in Abhängigkeit von der Narkosetiefe Atemfrequenz und -minutenvolumen vermindert. Außer bei Kurznarkosen, bei denen assistierend über die Maske beatmet werden kann, wenn die Op. in weniger als 30 Min. beendet ist, soll bei allen Vollnarkosen eine kontrollierte Beatmung durchgeführt werden. Gegenatmung zeigt meist eine zu flache Narkose an.

Blutdruckabfall ist oft Zeichen einer zunehmenden Narkosetiefe bei Inhalationsanästhesien, während starke Stimuli bei zu flacher Narkose zu einem starken *Anstieg* des Blutdrucks führen können.

Herzfrequenzsenkung und *Herzrhythmusstörungen,* wie z. B. ventrikuläre Extrasystolen und Bigeminus, sind besonders bei Inhalationsanästhetika Kriterien für eine zu tiefe Narkose.

Allerdings können auch bei zu flacher Narkose dieselben Herzrhythmusstörungen auftreten, meist allerdings mit einer Tachykardie.

Augenreaktionen. Charakteristische Aussagen über die Narkosetiefe sind durch Beobachtung der Augenreaktionen zu gewinnen. Erweiterte Pupillen weisen häufig auf eine zu flache Inhalationsnarkose hin. Opioide verursachen in klinischen Dosierungen stecknadelkopfgroße Pupillen, durch andere Anästhetika bleibt die Pupillenweite meist unbeeinflußt. Lid- und Kornealreflex sind unter ausreichend tiefer Anästhesie aufgehoben, ihr Auftreten sowie Tränenfluß und Augenrötung gelten als Zeichen unzureichender Narkosetiefe. Ebenso können Schwitzen und Hautrötungen häufig bei unterschiedlichen Narkosetechniken auf eine ungenügende Narkosetiefe hinweisen. Anstieg der endexspiratorischen CO_2-Konzentration ohne Veränderung der Beatmungsparameter läßt auf ein Nachlassen der Narkosetiefe schließen, während das Absinken dieses Parameters eine Narkosevertiefung anzeigt.

Die klinischen Zeichen der Narkosetiefe werden modifiziert durch: *Hypoxie, Hyperkapnie, Volumenmangel, Fieber,endokrine Veränderung, Medikamenteninteraktion.* Diese Faktoren sind stets auszuschließen, bevor Nachinjektionen von Anästhetika bzw. Veränderungen der Narkosegaskonzentration oder eine medikamentöse Therapie durchgeführt werden.

2.2.2 Technische Überwachung der Narkose

Auf die wichtigsten technischen Möglichkeiten zur Patientenüberwachung soll näher eingegangen werden: *EKG*, Pulsoximetrie, *ZVD, Swan-Ganz-Katheter, intrakranieller Druck (ICP), CO_2-Monitoring.*

2.2.2.1 EKG

Die Aussagekraft des kontinuierlich abgeleiteten EKG ist erheblich und umfaßt:
- Herzfrequenz und -rhythmus: Bradykardie Tachykardie, Arrhythmie
- supraventrikuläre Extrasystolen (ES), polytope ES

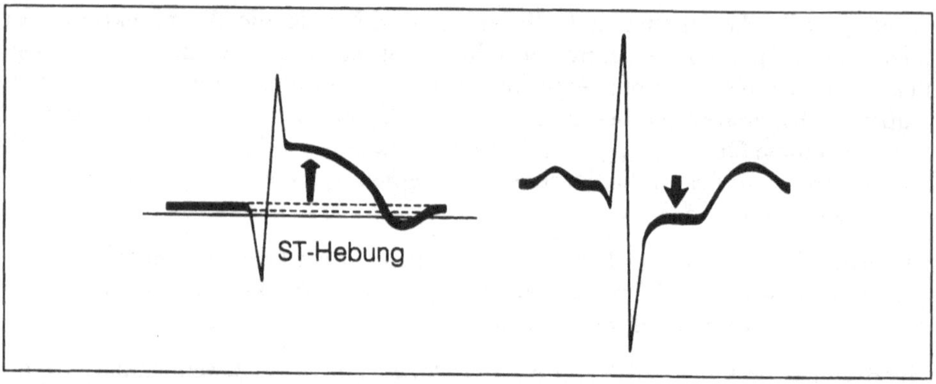

Abb. 2.2-1: Hebung und Senkung der ST-Strecke im Monitor-EKG

- Herzstillstand: Asystolie, Kammerflimmern.
- Herzblockbilder: AV-Block, SA-Block
- Myokardischämien, Elektrolytstörungen und Herzwirkung von Medikamenten.

Grenzen: Das EKG erlaubt keine Aussage über die Effizienz der Myokardkontraktion. Differenzierte Diagnosen, z. B. von Elektrolytstörungen oder Medikamentenwirkung, sind durch das Monitor-EKG nicht möglich. Artefakte müssen bedacht werden.

Bedrohliche, auf dem Monitor erkennbare EKG-Veränderungen betreffen besondes die ST-Strecke (Abb. 2.2-1):

ST-Senkungen	*ST-Hebungen*
Koronarsklerose	Angina pectoris
Myokarditis	Myokardinfarkt
(Über-) Digitalisierung	Herzwandaneurysma
Tachykardie	Perikarditis
Perikardtamponade	Lungenembolie
Hypokaliämie	Überwiegen des Vagustonus
hochgradige Anämie	Schockzustände mit niedrigem Perfusionsdruck
akuter Sauerstoffmangel	reflektorisch bei akuten Oberbaucherkrankungen

2.2.2.2 Zentraler Venendruck (ZVD)

Der ZVD bezeichnet den Druck im zentralen Hohlvenensystem, der etwa dem Füllungsdruck des rechten Herzens entspricht. Er ist ein Maß für den Volumenstatus und ein Maß für die Fähigkeit des rechten Herzens, den venösen Rückfluß zu bewältigen. Der ZVD kann eine Stauungsherzinsuffizienz oder eine Hämorrhagie aufdecken, bevor Veränderungen des arteriellen Blutdrucks auftreten.

Der ZVD wird über einen in die obere Hohlvene vorgeschobenen Katheter (ZVK) gemessen und beträgt 3–10 cm Wassersäule, bzw. 2–7 mm Hg. Künstliche Beatmung läßt den ZVD durch den erhöhten intrathorakalen Druck ansteigen, ohne daß hierfür ein kardiales oder volumenbedingtes Korrelat besteht. Bei Eingriffen im Sitzen kann über den in den rechten Vorhof geschobenen ZVK in den Kreislauf gelangte Luft abgesaugt werden, bevor eine Luftembolie entsteht. Die ZVD-Messung ist ein invasives Meßverfahren, und die Komplikationen sind nicht zu unterschätzen.

Bei Katheterisierung der V. cava sind folgende Komplikationen möglich:
- punktionsbedingte Komplikationen wie Pneumo-, Hämatothorax, Arterienpunktion
- Luftembolie und Thrombose der zuführenden Venen
- Gefäß- oder Herzperforation mit Perikardtamponade
- Fehllagen des Venenkatheters und Katheterembolie
- lokale Infektion im Bereich der Einstichstelle oder systemische Infektion (Kathetersepsis).

Fehllagen des ZVK sind beim Zugang über die V. basilica häufig, lassen sich jedoch durch eine Röntgendarstellung, ggf. mit Kontrastmittel, feststellen. Problematisch sind extravasale Fehllagen, z. B. Vorschieben des Katheters im Pleuraspalt, was gelegentlich röntgenologisch unerkannt bleibt und zu Infusionsthorax oder schweren pulmonalen und kardiozirkulatorischen Komplikationen führen kann. Die korrekte Lage des ZVK ist mehrfach täglich durch Blutaspiration zu sichern. Die Katheterembolie ist durch Kunststoffkanülen einerseits und die Seldinger-Technik andererseits selten geworden. Bereits länger im Gefäßsystem liegende Katheter können allerdings brechen, bevorzugt im Bereich der Punktionsstelle oder an einer evtl. angebrachten Fixierungsnaht. Das Katheterfragment muß, um tödliche Komplikationen zu vermeiden, sofort entfernt werden.

Gefäß- oder Herzperforationen treten besonders bei Säuglingen und Kleinkindern, gelegentlich aber auch bei Erwachsenen nach langer Katheterliegedauer auf. Genaueste Lagekontrolle und vorsichtiges, nicht zu tiefes Vorschieben des Katheters mindern die Komplikationsrate.

Der **Luftembolie** ist durch Flachlagerung beim Legen des Katheters bzw. durch Verwendung von Venenkathetern mit Rücklaufventil vorzubeugen. Beim Wechsel von Infusions- oder ZVD–Meßsystemen sollte der Zugang zum Venenkatheter mit einem Dreiwegehahn verschlossen werden.

Thrombosierungen im Bereich des ZVK treten besonders bei dünnlumigen Gefäßen und langen intravasalen Verläufen auf. Prädestiniert sind daher die über die V. basilica gelegten Katheter. Systemische Heparinisierung mit 150–200 I. E. Heparin/kg KG/24 H senkt die Thrombosierungstendenz. Dennoch sollte die Liegedauer eines Basilika-Katheters 5–7 Tage nicht übersteigen.

Infektionen des ZVK können lokal oder systemisch verlaufen und besonders bei resistenzgeschwächten Intensivpatienten eine tödliche Kathetersepsis zur Folge haben. Die Prophylaxe einer Infektion ist entscheidend: Einführen des Katheters unter aseptischen Kantelen und rasches Entfernen eines unter unsterilen Bedingungen, z. B. am Notfallort gelegten ZVK, sind ebenso notwendig, wie die sorgfältige Pflege der Kathetereintrittsstelle.

Trotz dieser Komplikationen stellt die ZVD–Messung ein wichtiges Hilfsmittel für die intra- und vor allem postoperative Überwachung dar:

Ein *erniedrigter Venendruck* (< 3 cm H_2O) zeigt meist eine Hypovolämie an.

Ein *erhöhter Venendruck* (> 12 cm H_2O) kann außer einer Hypervolämie eine Rechtsherzinsuffizienz, eine Lungenembolie, eine mechanische Rückflußbehinderung zum Herzen oder eine Herzbeuteltamponade demaskieren.

2.2.2.3 Pulmonalvaskuläre Drucke, Swan-Ganz-Katheter

Der **Pulmonaliskatheter** registriert:

- die *Druckverhältnisse* im rechten Vorhof und in der Pulmonalarterie
- die *Füllungsdrucke* des linken Herzens über die Messung des pulmonalkapillären Verschlußdruckes *(Wedge-Druck, PCWP)*
- das *Herzzeitvolumen* und erlaubt die Entnahme gemischtvenöser *Blutproben.*

Aus den ermittelten Daten lassen sich hämodynamische Parameter ablesen, u. a.: systemischer und pulmonaler Gefäßwiderstand, Schlagvolumen, rechts- und linksventrikulärer Schlagarbeitsindex, koronarer Perfusionsdruck.

Abb. 2.1-9 (s. S. 22) zeigt einen Pulmonaliskatheter, dessen proximales Anschlußteil die seitliche Öffnung im rechten Vorhof mit einem Druckaufnehmer verbindet. Durch diese Öffnung wird kalte Lösung für die Messung des HZV nach der Kälteverdünnungsmethode injiziert. Durch den distalen Anschluß wird ein Druckaufnehmer mit der endständigen Öffnung des Katheters in der Pulmonalarterie verbunden. Die Thermistorverbindung wird mit dem Kabel des HZV-Computers verbunden; das Kabel führt zum Thermistor, der in der Spitze des Pulmonaliskatheters gelegen ist. Über die Ballonzuleitung kann der an der Katheterspitze befindliche Ballon mit Luft gefüllt werden, wodurch der Einschwemmvorgang beim Plazieren des Katheters erleichtert wird und bei korrekter Lage der Katheterspitze in einem peripheren Pulmonalarterienast über das distale Lumen der pulmonalkapilläre Verschlußdruck gemessen werden kann.

Für die Praxis lassen sich beim Herzgesunden folgende Rückschlüsse aus den Befunden ziehen:

- pulmonalkapillärer Verschlußdruck (PCWP), entspricht annähernd dem linken Vorhofdruck (*LAP*)
- LAP entspricht etwa dem linksventrikulären enddiastolischen Druck (*LVEDP*).

Aus beiden Größen sind Schlüsse auf die Kontraktionskraft des Herzens und auf den Volumenstatus zu ziehen.

Technik: Der Pulmonaliskatheter wird mit Hilfe der Seldinger-Technik über eine Katheterschleuse per V. subclavia oder V. jugularis interna, selten auch über die V. basilica, in eine Pulmonalarterie eingeführt, wobei während des Vorschiebens der Druck kontinuierlich überwacht und anhand der Kurven und Druckwerte die exakte Katheterlage festgestellt werden kann (s. Abb. 2.1-11). Befindet sich die

Katheterspitze im rechten Ventrikel (Druckwerte diastolisch nahe 0), wird der Ballon geblockt und der Katheter mit dem Blutstrom in eine Pulmonalarterie geschwemmt (Druck diastolisch ca. 10 mm Hg). Sobald die „Wedge-Druck-Kurve" auf dem Monitor erscheint, wird der Ballon entblockt; danach ist wieder die Kurve des pulmonalarteriellen Druckes sichtbar.

Komplikationen (s. Katheterlage: Abb. 2.1-10): Arrhythmien, Ballonruptur, Lungeninfarkt bei zu langem Verbleiben in der Wedge-Position, Knotenbildung, Schädigung des Klappenapparates des Herzens sowie Gefäßruptur. Zusätzlich können alle Komplikationen zentraler Venenkatheter auftreten.

2.2.2.4 Messung des intrakraniellen Druckes

Klinisch stehen *3 Meßmethoden* zur Verfügung: in *Hirnventrikeln*, *Subarachnoidal-*, *Epiduralraum*.

Bei der **Ventrikeldruckmessung** (Abb. 2.2-2 a), die die genauesten Werte ergibt und eine Liquorentnahme ermöglicht, wird über ein frontales Bohrloch ein Kunststoffkatheter in das Vorderhorn eines Seitenventrikels eingeführt und mit einer Druckmeßeinrichtung verbunden.

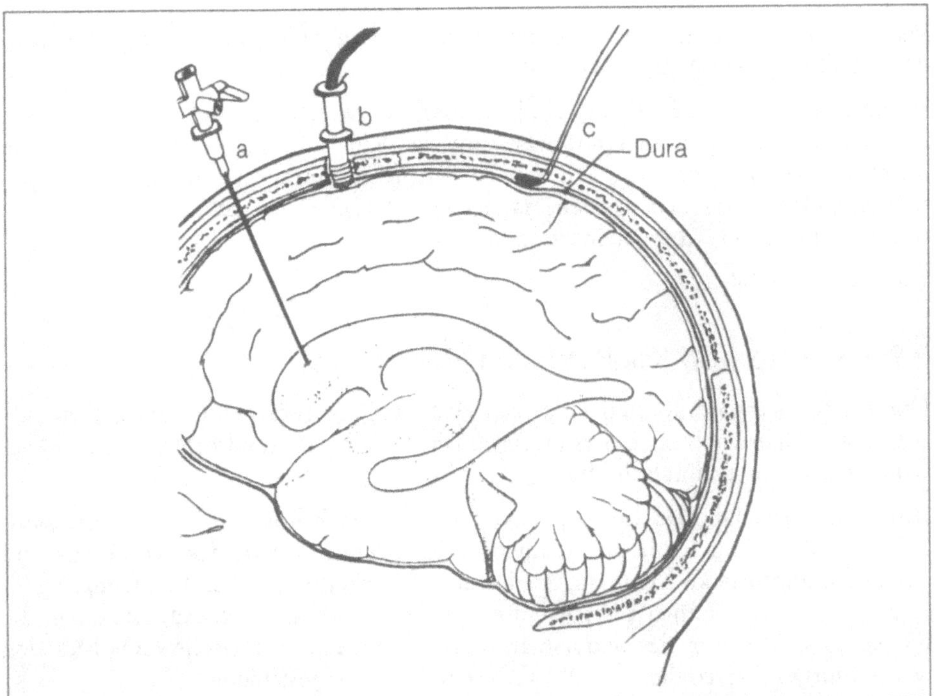

Abb. 2.2-2: Methoden zur Messung des intrakraniellen Druckes, a. Ventrikeldruckmessung, b. Subarachnoidale Druckmessung, c. Epidurale Druckmessung

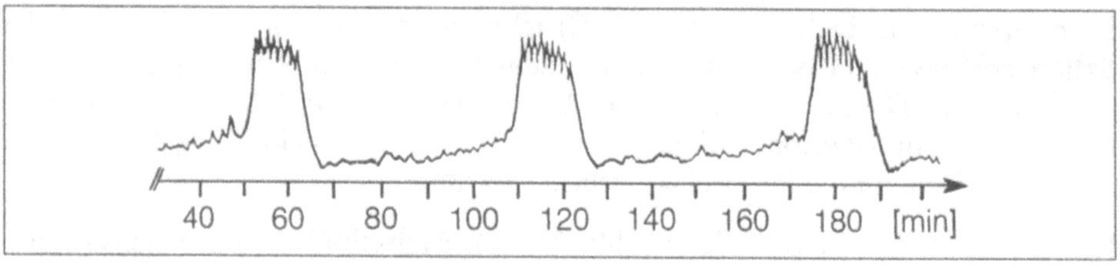

Abb. 2.2-3: Plateauwellen als Zeichen gefährlicher Hirndruckanstiege

Nachteil: Neben erhöhter Infektionsgefahr läßt sich der Seitenventrikel bei bereits bestehender Hirnschwellung schwer kanülieren.

Bei der **subarachnoidalen Druckmessung** (Abb. 2.2-2 b) wird eine mit einem Druckaufnehmer versehene Schraube über ein frontales Bohrloch in den Subarachnoidalraum vorgeschoben. Diese Methode ist unabhängig vom Hirndruck durchzuführen und vermeidet Hirnverletzungen.

Nachteil: Infektionsrisiko wie bei intraventrikulärer Druckmessung

Zur **epiduralen Druckmessung** (Abb. 2.2-2 c) wird ebenfalls über ein frontales Bohrloch ein Miniaturdruckaufnehmer zwischen Dura und Knochen vorgeschoben. Flaches Aufliegen des Druckaufnehmers vorausgesetzt, kann diese Methode sehr genaue Meßwerte liefern.

Nachteil: In der Praxis sind Störungsmöglichkeiten sehr ausgeprägt und wiegen den Vorteil geringerer Invasivität auf.

Hirndrucke von 0–15 mm Hg sind normal, ab 15 erhöht, Meßwerte > 30 mm Hg sind unverzüglich behandlungsbedürftig. Kurzdauernde Hirndruckanstiege durch Husten oder Pressen, z. B. bei der Bronchialtoilette beatmeter Intensivpatienten sollen vermieden werden, da sie unmittelbar in die gefährlichen Plateauwellen (Abb. 2.2-3) übergehen können.

Einzelheiten s. S. 166.

2.2.2.5 Sauerstoff-Kohlendioxid-Monitoring

Unter jeder Narkose können *Hypoxie*, *Hyperkapnie* oder beides zusammen auftreten. Die Überwachung der Atemfunktion mit klinischen und technischen Möglichkeiten ist daher unabdingbar.

Zur **klinischen Überwachung** gehören die Beobachtung der Farbe von Blut, Schleimhäuten und Haut, die Kontrolle der Atemfrequenz, des -volumens und der Beatmungsdrucke sowie die Auskultation zur seitengleichen Belüftung beider Lungen. Zur **technischen Überwachung** gehören inspiratorische O_2-Messung, die transkutane Messung der Sauerstoffsättigung, endexspiratorische CO_2-Messung sowie blutgasanalytische O_2- und CO_2-Partialdruckmessungen.

Mit dem **Pulsoxymeter** wird über einen Finger- oder Ohraufnehmer transkutan die prozentuale Sauerstoffsättigung in der kapillaren Strombahn registriert. Meßwerte < 90 % SaO_2 zeigen eine Minderversorgung mit Sauerstoff an und müssen eine Erhöhung des inspiratorischen Sauerstoffanteils zur Folge haben. Störungsmöglichkeit dieser transkutanen Meßmethoden sind besonders Zentralisation des Kreislaufs, Hypovolämie sowie Katecholamintherapie.

Im **CO_2-Monitoring** wird der prozentuale CO_2-Anteil in der Exspirationsluft gemessen (Ultrarotabsorption oder Massenspektrometrie). *Normalwert*: 3,5–4%.

Die CO_2-Produktion ist gesteigert bei Fieber, Hyperthermie, zu flacher Narkose, endokrinen Erkrankungen (z. B. Hyperthyreose) und zu geringer Elimination von CO_2 durch Hypoventilation bzw. zu gering eingestellte Beatmungsvolumina.

Abfall der endexspiratorischen CO_2-Konzentration kann bei Hyperventilation (spontan oder maschinell bedingt) eintreten, aber auch bei Luftembolie, z. B. Operationen im Sitzen, Herzrhythmusstörungen, Abfall des Herzminutenvolumens durch Medikamente oder Toxine, Hypovolämie und im Schock. Auch das Sistieren der zerebralen Zirkulation führt zu einem Abfall der endexspiratorischen CO_2-Konzentration.

2.3 Narkosesysteme

Dampf- und Gasnarkotika werden über Narkosesysteme appliziert, die auf unterschiedlichen Systemen aufgebaut sind.

> Die meisten **Narkosezwischenfälle** werden durch Funktionsstörungen im Narkosesystem verursacht: Diskonnektion, falsch zusammengeschlossene Komponenten, Undichtigkeiten im Atemsystem.

Die Komponenten eines **Narkosesystems** sind: Gasquelle, Rotameter, Atemschläuche, -ventile, -beutel, CO_2-Absorber, Narkosemittelverdampfer, Beatmungsgerät, Meßeinrichtung für den systemischen Druck, inspiratorische Sauerstoffkonzentration und endexspiratorische CO_2-Konzentration.

Man unterscheidet folgende **Narkosesysteme**: offene, halboffene, halbgeschlossene und geschlossene Systeme.

2.3.1 Offenes und halboffenes System

Im **offenen Narkosesystem** wird das Narkosegas, mit Raumluft als Träger, in die Atemwege geleitet. Prototyp des offenen Systems ist die *Schimmelbuschmaske* für Äthernarkosen. Dieses System benötigt keinen Reservoirbeutel für Narkosegase, eine Rückatmung findet nicht statt, Gaskonzentrationen in der In- oder Exspirationsluft können nicht bestimmt werden. Das offene Narkosesystem ist heute wegen des hohen Narkosegasverbrauches und Kontamination der Umwelt nicht mehr gebräuchlich.

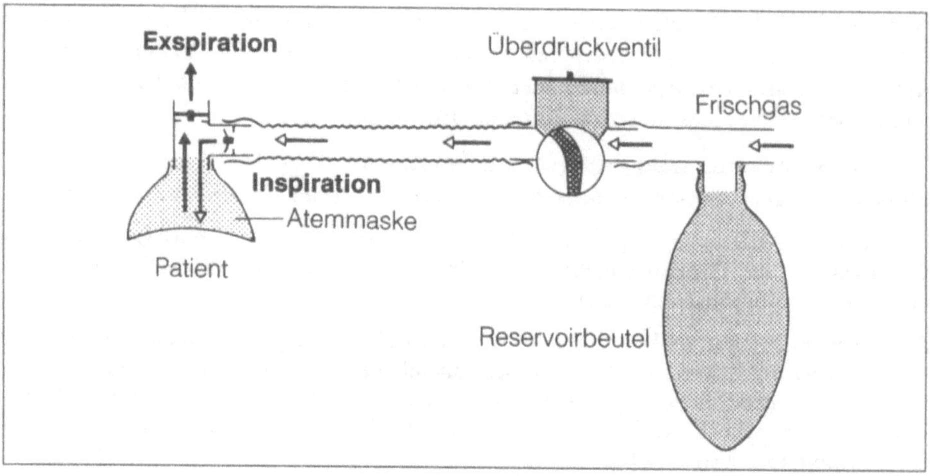

Abb. 2.3-1: Halboffenes Narkosesystem

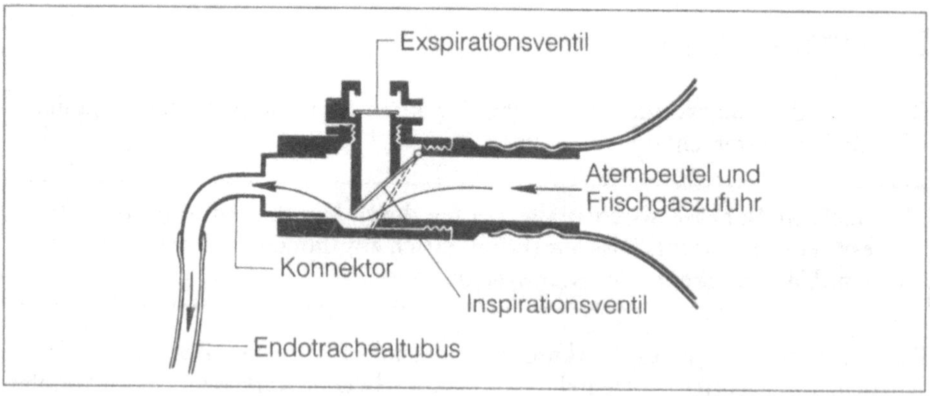

Abb. 2.3-2: Nichtrückatmungsventile

Im **halboffenen Narkosesystem** werden die Narkosegase durch Frischgas transportiert, wobei Ein- und Ausatmung streng voneinander getrennt sind, so daß keine Rückatmung eintreten kann (Abb. 2.3-1).

Das ausgeatmete Volumen strömt über ein Nichtrückatmungsventil, das in der Nähe der Maske oder des Tubus angebracht ist, in die Umgebungsluft oder Narkotikaabsaugvorrichtung.

Zum halboffenen System gehören Gasquelle, Rotameter, Verdampfer, Reservoirbeutel und Nichtrückatmungsventil. Bei Verwendung eines Nichtrückatmungsventils reicht ein niedriger Frischgasfluß aus, der dem AMV entspricht, ein zu hoher Frischgasfluß kann sogar die Funktionsweise des Nichtrückatmungsventils stören. Die bekanntesten Nichtrückatmungsventile sind das *Ruben-* und *Ambuventil* (Abb. 2.3-2).

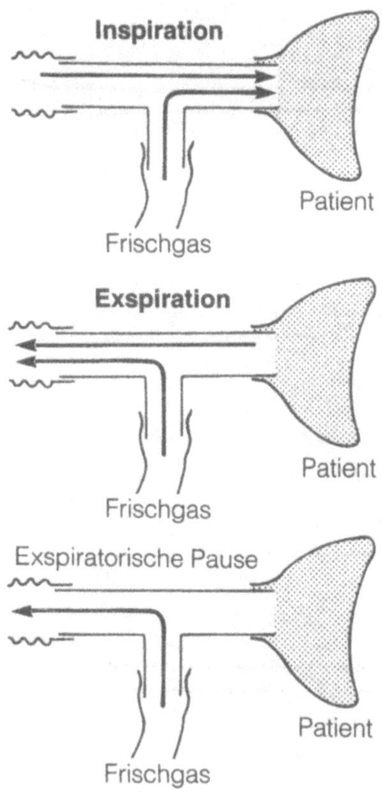

Abb. 2.3-3: Ayre-T-Stück

Für die **Kinderanästhesie** werden halboffene Systeme ohne Nichtrückatmungsventile verwendet, die auf das *Ayre-T-Stück* zurückgehen (Abb. 2.3-3), weil sie die atemphysiologischen Besonderheiten dieser Altersgruppe (kleines Atemzugvolumen, hohe -frequenz, niedrige Atemwegwiderstände) berücksichtigen. Diese Ventile zeichnen sich durch minimalen Totraum, geringe Atemwiderstände und fehlende Rückatmung von Ausatemgas aus, wenn der Frischgasflow mindestens doppelt so hoch ist wie das Atemvolumen. Das ursprüngliche T-Stück ist durch Addition von Reservoirbeuteln, Schläuchen und Ausatemventilen mehrfach modifiziert worden. Die verbreitetsten Systeme sind: *Jackson-Rees-* und *Kuhn-System* (Abb. 2.3-4, 5).

Den *Vorteilen* dieser Systeme, einfache Handhabung, geringe Atemwiderstände, minimaler Totraum, Funktionssicherheit durch Fehlen beweglicher Teile, leichte Reinigung und Sterilisierung, stehen auch *Nachteile* gegenüber: Durch hohen Frischgasverbrauch entstehen einerseits hohe Kosten, andererseits kommt es zu einer Kontaminierung des Operationssaales durch die ausgeatmeten Anästhetika und zu Wärme- und Feuchtigkeitsverlusten über das halboffene System.

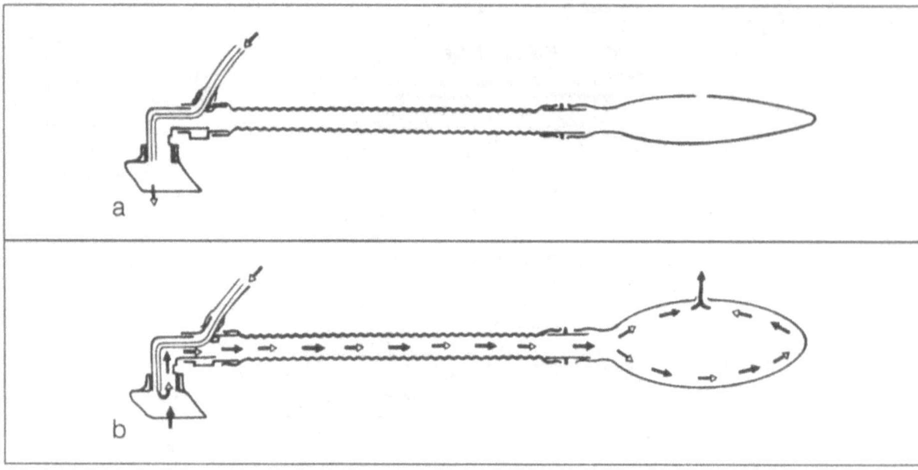

Abb. 2.3-4: Jackson-Rees-System

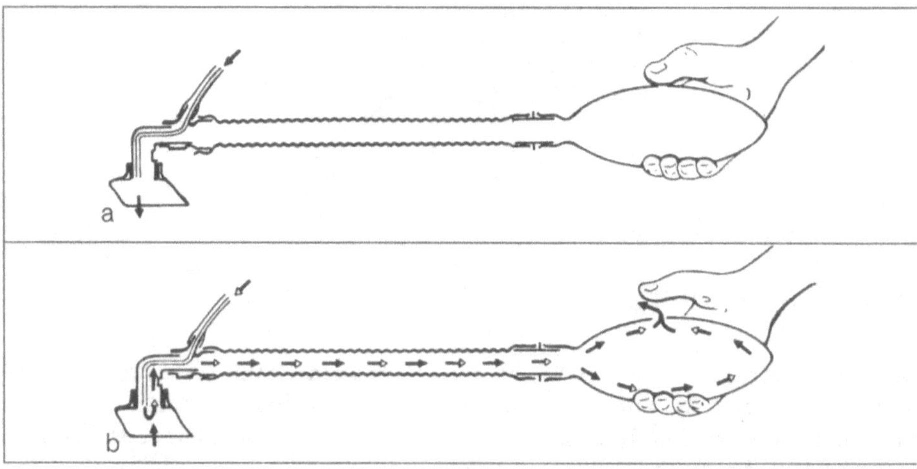

Abb. 2.3-5: Kuhn-System

2.3.2 Halbgeschlossenes und geschlossenes System

Im **halbgeschlossenen System** wird ein Teil der Exspirationsluft nach Bindung von CO_2 (Absorberkalk) reinspiriert. Feuchtigkeits- und Wärmeverluste durch die Atemgase sind daher vermindert. Der eingestellte Frischgasflow ist größer als die Gasaufnahme in die Lungen, das überschüssige Gas entweicht über ein Überdruckventil nach außen oder in die Narkotikaabsaugung. Durch Ventile im Kreissystem wird der Gasstrom in einen In- und einen Exspirationsschenkel geteilt (Abb. 2.3-6).

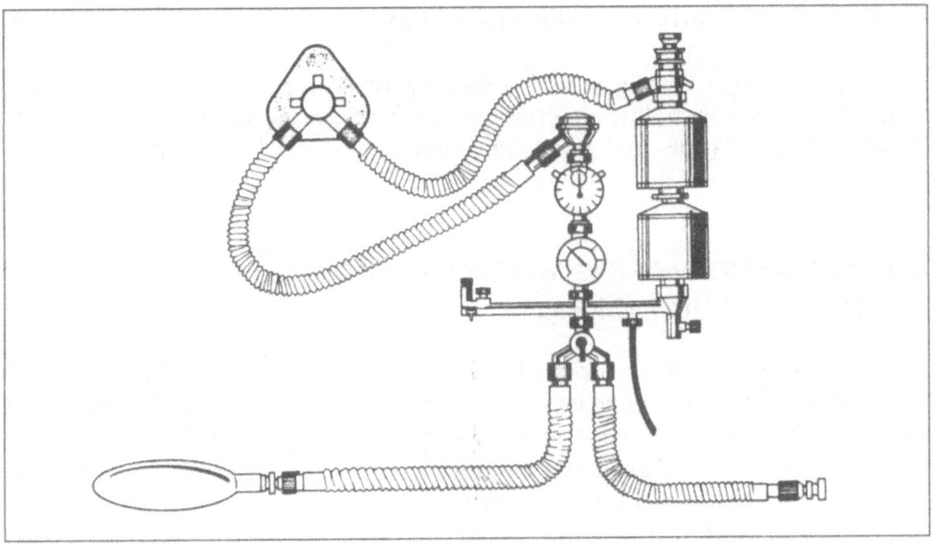

Abb. 2.3-6: Halbgeschlossenes System

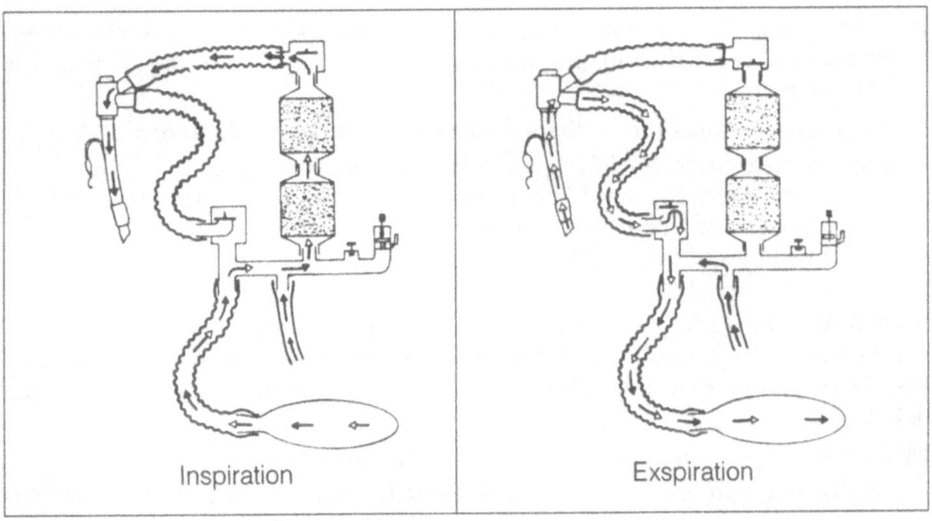

Abb. 2.3-7: Geschlossenes System

Kinderanästhesie. Als *Paedi-System* gibt es das halbgeschlossene System auch für Kleinkinder und Kinder mit besonders geringem Totraum in Schlauch- und Konnektorlumina.

Im **geschlossenen System** wird die ganze Exspirationsluft nach Absorption des CO_2 reinspiriert (Abb. 2.3-7). Als Frischgas werden nur der für den Stoffwechsel notwendige Sauerstoff (ca. 200–300 ml/min) und die vom Organismus aufgenommenen Anästhetika zugeführt. Die inspiratorische O_2-Konzentration muß durch eine Sauerstoffmeßeinrichtung überwacht werden.

Trotz schwieriger Narkoseführung im geschlossenen System sind die *Vorteile* evident:

- extrem niedriger Frischgas- und Anästhetikaverbrauch
- geringe Kosten und Umweltbelastung durch entweichende Narkotika
- sehr geringe Wärme- und Feuchtigkeitsverluste durch das System.

2.4 Postoperative Überwachung und Schmerzbehandlung

In der postoperativen Phase ist der Patient durch zahlreiche operations- und narkosebedingte Komplikationen gefährdet; darum ist eine lückenlose Überwachung durch ausgebildetes Personal in einem *Aufwachraum* erforderlich.

Der Überwachungsplatz um das Krankenbett sollte in folgender Weise ausgerüstet sein:

- Sauerstoff-, Druckluft- und Vakuumanschluß
- Absauggerät, -katheter, Beatmungsgerät, -beutel
- Monitoring für EKG, Blutdruck, Atmung, Temperatur
- Infusionsständer, -pumpen
- Sauerstoffmasken und Handschuhe.

Bei Übernahme in einen Aufwachraum soll ein postoperativer **Aufwachscore** erhoben werden, der Aufschluß gibt über *Aktivität, Atmung, Kreislauf, Bewußtsein* und *Hautfarbe.*

In der *frühen postoperativen Phase* drohen folgende **Komplikationen**:

- Atemstörung durch Nachhang von Opiaten oder Relaxanzien
- Störung der Herz-Kreislauf-Funktion, Flüssigkeits- und Elektrolytbilanz,
- Nachblutung und Temperaturanstieg
- Unterkühlung und Muskelzittern
- Übelkeit und Erbrechen.

Auch **postoperative Schmerzen** können bereits sehr früh im Aufwachraum auftreten, besonders nach reinen Inhalationsanästhesien. Sie werden wirksam mit kleinen Titrationsdosen intravenöser Opioide (z. B. Piritramid Dipidolor®) behandelt.

Methoden der *postoperativen systemischen Analgesie* sind:

- Applikation von Analgetika bei Bedarf durch ärztliches oder pflegerisches Personal
- Applikation des Analgetikums im Bedarfsfall durch den Patienten selbst (PCA)
- regelmäßige i. m. oder i. v. Analgetika-Gabe, bevor Schmerzen angegeben werden
- kontinuierliche i. v. Infusion von Analgetika in Trägerlösungen, je nach initialer Schmerzquantität.

Beispiele postoperativer Analgesie mit Hypnoanalgetika (Differentialtherapie):

- sedierende Wirkung ist gering bei Pentazocin, Fentanyl, Methadon, Tilidin, Pethidin, stärker bei Morphin und Buprenorphin, am stärksten bei Piritramid

- stabile Kreislaufverhältnisse am ehesten bei Piritramid, Buprenorphin und Pentazocin, stärkste hämodynamische Nebenwirkungen bei Pethidin
- Nausea und Erbrechen wird nach Morphin, Pethidin, und Buprenorphin etwa gleich oft beobachtet, seltener nach Pentazocin, Tilidin und Methadon, am seltensten nach Piritramid
- außer Pentazocin verursachen alle Hypnoanalgetika Druckanstiege im Gallenwegesystem
- bei koronaren Risikopatienten ist Pentazocin wegen Frequenzzunahme und Anstieg des Pulmonalarteriendrucks weniger geeignet
- Piritramid und Pentazocin haben bei äquianalgetischen Dosen die geringsten atemdepressorischen Nebenwirkungen
- für Buprenorphin gibt es wegen der starken Rezeptoraffinität derzeit keine Antangonisten
- nach urologischen oder gynäkologischen Eingriffen besitzt oft die Spasmolyse Priorität vor der zentralen Analgesie.

Das oft nach Inhalationsanästhesien auftretende „**Shivering**" läßt sich sehr gut mit kleinen intravenösen Dosen Clonidin (0,075–0,15 mg) oder Pethidin (25 mg) behandeln.

Postoperative *Unruhe oder Agitiertheit* entstehen häufig durch Hypoxie, Hyperkapnie, starke Schmerzen oder Harnverhaltung. Hier darf nicht unkritisch sediert werden, Ursache behandeln!

Übelkeit und Erbrechen können vor allem nach Baucheingriffen auftreten; auch die Narkosedurchführung mit hochdosierten Opioiden verursacht derartige Symptome. Zur Therapie sind bereits sehr geringe Dosen von Neuroleptika, z. B. 1,25 mg Dehydrobenzperidol i. v. wirksam.

Die Verlegung auf die **Allgemeinstation** erfolgt unter folgender Voraussetzung:
- stabile Herz-Kreislauf-Funktion und ausreichende Spontanatmung
- keine Nachblutungen
- ausreichende Bewußtseinsklarheit und Schutzreflexe

Werden diese Kriterien nicht erreicht, gehört der Patient auf eine Intensivüberwachungseinheit.

2.5 Peri- und postoperative Infusionstherapie

Die intraoperative Flüssigkeitstherapie bewahrt die Homöostase, die durch Operation und Narkose gefährdet ist. Für die Flüssigkeitszufuhr werden je nach Bedarf *Kristalloide* oder *kolloidale Lösungen*, sowie *Blut* und *-derivate* eingesetzt.

– **Kristalloide** sind Elektrolyt- oder niedermolekulare Kohlenhydratlösungen, die frei durch Zellmembranen diffundieren und daher nur zu einem geringen Prozentsatz im Gefäßsystem verbleiben. Sie werden eingesetzt, um den Flüssigkeitsbedarf zu decken, Verluste zu ersetzen und spezielle Störungen zu korrigieren. Sie können je nach Zusammensetzung isoton, hyperton oder hypoton im Vergleich zum Plasma sein.

Die wichtigsten kristalloiden Lösungen sind *Ringer-Laktat-Lösung*, 0,9% *NaCl-Lösung*, *Glukose* 5 %ig oder 10 %ig, *2/3 Elektrolytlösungen* wie Sterofundin®, Ionosteril, Tutofusin®.

– **Kolloide** sind hochmolekulare Stoffe mit einem Molekulargewicht > 10 000, die vor allem zum Ersatz intravasaler Flüssigkeitsverluste (Plasmaersatzstoffe) eingesetzt werden. Ist der onkotische Druck der Kolloide höher als der des Plasmas, wird ein Einstrom von interstitieller Flüssigkeit in das Gefäßsystem bewirkt, dadurch ist der Volumeneffekt größer als die zugeführte Flüssigkeitsmenge. Die wichtigsten Plasmaersatzstoffe sind *Hydroxyäthylstärke* (HÄS), *Dextrane*, *Polypeptide* aus abgebauter Gelatine sowie *Humanalbumin* 5 %ig und 20 %ig.

Die Bedeutung der Dextrane hat wegen der Nebenwirkungen erheblich abgenommen: Sie beeinflussen dosisabhängig das plasmatische Gerinnungssystem und die Thrombozytenfunktion. Nierenfunktionsstörungen können vorkommen; besonders folgenschwer sind *anaphylaktische oder anaphylaktoide Reaktionen*, die auch durch die Zufuhr des niedermolekularen Dextrans Promit® nicht gehemmt werden können.

Für den **Volumenersatz** wird heute Hydroxyäthylstärke (HÄS) verwendet: bei *Blutverlusten*, für die *Hämodilution*, zur Verbesserung der *Mikrozirkulation* und zur *Thromboseprophylaxe*.

Ihr Molekulargewicht liegt zwischen 40.000 und 450.000. *Intravasale Halbwertzeit*:
- hochmolekulare HÄS: 8–10 Std.
- mittelmolekulare HÄS: 2–3 Std.
- niedermolekulare HÄS: 1–2 Std.

Zur **Überwachung der Infusionstherapie** in der Narkose werden registriert:
- Herzfrequenz, arterieller Blutdruck, ZVD
- stündliche Urinausscheidung
- Verhalten auf Anästhetikainjektionen.

Ein **Blutdruckabfall** bei der Narkoseeinleitung oder bei wiederholter Anästhetikagabe kann auf einen *akuten Volumenmangel* zurückzuführen sein. Prädisponierende Faktoren hierfür sind:
- Durchfälle und Erbrechen, intestinale Fisteln, Absaugen von Magensaft
- hohes Fieber, ausgedehnte Verbrennungen
- Hyperglykämie bei Diabetes mellitus
- Nierenfunktionsstörungen, Peritonitis.

2.5.1 Wasserhaushalt

Wasseraufnahme und -verluste sind bilanziert: Man trinkt ca. 0,8–1,5 l/24 Std., nimmt 0,5–0,7 l mit der Nahrung auf und gewinnt 0,2–0,3 l aus dem oxydativen Stoffwechsel (Oxydationswasser). Täglich werden also 2–2,5 l Wasser aufgenommen.

Tab. 2.5-1: Kolloidale Infusionslösungen

Lösung	Molekular-gewicht	Volumen-wirkung	intravasale HWZ (Std.)	Max. Dosis	Nebenwirkung	Anmerkung
Dextran 40 10%	40×10^3	1,5	3–4	1–1,5 g/kg/24 Std.	Anaphylaxie Gerinnungsstörungen: Verdünnungskoagulopathie, Thrombozyten-aggregationsstörung (Quick ↓, PTT ↑, Blutungszeit ↑)	Vorgabe von monovalentem Dextran (Promit), 48 Std. nach letzter Dextrangabe wiederholen. Cave terminale Niereninsuffizienz
Dextran 60/70 6%	$60-70 \times 10^3$	1,05	6–8	1–1,5 g/kg/24 Std.	Kumulation bei Niereninsuffizienz	
HÄS 40/0,5[1)] 6%	40×10^3	0,8	2–3	10–20 ml/kg	Anaphylaxie, Verdünnungskoagulopathie, Serumamylase ↑, Kumulation bei Niereninsuffizienz, Potenzierung nephrotoxischer Substanzen (Aminoglykoside)	intravasale Verweildauer ~ Substitutionsgrad (Hydroxyathyl-Gruppen) präparatespezifisch
HÄS 200/0,5[1)] 10%	200×10^3	1,3	3–4	10–15 ml/kg		
6%	200×10^3		3–4	10–15 ml/kg		
HÄS 450/0,7[1)] 6%	450×10^3	1,05	6–12	10–15 ml/kg		
Gelatine	$30-35 \times 10^3$	ca. 0,8	2–4	1500 ml/24 Std.	Allergie, Verdünnungskoagulopathie Diurese ↑	
Humanalbumin (Plasmaproteinlösung)	66×10^3	1,0	17–23 Tage	Nach Konzentration von Serumalbumin bzw. Gesamteiweiß	Allergien, Fieber, Verdünnungskoagulopathie	Passive Immunprophylaxe bei Präparaten mit hohem Globulinanteil (z.B. Biseko)

(1): Substitutionsgrad

Tab. 2.5-2: Wasserhaushalt des Erwachsenen (24 h)

Wasseraufnahme:	
– Flüssigkeiten (Trinkmenge einschl. Suppen)	1000–1500 ml
– halbfeste und feste Nahrungsmittel	700 ml
– Oxydationswasser	300 ml
Gesamte tägliche Wasseraufnahme	2000–2500 ml
Wasserabgabe	
– Wasserverlust durch Urin	1000–1500 ml
– Wasserverlust durch Haut	500 ml
– Wasserverlust durch Lungen	400 ml
– Wasserverlust durch Stuhl	100 ml
Gesamte tägliche Wasserabgabe	2000–2500 ml

Tab. 2.5-3: Täglicher Wasserumsatz bei Erwachsenen

	Menge/Tag an osmot. freiem Wasser (l)
Obligatorischer Minimalverbrauch (Perspiratio insensibilis)	0,9
Zuschläge bei	
– Temperaturerhöhung um 1 °C	0,1–0,3
– mäßigem Schwitzen	0,5
– starkem Schwitzen, hohem Fieber	1,0–1,5
– Hyperventilation	0,5
– Hyperventilation und großer Lufttrockenheit	1,0–1,5
– offenen Wundflächen und Körperhöhlen (Op.-Dauer bis 5 Std.)	10–15 ml/kg KG/Std.

Wasserabgabe: Der durch Perspiratio insensibilis über Haut und Lungen verlorene Wasseranteil beträgt beim Erwachsenen etwa 0,6–1 l/die. Bei Temperaturerhöhung um 1 °C muß mit 200–300 ml zusätzlichem Verlust gerechnet werden, bei starkem Schwitzen und hohem Fieber kann dieser Verlust bis auf 1–2 l ansteigen. Starke Hyperventilation kann, besonders bei großer Lufttrockenheit, zu einem zusätzlichen Verlust von 1 l osmotisch freien Wassers führen. Über offene Wundflächen und Körperhöhlen, z. B. bei lang dauernden Bauchoperationen, kann zwischen 0,5 und 1 l/Std. an osmotisch freiem Wasser verloren gehen.

2.5.2 Parenterale Ernährung

Die parenterale Ernährung läßt sich in *4 Kategorien* einteilen:

Wasser- und Elektrolytsubstitution: Bei Patienten im guten Ernährungszustand, die eine orale Nahrungskarenz bis zu 2 Tagen einhalten müssen, werden perioperativ Wasser, Elektrolyte und (minimal) Kohlenhydrate zugeführt. Hier stehen vorgefertigte Elektrolytlösungen, wie *Sterofundin B®* oder *Normofundin®*, die Glukose enthalten, zur Verfügung.

Periphervenöse Basisernährung: Wird eine Nahrungskarenz > 2 Tage notwendig, muß parenteral ernährt werden. Bei einer voraussehbaren Dauer dieser Infusionstherapie von 2–4 Tagen kann diese über periphere Venen erfolgen. Standardisierte Ernährungsregime in Form sog. *Komplettlösungen* haben sich bewährt. Diese Lösungen enthalten Aminosäuren, Kohlenhydrate und Elektrolyte in ausgewogener Konzentration und erleichtern die praktische Durchführung der Infusion. Die Grenze der periphervenösen Verträglichkeit liegt bei 800–850 mOsmol/l. Die simultane Substratzufuhr von Aminosäure und Glukose als Energieträger aus einer Flasche in ausgewogenem Verhältnis (150 J/g Stickstoff) begünstigt eine optimale Proteinsynthese.

Standardisierte totale parenterale Ernährung: Wird eine Nahrungskarenz > 4 Tagen erwartet oder befindet sich der Patient in einem schlechten Ernährungszustand, so soll eine bedarfsdeckende totale parenterale Ernährung durchgeführt werden, die einen zentralvenösen Zugang erfordert. Eine Substratzufuhr von ca. 1 g Aminosäuren sowie 150 KJ Kohlenhydrate/kg KG/die ist anzustreben. Auch hier stehen entsprechende *Komplettlösungen* zur Verfügung.

Bilanzierte totale parenterale Ernährung: Bei schweren Erkrankungen, nach großen Operationen, Traumen mit Begleiterkrankungen oder einer schlechten Ausgangssituation ist eine individuelle Bilanzierung erforderlich. Hierzu müssen *konzentrierte Lösungen* wie z. B. 10%ige Aminosäuren, evtl. mit spezieller Zusammensetzung für bestimmte Indikationen (Leber-, Nierenlösungen), ca. 20–50% Kohlenhydratlösungen, sowie 10–20% Fettemulsionen, am besten mit Infusionspumpen, appliziert werden. Der Elektrolytbedarf muß mit entsprechenden Lösungen oder Konzentraten ersetzt bzw. dem Bedarf angepaßt werden. Hier ist eine engmaschige Kontrolle der Substratverwertung durch Blutzuckerkontrollen, sowie Messung von Harnstoff- und Triglyzerid- bzw. Fettsäurespiegel erforderlich.

> Die Substratzufuhr soll 1,5–2 g Aminosäuren und 150–200 KJ Kohlenhydrate/kg KG/die in etwa 3 l Flüssigkeit enthalten.

2.5.3 Blutkomponentensubstitution

Erythrozytenverluste werden solange toleriert, wie das Gesamtblutvolumen normal bleibt. Der Erythrozytenersatz ist abhängig von der Größe und der Geschwindigkeit des Verlustes roter Blutkörperchen, der Kompensation von Herzzeitvolumen und Atmung sowie den Strömungsverhältnissen in der Endstrombahn.

Chronisch adaptierte niereninsuffiziente Patienten oder Anämiker zeigen, daß eine Reduktion des Hämoglobingehaltes bis auf 6 g% zur Sauerstoffversorgung der Gewebe ausreichen kann.

> Bei akuten Blutverlusten werden Verminderungen der Hämoglobinkonzentration nur bis in einen Bereich von etwa 7–9 g% kompensiert.

Bei der Bluttransfusion sind Unverträglichkeitsreaktionen zwischen dem Blut von Spender und Empfänger auszuschließen. Bisher sind etwa 150 Blutgruppenantigene bekannt. In der klinischen Praxis spielen die Antigene von *AB0-* und *Rh-System* die Hauptrolle.

AB0-System: Blutgruppenantigene befinden sich auf der Oberfläche der Erythrozytenmembran. Sie sind Fremdstoffe, die nach Eindringen in einen anderen Organismus die Bildung von Antikörpern hervorrufen. Besitzt ein Mensch das Blutgruppenantigen A auf seinen Erythrozyten, so hat er die Blutgruppe A; besitzt er das Blutgruppenantigen B, so hat er die Blutgruppe B; sind beide Blutgruppenantigene A und B vorhanden, so hat er die Blutgruppe AB. Bei Blutgruppe 0 existieren keine Blutgruppenantigene.

Das Serum der Blutgruppe A weist Antikörper der Blutgruppe B auf und umgekehrt: Ein Träger der Blutgruppe B besitzt Antikörper, die gegen die Blutgruppenantigene A gerichtet sind. Träger der Blutgruppe 0 haben die Antikörper Anti-A und Anti-B, jedoch keine Antigene auf den eigenen Erythrozyten. Umgekehrt besitzt ein Träger der Blutgruppe AB keine Antikörper im Serum, denn auf seinen Erythrozyten befinden sich die Antigene A und B.

AB-Träger sind keine uneingeschränkten *Universalempfänger*, da Plasma eines Nicht-AB-Spenders Antikörper gegen Empfänger-Erythrozyten enthalten kann (Isoagglutinine).

Rh-System. Etwa 85% sind Träger des Rhesus-Faktors, der sich in der Erythrozytenmembran befindet; nur im Notfall darf ein Rh-negativer Empfänger Rh-positives Blut erhalten! Wird Rh-positives Blut auf einen Rh-negativen Empfänger übertragen, induziert dies in > 50% eine Antikörperbildung, die bei einer erneuten Transfusion zu einer schweren allergischen Reaktion führt (z. B. M. haemolyticus fetalis).

2.5.3.1 Blutpräparate, Transfusion

Folgende Blutpräparate sind verfügbar:

(1) Vollblutkonserve

Eine Vollblutkonserve besteht aus dem unverändert entnommenen Blut, das, mit einem Stabilisator versetzt, in ACD-Beuteln aufbewahrt wird. Zum ausschließlichen Ersatz von Erythrozyten ist die Vollblutkonserve nur mäßig gut geeignet, da sie durch ihren hohen Anteil an Plasma zu einer Kreislaufüberlastung führen und darüber hinaus *Leukozyten-* und *Thrombozytentrümmer* in Form des *Buffy-Coat* enthalten kann.

Eine Sonderform der Vollblutkonserve ist Frischblut, das weniger als 72 Std. alt ist. Hier sind Thrombozyten- und Gerinnungsfaktoren nur geringfügig beeinflußt, es besteht allerdings ein erhöhtes Risiko einer *Infektionsübertragung*.

> Die Vollblutsubstitution soll zugunsten der Komponenten-Therapie aufgegeben werden. Lediglich im Rahmen der Eigenblutspende können bis zu 2 Vollblutkonserven abgenommen, gelagert und retransfundiert werden.

(2) Erythrozytenkonzentrate

Das Erythrozytenkonzentrat wird durch Abziehen des Plasmas von ACD-Frischblutkonserven gewonnen. Hämatokrit: 70–80%.

Durch die Transfusion von Erythrozytenkonzentraten wird die Gefahr der Volumenüberlastung des Empfängers eingeschränkt: 1 Einheit Erythrozytenkonzentrat ersetzt die gleiche Menge an Sauerstoffträgern, wie eine Vollblutkonserve, ihr Plasmaanteil ist jedoch um 2/3 geringer. Da die Fließeigenschaften von Erythrozytenkonzentraten schlecht sind, kann bei einzelnen Zubereitungen eine Resuspension mit 100 ml NaCl-Lösung 0,9% erfolgen.

Glukoselösungen und zuckerhaltige Humanalbuminpräparate sind zur Resuspendierung nicht geeignet, da sie eine Hämolyse erzeugen.

Unmittelbar vor Transfusionsbeginn erfolgt ein *Bedside-Test*, der in einem AB0-Identitätstest zwischen Spender (Blutkonserve) und Empfänger besteht. Grundsätzlich werden Mikrofiltersysteme (200 µ Porenweite) zur Transfusion verwendet. Eine Ausnahme besteht bei Frischbluttransfusionen. Der Wechsel eines Mikrotransfusionsfilters ist jeweils nach der dritten Konserve erforderlich, da es sonst zu starker Einschränkung der Fließeigenschaften kommt. Wenn möglich, sollten nur angewärmte Blutkonserven (Zimmertemperatur) transfundiert werden.

Massivtransfusionen sind belastet durch:
- Hypothermie und Bradykardie, Extrasystolie, Kammerflimmern
- Zitratintoxikation (Hypokalzämie), Störungen des Säure-Basen-Haushaltes
- Verdünnungskoagulopathie mit Blutungsneigung
- Hypokaliämie oder (selten) Hyperkaliämie
- akutes Lungenversagen, Mikrozirkulationsstörungen
- Nieren- und Leberinsuffizienz.

Zur Prophylaxe einer Zitratintoxikation wird empfohlen, ab der 5. ACD-Blutkonserve eine Ampulle 10% Calcium pro 2 Blutkonserven zu injizieren. Bei der kombinierten Verwendung von Erythrozytenkonzentraten und Frischplasmabeuteln muß beachtet werden, daß der Stabilisator sich hauptsächlich in den Frischplasmakonzentraten befindet.

(3) **FFP** (Fresh-frozen-Plasma, tiefgefrorenes Frischplasma) verabfolgt man als:
- Ersatz von *Gerinnungsfaktoren und Eiweißen* in physiologischer Aktivität und Konzentration
- *Plasmaersatz* bei gleichzeitiger Transfusion von Erythrozytenkonzentraten.

Wie das Erythrozytenkonzentrat, stammt auch die Frischplasmakonserve von einem Spender und zeigt durch Quarantänelagerung weniger Risiken als die Übertragung von Erythrozytenkonzentrat.

Zusammengefaßte *Nachteile der homologen Transfusion sind:*

- *Krankheitsübertragung*: HI–Virus, Hepatitis C, Lues, Zytomegalie, Malaria
- *Transfusionsunverträglichkeit*: Hämolyse, Allergie, febrile Reaktion
- *Lagerungsschäden der Blutkonserve:* Hämolyse, Funktionsverlust, Metabolismus der Blutkonserve, bakterielle Endotoxine
- *limitierte Verfügbarkeit*: Spenderrückgang versus Bedarfszunahme, seltene Blutgruppen, irreguläre Antikörper, Arbeitsaufwand versus Kosten
- *religiös motivierte Ablehnung.*

Alle zellulären Bestandteile, auch die Thrombozyten, sind aus frischgefrorenem Plasma entfernt. FFP darf nicht durch Mikrofilter und soll innerhalb von 2 Std. nach dem Auftauen transfundiert werden. Die Blutgruppenkompatibilität muß beachtet werden.

Universalspender ist Frischplasma der Blutgruppe AB, Rh-negativ.

(4) **Thrombozytenpräparate.** Hinsichtlich der biologischen Wirksamkeit werden 2 Präparate unterschieden: *thrombozytenreiches Plasma* und *Thrombozytenkonzentrat*

– Im *thrombozytenreichen Plasma* befinden sich etwa 2/3 der sonst in einer Frischblutkonserve enthaltenen Thrombozyten. Das Präparat ist bei Zimmertemperatur max. 72 Std. haltbar und soll nicht im Kühlschrank gelagert werden.

– *Thrombozytenkonzentrate* werden aus thrombozytenreichem Plasma durch Zentrifugation gewonnen. Man verabfolgt Thrombozytenkonzentrat bei Blutungen und Thrombozytopenie (< 20 000 Thrombozyten/mm^3).

Um die Thrombozyten im Empfängerplasma um 10 000 mm^3 zu erhöhen, ist 1 Einheit thrombozytenreiches Plasma bzw. ein halbes Thrombozytenkonzentrat erforderlich.

(5) **Prothrombinkomplex (PPSB)** wird meist, ebenso wie einige Faktorenkonzentrate (Faktor VIII), aus größeren Plasmapools hergestellt und hat daher eine relativ hohe Infektionsgefahr (Hepatitis C, HIV). Die PPSB-Präparate enthalten die Faktoren II, VII, IX und X.

Die wichtigste *Indikation* für PPSB ist die *Hämophilie* sowie *Überdosierung von Gerinnungsinhibitoren* der Kumarinreihe (Marcumar).

Bei unkritischer Anwendung in Gegenwart aktivierter Faktoren und bei Antithrombin-III-Mangel können *thromboembolische Komplikationen* und eine *Verbrauchskoagulopathie* resultieren.

(6) **Antithrombin (AT) III** ist ein physiologischer Inhibitor der Blutgerinnung. Bei angeborenem oder erworbenen AT-III-Mangel besteht die Tendenz intravasaler Thrombosierungsreaktionen. AT III wird im Gegensatz zu den meisten anderen plasmatischen Gerinnungsfaktoren, bei denen eine Konzentration zwischen 15 und 20% im Blutplasma für eine normale Blutgerinnung ausreicht, in einer Aktivität von etwa 50–75% benötigt. 1 Einheit AT III pro kg KG bewirkt einen AT-III-Aktivitätsanstieg im Plasma um etwa 1–3%.

AT III gehört wie Protein C, Protein S sowie die Faktoren Plasminogen und T-PA zu den antikoagulotorisch aktiven Gerinnungsfaktoren. Dieses Inhibitorsystem steht dem plasmatischen Gerinnungssystem gegenüber und stellt eine Sicherung gegen den unkontrollierten Ablauf der Gerinnungsprozesse dar.

Störungen der Hämostase haben in der Anästhesie und Intensivmedizin gravierende Bedeutung (Tab. 2.5-4).

Tab. 2.5-4: Hämostasefaktoren

Hämostasefaktor	Normalbereich	Halbwertszeit (h)	Hämostatischer Grenzbereich
Thrombozytenzahl	150 000–400 000/µl	4–5 Tage	20 000–50 000/µl
Faktor I (Fibrinogen)	2–3 g/l	96–120	50–100 mg/dl
Faktor II (Prothrombin)	75–120%	71–72	40%
Faktor V	70–140%	12–15	30%
Faktor VII	65–130%	2–5	30%
Faktor VIII	60–150%	8–12	50%
von-Willebrand-F. (F. VIII ass. Antigen)	70–150%	6	60%
Faktor IX	70–120%	18–30	50%
Faktor X	75–115%	20–42	40%
Faktor XI	75–110%	10–20	30%
Faktor XII	70–120%	–	–
Faktor XIII	80–120%	100–120	15%
Antithrombin III	85–115%	38–50	70%*
Protein C (funktionell)	65–120%	6–8	65%
Protein S (funktionell)	65–130%		
Fibrinolyse-System: Plasminogen	70–100%	36–48	
Tissue-type plasminogen activator	5–12 µg/ml	10–15 min.	
Pro-Urokinase	5–10µg/l	3,5–8 min	
Alpha$_2$ Antiplasmin	80–120%	36	
Plasminogen-Aktivator-Inhibitor (PAI)	10,6±2,6 E/ml		

* unterhalb von 70%: Thrombosegefahr
Modifiziert nach Barthels, M. und Poliwoda, H.: Gerinnungsanalysen Thieme, Stuttgart, New York, 1987

2.5.3.2 Komplikationen der Transfusion und deren Behandlung

Die Hauptursache tödlicher Transfusionszwischenfälle sind die *hämolytische Transfusionsreaktion* und die *Serumhepatitis*.

Für die **hämolytische Transfusionsreaktion** sind Unverträglichkeiten im ABO-System die häufigste Ursache. Bereits durch 25–50 ml Transfusionsblut kann eine schwere hämolytische Reaktion ausgelöst werden, wenn blutgruppenungleiches Blut übertragen wird.

Beim Empfänger tritt eine Antigen-Antikörper-Reaktion auf zwischen den Serumantikörpern des Empfängers und den Erythrozyten des Spenders. Die an dieser Reaktion beteiligten Antikörper Anti-A und Anti-B können innerhalb weniger Minuten alle transfundierten Erythrozyten zerstören.

Symptome am wachen Patienten:

- Rötung des Gesichtes, Schüttelfrost und Fieber
- Brust- und Rückenschmerzen (Nierengegend)
- Übelkeit, Erbrechen, Tachykardie, Blutdruckabfall und Tachypnoe.

Ist der *Patient in Narkose*, so sind diese Zeichen maskiert. Meist fallen nur eine Hämoglobinurie im Katheterurin sowie eine diffuse Blutung im Operationsgebiet und ein Blutdruckabfall auf.

Hauptkomplikationen der hämolytischen Transfusionsreaktionen sind **akutes Nierenversagen** und **Gerinnungsstörungen.**

Therapie:

a) Transfusion sofort abbrechen und Urinausscheidung auf mindestens 100–150 ml/Std. erhöhen durch Zufuhr von bilanzierten Elektrolytlösungen und Furosemid i. v.
b) Urin alkalisieren mit 40–80 mval Natriumbicarbonat i. v.
c) Kortikosteroide in hohen Dosen, z. B. 1–2 g Prednisolon (Solu-Decortin H)
d) Blutdruckabfall mit Katecholaminen und Volumengabe behandeln
e) ggf. Vertiefung der Narkose und Beatmung mit 100% Sauerstoff
f) Blutabnahme für Labortests (Hb und Gerinnungsstatus) sowie von nicht verbrauchtem Transfusionsblut zur erneuten Kreuzprobe.

Die **Transfusionshepatitis** gehört zu den Spätkomplikationen nach der Übertragung von Blut und -komponenten. Häufigkeit: 0,5–1%. Sie kann bei Zufuhr von Blutbestandteilen wie Fibrinogen, PPSB-Konzentraten u. ä. auf 5–8% ansteigen. Die Hepatitis B ist in der Häufigkeit ihres Auftreten von der Hepatitis C abgelöst worden.

Trotz Screenings der Blutspender besteht nach wie vor auch das HIV-Übertragungsrisiko. Häufigkeit (nach größeren Sammelstatistiken) < 1:1 Mio.

Bluttransfusionen bei Zeugen Jehovas. Die Weigerung der Zeugen Jehovas, in eine Bluttransfusion einzuwilligen, mündet in schwer lösbare Konflikte zwischen der Notwendigkeit des Blutersatzes und der Achtung des Selbstbestimmungsrechtes des Patienten. Hier ist zwischen der Notwendigkeit der Operation und den juristischen Voraussetzungen abzuwägen.

Eine kritiklose, „heimliche" Applikation von Blut oder -bestandteilen ist unzulässig. Allerdings ist mit dem Glauben der Zeugen Jehovas eine **isovolämische Hämodilution** unter bestimmten Kriterien vereinbar. Diese Methode erfordert eine arterielle oder großlumige venöse Punktion. In der praktischen Durchführung wird eine Vene kanüliert und mit einem Dreiwegehahn, sowie einem L_4-Verbinder konnektiert. Zunächst wird eine Ringer-Laktat-Lösung angeschlossen und langsam infundiert, anschließend am kontralateralen Arm eine arterielle Punktion durchgeführt und ein Dreiwegehahn an die Kanüle angeschlossen. Es werden dann 3 Blutentnahmebeutel mit einem mit Ringer-Lösung gefüllten Transfusionssystem (z. B. Sangofix) versehen und an den L_4-Verbinder angeschlossen. Bereits während der Entnahme des ersten Beutels wird über das Retransfusionssystem langsam über die Vene retransfundiert. Die beiden weiteren Blutentnahmebeutel werden nacheinander entnommen und jeweils mit geringer Tropfenfolge über den L_4-Verbinder retransfundiert (Abb. 2.5-1).

Mit dieser Methodik ist den religiösen Forderungen der Zeugen Jehovas nachzukommen und gleichzeitig die Möglichkeit geschaffen, eine blutsparende isovolämische Hämodilution durchzuführen.

1. 1 Ringer → 3-Wegehahn, L-4-Verbinder mit Ringer füllen
2. 1 Zwillingsbeutel, 1 Einfachbeutel für IHD. Alle Beutel mit einem mit Ringer gefüllten Sangofix versehen. An L-4-Verbinder anschließen
3. Vor der Entnahme von IHD 1 **alle** Retransfusionssysteme über L-4-Verbinder an Vene anschließen
4. Entnahme von IHD 1 möglichst über Arterie. Wenn voll, **langsam** über Vene retransfundieren
5. IHD 2 und 3 nacheinander entnehmen. Mehr (schneller) entnehmen als IHD 1 retransfundieren

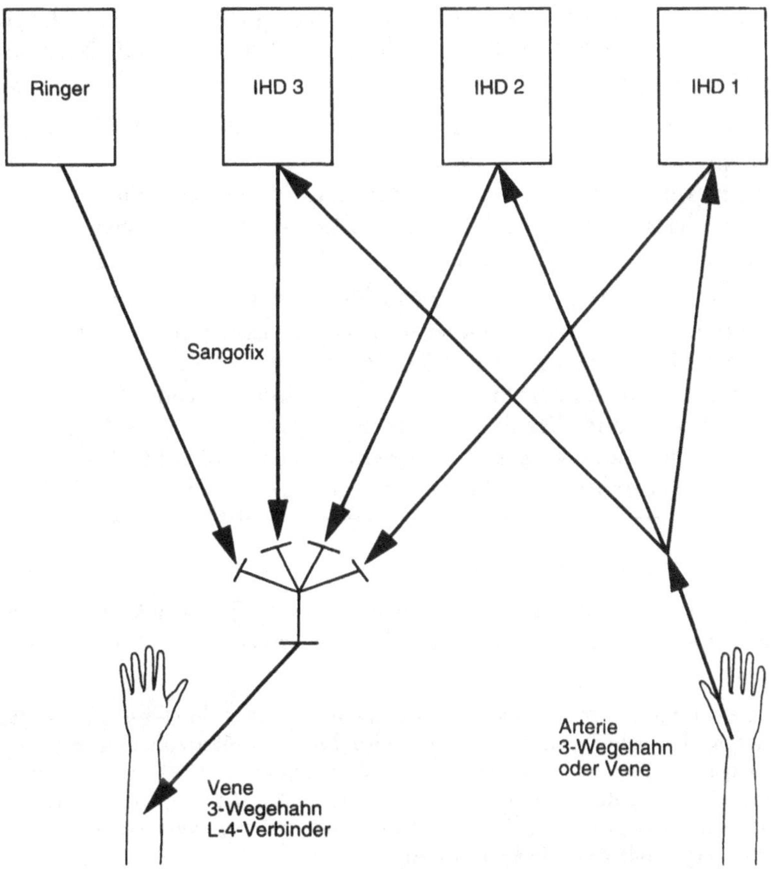

Abb. 2.5-1: Möglichkeiten der isovolämischen Hämodilution (IHD) bei Zeugen Jehovas

2.5.3.3 Blutsparende Maßnahmen

Nachteile der homologen Transfusion sind:

- *Krankheitsübertragung*: Viren, z. B. Hepatitis C, HIV, Zytomegalie; Bakterien, z. B. Lues, Malaria
- *Transfusionsunverträglichkeit*: Hämolyse, Allergie, febrile Reaktion und Immunisierung
- *Lagerungsschäden*: Hämolyse, Funktionsverlust, Metabolismus der Blutkonserve
- bakterielle *Endotoxine* und limitierte *Verfügbarkeit*: seltene Blutgruppen, irreguläre Antikörper, Spenderrückgang bei gleichzeitiger Bedarfszunahme
- *religiöse Einwände*.

Die **Vorteile** einer antologen Transfusion erscheinen überzeugend:

- keine Krankheitsübertragung
- keine Immunisierung gegen Plasma und Blutbestandteile
- keine hämolytischen, febrilen und allergischen Reaktionen.

Das Gesamtkonzept blutsparender Maßnahmen besteht aus:

- kontrollierter *Hypotension* und akuter isovolämischer *Hämodilution* – Produkt: autologes (Warm-) *Blut*
- intraoperativer autologer *Autotransfusion* – Produkt: autologes Erykonzentrat – und Eigenblutspende – Produkt: autologes Konservenblut bzw. nach Fraktionierung Erythrozytenkonzentrat plus FFP
- *Eigenplasmapherese* – Produkt: autologes Frischplasma (FFP).

(1) Kontrollierte Hypotension

Prinzip der kontrollierten Hypotension ist eine Blutdrucksenkung in einer kritischen Operationsphase auf einen mittleren arteriellen Druck von 50–60 mm Hg.

Pathophysiologie:

- eine konstante Hirndurchblutung wird durch Autoregulation bis 60 mm Hg aufrechterhalten
- der myokardiale Sauerstoffverbrauch wird durch Nachlastreduktion vermindert
- Lunge. Die Blutdrucksenkung führt zur Blutvolumenverschiebung und zum verstärkten intrapulmonalen Rechts-Links-Shunt, zur Verringerung des Ventilations-Perfusions-Verhältnisses und zur Vergrößerung des physiologischen Totraumes, weswegen eine aufmerksame Beatmungskontrolle besonders wichtig ist.

Kontraindikationen sind koronare Herzkrankheit, zerebrovaskuläre Insuffizienz, Hirndruckerhöhung, Lungenfunktionseinschränkungen, z. B. Asthma bronchiale, Anämie und schwere Leber- und Nierenerkrankung.

Obwohl die Bedeutung der kontrollierten Hypotension in letzter Zeit abgenommen hat, bestehen Indikationen bei größeren Gefäßoperationen sowie im Bereich der Neuro- und Kardiochirurgie. Darüber hinaus schränkt die kontrollierte Hypotension den Blutverlust z. B. bei Endoprothesenwechsel in der Hüft-Chirurgie ein.

In der Praxis wird die kontrollierte Hypotension durch gut steuerbare Vasodilatanzien erreicht:

- *Nitroglyzerin:* 0,2 µg/kg KG/min, führt eine Spasmolyse der glatten Muskulatur herbei, besonders im venösen Gefäßabschnitt
- *Urapidil* (Ebrantil®): 0,5–1 mg/kg/KG/Std. nach einem Bolus von 0,5–1 mg/kg/KG/Std., greift stärker im arteriellen Schenkel an
- alternativ eignet sich auch *Nifedipin* (Adalat®).

Unterstützend wirken:

- Sympathikusblockade durch Spinal- oder Periduralanästhesie
- Lagerung des Operationsfeldes über dem Herzniveau zur hydrostatischen Drucksenkung
- PEEP-Beatmung zur Reduktion des venösen Rückstroms
- (Applikation von Inhalationsnarkotika).

(2) **Akute isovolämische Hämodilution**

Prinzip: Dem Patienten wird unmittelbar präoperativ autologes Warmblut entnommen und mit Plasmaersatzlösung ersetzt, so daß intraoperativ erythrozytenärmeres Blut verloren wird. Die wichtigsten physiologischen Wirkungen dieser Blutverdünnung sind:

- Abnahme der Blutviskosität und des peripheren Strömungswiderstandes, Zunahme der Fließgeschwindigkeit des Blutes
- Schlag- und Herzzeitvolumen steigen überproportional zur Hb-Reduzierung
- Anstieg der Sauerstofftransportkapazität und bei Normovolämie Stabilität von Herzfrequenz und Blutdruck

Kontraindikationen sind Anämie, Hypovolämie, Gerinnungsstörungen sowie deutlich eingeschränkte koronare Leistungsreserve und erhebliche Lungenfunktionsstörung.

Als alleinige fremdbluteinsparende Maßnahme ist die isovolämische Hämodilution geeignet bei Operationen mit zu erwartenden Blutverlusten von 1–2 l; die Indikation darf heute großzügig gestellt werden.

Durchführung: Unmittelbar präoperativ werden an einem Arm etwa 500–1500 ml Blut entnommen und am kontralateralen Arm durch die gleiche Menge kolloidaler Lösung, in den meisten Fällen Hydroxyäthylstärke 6%ig, substituiert. Intraoperativ wird die Normovolämie mit kolloidalen und kristalloiden Lösungen weiter aufrechterhalten, wobei der Hämatokrit kontinuierlich überwacht werden muß und ab 20% in umgekehrter Reihenfolge zur Abnahme des Blutes zu retransfundieren ist.

Vorteile:

- verbesserte Fließeigenschaften des Blutes und verbesserte Sauerstoffutilisation, vermindertes Thromboembolierisiko
- qualitativ hochwertiger Blutersatz mit erhaltenen Gerinnungsfaktoren und Thrombozyten.

(3) **Intraoperative autologe Autotransfusion**

Prinzip: Retransfusion von intraoperativ aufgefangenen Erythrozyten nach Aufarbeitung in einem Cell-Saver. Einfache Systeme, wie z. B. Solcotrans, filtrieren nach Antikoagulation des aufgefangenen Blutes Thromben, Fett- und Mikroaggregate aus dem abgesaugten Blut. *Nachteil:* DIC durch Aktivierung von Gerinnungs- und Komplementsystem, Thrombozyten und verschiedenen Mediatoren durch Hämolyse, Gewebe- und Fremdoberflächenkontakt.

Bei leistungsfähigeren Geräten wie dem Cell-Saver kommt die Zentrifugation und Waschung der Erythrozyten hinzu. Dem abgesaugten Blut wird kontinuierlich im Absaugschlauch heparinisierte Kochsalzlösung zugeführt, dann wird es durch einen Filter in einen Reservoirbeutel geleitet. Sammeln sich mindestens 500–800 ml an, wird die Verbindung zur Zentrifugenglocke hergestellt und das hämolytische Plasma entfernt. Im nächsten Arbeitsgang werden die Erythrozyten mit Kochsalzlösung gewaschen, wobei auch Heparin und freies Hämoglobin zu großen Teilen effizient entfernt werden.

Dieses Verfahren läßt sich bei blutreichen elektiven Eingriffen, bei Massivblutungen während Notfalloperationen und bei Engpässen seltener Blutgruppen einsetzen.

Kontraindikationen: Sepsis, Darmeröffnung und infektiöse Operationen, maligne Erkrankungen.

Bei diesem Verfahren werden nur Erythrozytenkonzentrate gewonnen, die plasmatischen Gerinnungsfaktoren und die Thrombozyten gehen verloren. Wirtschaftlich rentabel ist dieses Verfahren erst bei mindestens 3 gewonnenen Erythrozytenkonzentraten.

(4) **Eigenblutspende**

Prinzip: rechtzeitige Blutentnahme vor geplanten Eingriffen und Fraktionierung zur späteren Retransfusion.

Durch die in Abständen erfolgenden Blutentnahmen wird die Erythropoese maximal stimuliert. Die Eigenblutspende erscheint sinnvoll vor Operationen, die mindestens 1 000 bis max. 3 000 ml Blut erfordern. *Beispiele:*

– *Orthopädie:* Totalendoprothesen und Endoprothesenwechsel im Hüft- und Kniebereich, Osteotomie am Femur, Spondylodesen, sowie die übrige Wirbelsäulenchirurgie
– *Allgemeinchirurgie:* Struma-, Magenulkuschirurgie sowie größere gefäßchirurgische Eingriffe
– *Tumorchirurgie.* Auch hier ist man der Meinung, daß eine Eigenblutspende nicht nur keine negativen Auswirkungen auf das Tumorstadium hat, sondern möglicherweise in der Lage ist, ein Wachstum und eine Verbreitung von Tumorzellen zu verhindern.
– *Urologie:* Resektionen von Prostataadenomen, Zystektomien, Blasenersatzverfahren
– *Gynäkologie:* abdominale Hysterektomien.

Bei Bereitstellung von bis zu 1 000 ml Eigenblut ist die Lagerung als Vollblut noch tolerabel, in der Regel sollte aber eine Fraktionierung erfolgen.

Die Empfehlungen zur Spendetauglichkeit sind in letzter Zeit relativiert worden. So stellt insbesondere das Alter weder nach unten, noch nach oben eine fixe Grenze dar, das gleiche gilt für die Herz-Kreislauf-Funktion und die pulmonale Ausgangssituation. Erforderlich ist eine genaue Untersuchung vor der Eigenblutspende, um die Spendetauglichkeit im Einzelfall festzustellen. Diese Voruntersuchung sollte in einer Eigenblutambulanz vom Anästhesisten durchgeführt werden, nachdem der Operationstermin feststeht. Eine **Eisensubstitution** sollte in jedem Fall erfolgen, möglichst 1 Woche vor der ersten Spende beginnend: 1–2 × 300 mg Fe (II) Sulfat/die. Erythrozytenkonzentrate dürfen bei 4 °C max. 35 Tage gelagert werden. Innerhalb von 3–4 Wochen können 3 x 500 ml in Abständen von mindestens 6 Tagen abgenommen werden, die letzte Entnahme soll spätestens 48 Std. vor dem Transfusionstermin liegen. Ein Hämoglobin von 10 g/dl bzw. ein Hämatokrit von 30 % sollte nicht unterschritten werden, Ausnahmen erfordern eine besondere Begründung.

Bocksprungtechnik. Bei mehr als 3 erforderlichen Erykonzentraten bietet sich die Bocksprungtechnik an: Hier wird bei jedem Spendetermin eine geringere Menge älteren Blutes retransfundiert. Eine Alternative kann die *Tiefkühlkonservierung* der Erythrozytenkonzentrate sein: Um eine Hämolyse durch Eiskristallbildung zu verhindern, muß entweder ultraschnell (innerhalb 1–2 Sek.) eingefroren werden, oder es müssen Schutzstoffe (z. B. Glyzerin) zugefügt werden. Das spätere Auftauen und Waschen erfordert Geräte und geschultes Personal und dauert ca. 40 Min.. Danach muß das Präparat innerhalb von 24 Std. verabreicht werden.

Die Eigenblutabnahme erfordert ein hohes Maß an organisatorischem, technischem und ärztlich-pflegerischem Aufwand.

(5) **Eigenplasmapherese**

Prinzip: isolierte Gewinnung von bis zu 900 ml autologem FFP je Sitzung zur Bereitstellung von Eiweißen, Immunglobulinen und Gerinnungsfaktoren. Sie ist ein in Kombination mit der intraoperativen Autotransfusion oder der Eigenblutspende durchführbares, aufwendiges Verfahren.

Bei der Eigenblutspende wird durch die Fraktionierung der Vollblutkonserve innerhalb von 4 Std. in Erythrozytenkonzentrat und Frischplasma ebenfalls FFP gewonnen, das bei minus 80 °C schockgefroren und anschließend bei minus 40 °C gelagert wird.

Die genannten Verfahren zur Fremdbluteinsparung sind in Abhängigkeit von organisatorischen und technischen Möglichkeiten, vom Zustand des Patienten, von der Art des Eingriffs, und von der Motivation aller Beteiligten einzeln oder in Kombination anwendbar.

2.6 Inhalationsanästhetika

Inhalationsanästhetika werden über die Lungen in den Körper aufgenommen und mit dem Blutstrom im Gewebe verteilt. Hauptwirkort ist das Gehirn, dessen Funktion soweit gedämpft wird, daß eine Narkose resultiert. Die Inhalationsnarkose hat Vor- und Nachteile:

Vorteil: Durch Änderung der Narkosegaskonzentration in der Inspirationsluft ist die Narkose sehr gut steuerbar.

Nachteil: Die Narkoseeinleitung verläuft relativ langsam und bei zahlreichen Patienten sind hohe Konzentrationen notwendig, die ihrerseits zu unerwünschten

Tab. 2.6-1: Charakteristika der wichtigsten Inhalationsanästhetika

Anästhetikum	Siedepunkt (°C)	Dampfdruck (mm Hg bei 20 °C)	Einleitung	Unterhaltung	MAC Mit O_2	MAC Mit 70% N_2O
Lachgas N_2O	−89	–	60−80	50−70	101	–
Halothan $CF_3CHBrCl$	50	243	2−4	0,5−2	0,77	0,28
Enfluran $CHF_2{-}O{-}CF_2{-}CHFCl$	56,5	175	2−5	1−2	1,68	0,56
Isofluran $CHF_2{-}O{-}CHCl{-}CF_3$	48,5	250	2−4	1−2	1,3	0,66
Sevofluran $(F_3C)_2CH{-}COH_2F$	58,6	157	2−4	1−2	2,0	1,1
Desfluran $CHF_2{-}O{-}CHF{-}CF_3$	22,8	669	6−10	3−5	6,0	2,8

Reaktionen, vor allem des Herz-Kreislauf-Systems führen. Darüber hinaus fehlt die analgetische Wirkung.

Meist wird eine **Kombination** von Substanzen angewendet: intravenöses Anästhetikum zur Narkoseeinleitung, Lachgas oder Opiat zur Potenzierung der analgetischen Wirkung sowie Muskelrelaxans zur Erschlaffung der Muskulatur.

Die wichtigsten Inhalationsanästhetika müssen erst einen dampfförmigen Zustand erreichen, bevor sie eingeatmet werden. Dies geschieht mit speziellen Narkosegasverdampfern, über die das Inhalationsanästhetikum mit genau einstellbaren Konzentrationen zugeführt wird. Charakteristika von wichtigen Inhalationsnarkotika faßt Tab. 2.6-1 zusammen.

2.6.1 Lachgas (Stickoxydul, N_2O)

Wirkung, Nebenwirkung. Lachgas allein führt nicht zur chirurgischen Anästhesie, sondern wird zur Ergänzung anderer Anästhetika sowie von Opioiden eingesetzt. Die maximale Konzentration sollte im Inspirationsgemisch 70% nicht überschreiten. Beim Gesunden sind die Herz-Kreislauf-Nebenwirkungen außerordentlich gering, beim Herzkranken kann jedoch die negative Inotropie deutlicher hervortreten und zum Blutdruckabfall führen. Die respiratorischen Wirkungen sind gering, ebenso werden die Leber-, Nieren- und Darmfunktion sowie die neuromuskuläre Übertragung nicht beeinflußt. Langdauernde Zufuhr über Tage kann die Erythrozyten- und Leukozytenproduktion beeinträchtigen, sowie das Immunsystem supprimieren.

Diffusion. Lachgas kann in luftgefüllte Hohlräume des Körpers eindringen und diese Räume beträchtlich erweitern, dies gilt z. B. für luftgefüllte Darmschlingen,

Pneumothorax, -peritoneum, Pneumenzephalus, Zwerchfellhernie, Mittelohr bei plastischen Operationen, Mediastinalemphysem und die luftgefüllte Manschette des Endotrachealtubus. Auch bei Luftembolie, z. B. bei neurochirurgischen Operationen, muß die Zufuhr sofort unterbrochen werden. Die Diffusion in die Tubusmanschette kann zu lebensbedrohlichen Ballonhernien führen.

Lachgasdiffusionshypoxie. Wird die Lachgaszufuhr unterbrochen, so diffundiert das Gas aus dem Blut in großer Menge in die Alveolen und verdünnt den alveolären Sauerstoff. Erhält der Patient während dieser Zeit Raumluft, so kann eine Hypoxie, die sog. Lachgasdiffusionshypoxie auftreten. Diese Gefahr besteht am Narkoseende nur innerhalb der ersten 3–8 Min., weil danach geringere Mengen Lachgas ausgeschieden werden. Um der Diffusionshypoxie vorzubeugen, wird bei Narkoseausleitung in den ersten Min. nach Unterbrechung der Lachgaszufuhr reiner Sauerstoff appliziert.

Von den Behörden der Arbeitssicherheit wird Lachgas angeschuldigt, bei langdauernder Exposition zu chronischen Schäden bei Anästhesisten und Operationssaalpersonal zu führen. Aus diesem Grunde bemüht man sich, besonders dichte Narkosegeräte, Schlauchsysteme und Verbindungen zu konstruieren, sowie durch Einschränkung des Frischgasflows im Sinne einer Minimal-Flow-Narkose den Frischgaszufluß und damit den Lachgasanteil zu vermindern. Ebenso wird diskutiert, zukünftig auf die Applikation von Lachgas zu verzichten und den hypnotischen Anteil durch Dauerinfusion von intravenösen Substanzen, wie z. B. Propofol zu ersetzen.

2.6.2 Halothan

Wirkung, Nebenwirkung. Halothan wurde 1956 als erstes nicht explosives, stark wirkendes Inhalationsanästhetikum eingeführt und gehört nach wie vor zu den am häufigsten verwendeten Narkotika. Es ist ein halogenierter Kohlenwasserstoff mit süßlich ätherartigem Geruch. Halothan beeinträchtigt direkt die Kontraktilität des Herzens und führt zu einem konzentrationsabhängigen Abfall von arteriellem Blutdruck, Herzzeit- und Schlagvolumen. Die Herzfrequenz kann geringfügig abnehmen, Herzrhythmusstörungen, vor allem im Zusammenhang mit einer vagusvermittelten Reflexstimulation, können auftreten.

Der Herzmuskel wird durch Halothan sensibilisiert gegen die Wirkung körpereigener oder zugeführter Katecholamine, z. B. Adrenalin oder Dopamin. Da Halothan zu einem relativ hohen Anteil von 12–20% im Körper metabolisiert wird, können die Patienten auf wiederholte Halothanzufuhr mit Störungen der Leberfunktion reagieren.

Halothan führt, wie alle Inhalationsanästhetika, konzentrationsabhängig zu einer Atemdepression; andererseits setzt es einen erhöhten Bronchomotorentonus herab und gilt deshalb als Anästhetikum der Wahl bei Asthma bronchiale, Bronchospasmus und bei chronisch-obstruktiven Lungenerkrankungen.

Potenzierung. Halothan kann die Wirkung nichtdepolarisierender Muskelrelaxanzien wie Pancuronium, Vecuronium (Norcuron) und Atracurium (Tracrium) verstärken und verlängern.

2.6.3 Enfluran

Enfluran ist ein fluorhaltiger Äther, der als süßlich-ätherartig riechende, nicht brennbare Flüssigkeit vorliegt. Hinsichtlich seiner anästhesiologischen Eigenschaften und Nebenwirkungen verhält sich Enfluran ähnlich wie Halothan; kardiovaskuläre und respiratorische Wirkungen sind etwas geringer ausgeprägt. Höhere Konzentrationen können zu einer gesteigerten EEG-Aktivität führen, die sich als Zucken oder Krampfen der Muskulatur (Kiefer, Gesicht, Hals, Extremitäten) äußern kann.

Enfluran wird nur zu 3–5% metabolisiert: Die Gefahr von postanästhesiologischen Leberschädigungen ist daher wohl geringer als bei Halothan.

Allerdings scheint Enfluran durch seine geringfügig nephrotoxischen Abbauprodukte bei Nierenerkrankungen weniger geeignet zu sein.

2.6.4 Isofluran

Wirkung, Nebenwirkung. Isofluran ist strukturverwandt mit Enfluran und liegt als klare, nicht brennbare Flüssigkeit von stechendem, ätherartigem Geruch vor. Die anästhesiologische Wirkung ist vergleichbar der des Halothans und des Enflurans, allerdings ist das Nebenwirkungsspektrum enger. Besonders die kardiovaskulären Auswirkungen sind geringer, da die Myokardkontraktilität weniger beeinträchtigt wird. Der arterielle Blutdruck fällt konzentrationsabhängig ab, wobei dieser Effekt auf einer Gefäßdilatation beruht und nicht, wie bei Halothan und Enfluran, auf einer negativ inotropen Wirkung.

Koronare Durchblutung und myokardialer Sauerstoffverbrauch nehmen ab, weil die Herzarbeit vermindert wird. Isofluran wirkt atemdepressiv wie Halothan, eine Bronchodilatation ist ebenfalls vorhanden. Die Verstoffwechselung in der Leber ist mit 0,3% außerordentlich gering, die Bildung toxischer Metaboliten mit der Möglichkeit, eine Leberschädigung auszulösen, ist wohl nicht zu erwarten.

> Für Halothan, Enfluran und Isofluran gilt:
>
> Die Einleitung per inhalationem (*Maskeneinleitung*) ist speziellen Indikationen vorbehalten, z. B. bei Kindern, die Angst vor einer Spritze haben, bei unkooperativen oder extrem ängstlichen Erwachsenen sowie zu erwartenden Intubationsschwierigkeiten.
>
> In den anderen Fällen soll eine intravenöse Einleitung die relativ lange Einleitungsphase mit Inhalationsanästhetika abkürzen.

Zur **Aufrechterhaltung der Narkose** muß die inspiratorische Narkosegaskonzentration gewöhnlich erniedrigt werden, weil die alveoläre Konzentration im weiteren Verlauf ansteigt und die Nebenwirkungsrate zunehmen würde. Bei der Ausleitung der Narkose kann erneut ein Exzitationsstadium auftreten mit den folgenden Gefahren: Laryngospasmus, verstärkter Hustenreiz, Übelkeit, Erbrechen, Kältezittern.

Vorsichtsmaßnahmen sind:
- *Extubation:* erfolgt bei ausreichender Spontanatmung entweder noch in der Narkose oder beim wachen Patienten, keineswegs im Exzitationsstadium
- *Seitenlage.* Wurde in tiefer Narkose extubiert, so sollte der Patient in Seitenlage gebracht werden, um einer Verlegung der Atemwege vorzubeugen.

In Abhängigkeit von der Narkosedauer ist mit einem Nachschlaf unterschiedlicher Länge zu rechnen.

2.7 Intravenöse Anästhetika

Intravenöse Anästhetika werden vor allem zur *Einleitung einer Narkose* eingesetzt, können jedoch bei einer Inhalationsnarkose oder Regionalanästhesie ergänzend appliziert werden. Zunehmende Verbreitung genossen in den letzten Jahren i. v. Kombinationsanästhesieverfahren wegen der oftmals günstigen Wirkungs-/Nebenwirkungsrelation.

Die **Vorteile** gegenüber Inhalationsanästhetika gelten besonders für die Narkoseeinleitung:
- einfache Technik durch i. v. Injektion
- sehr rasches, zumeist angenehmes Einschlafen ohne Exzitationsstadium.

Die **Nachteile** liegen in der mangelhaften Steuerbarkeit: Ist die Injektion erfolgt, so entzieht sich die Substanz dem weiteren Einfluß des Anästhesisten.

Meist werden intravenöse Anästhetika kombiniert angewendet, um eine ausreichende Narkosetiefe zu erreichen.

Übersicht. Die wichtigsten intravenösen Anästhetika sind in Tab. 2.7-1 zusammengefaßt.

2.7.1 Barbiturate: Thiopental, Methohexital

Barbiturate werden zur raschen und angenehmen Narkoseeinleitung eingesetzt, nicht hingegen zur Aufrechterhaltung der Narkose, da hierfür zu hohe Dosen erforderlich sind. Außerdem besitzen sie keine analgetischen Eigenschaften und haben eine deutliche Kumulationsneigung. Die wichtigsten kurzwirksamen Barbiturate für die Narkoseeinleitung sind: *Thiopental* (Trapanal®) und *Methohexital* (Brevimytal®).

Die Verteilung verläuft nach einer i. v. Injektion in 3 Phasen:
- *Phase 1*: Die Substanz reichert sich rasch in Gehirn, Herz, Leber und Nieren an
- *Phase 2*: Umverteilung in Muskeln, Bindegewebe, Knochen, Lungen und Haut
- *Phase 3*: Anreicherung im Fettgewebe.

Barbiturate führen innerhalb von 10–20 Sek. zu einer Dämpfung des ZNS mit Schlafeintritt. Sie dämpfen dosisabhängig das Atemzentrum und verusachen eine

Tab. 2.7-1: Charakteristika der wichtigsten intravenösen Anästhetika

Medikament	Dosierung + Wirkdauer	Nebenreaktionen	Kontraindikationen
Thiopental (Trapanal®)	3–7 mg/kg Wirkungseintritt 30–45 s Wirkdauer 5–15 min	Atemdepression stark Vasodilatation, RR-Abfall Laryngo-, Bronchospasmus Allergische Reaktionen	Obstruktive Lungenerkrankungen, Asthma, Herzinsuffizienz, Lebervorschädigung, Barbituratallergie, Porphyrie
Methohexital (Brevimytal®)	1–1,5 mg/kg Wirkungseintritt 30–45 s Wirkdauer 3–10 min	Atemdepression mäßig RR-Abfall durch Vasodilat. Laryngo-, Bronchospasmus Exzitationsphänomene	wie Thiopental
Droperidol (Dehydrobenz- peridol®)	2,5–5 mg/70 kg Wirkungseintritt 3–5 min Wirkdauer 2–6–(24) h	Alpha-Blockade, RR-Abfall extrapyramidale Störungen paradoxe psychomimetische Wirkungen	Hypovolämie, Schock, AV-Blockierungen, extrapyramidale Störungen, psychiatrische Krankheitsbilder
Diazepam (Valium®)	0,1–0,2 mg/kg Wirkungseintritt 1–2 min Wirkdauer 15 min – 3 h	Venenreizung, Atemdepression bei rascher i.v.-Gabe periphere Vasodilatation	Myasthenia gravis, Porphyrie, schwere Leber- und Niereninsuffizienz
Flunitrazepam (Rohypnol®)	0,015–0,03 mg/kg langsam i.v. Wirkungseintritt 2–4 min Wirkdauer 2–6 h (dosisabh.)	wie Diazepam, zusätzlich Husten und Singultus	wie Diazepam
Midazolam (Dormicum®)	0,05–0,1–0,2 mg/kg Wirkungseintritt 2–3 min Wirkdauer 15–90 min	wie Diazepam, außerordentlich interindividuell schwankende Empfindlichkeit	wie Diazepam
Etomidat (Hypnomidate®) (Etomidat Lipmo®)	0,15–0,3 mg/kg Wirkungseintritt 15–20 s Wirkdauer 2–5 min	Venenreizung, Myokloni, unwillkürliche Muskelbewegungen Dosisgrenze 100 mg/24 h	keine bekannt

Ketamine (Ketanest®)	0,5–1,5 mg/kg i.v. Wirkungseintritt 20–30 s Wirkdauer 5–20 min 3–8 mg/kg i.m. Wirkungseintritt 5–10 min Wirkdauer 10–30 min	Sympathikusaktivierung, Tachykardie + Hypertonie, Intrakranielle Drucksteigerung, Salivation, psychotomimetische Wirkung, extrapyramidalmot. Störungen	Hypertonie, Hirndrucksteigerung, perf. Augenverletzungen, Hyperthyreose, Herzerkrankungen, psychiatrische Erkrankung, Alkoholismus, Eklampsie
Propofol (Disoprivan®)	1–2 mg/kg Wirkungseintritt 15–20 s Wirkdauer 5–12 min	Injektionsschmerz Blutdruckabfall	Hypovolämie, Schock
Opiate (Fentanyl®)	initial 0,2–0,6 mg/70 kg repetit. 0,05–0,2 mg/70 kg Wirkungseintritt 15–30 s Wirkungsmaximum 2–3 min Wirkdauer 15–30 min	starke Atemdepression, kurzfristiger RR-Abfall, Bradykardie, postop. Atemdepression möglich Thoraxrigidität, Bronchokonstriktion, Übelkeit + Erbrechen	fehlende Beatmungsmöglichkeit, Geburtshilfe, Opiatabhängigkeit und -sucht
Alfentanil (Rapifen®)	initial 2–5 mg/70 kg repetit. 0,5–2 mg/70 kg Wirkungseintritt 10–15 s Wirkungsmaximum 1–2 min Wirkdauer 8–15 min (dosis)	starke Atemdepression, Bradykardie, Thoraxrigidität bei rascher i.v.-Injektion	fehlende Beatmungsmöglichkeit, Geburtshilfe, Opiatabhängigkeit
Sufentanil (Sufenta®)	initial 0,6–2,0 mcg/kg KG repetit. 0,15–0,5 mcg/kg KG Wirkungseintritt 10–20 sec Wirkungsmaximum 15–30 min	starke Atemdepression Bradykardie, Thoraxrigidität Blutdruckabfall initial mögl., Übelkeit und Erbrechen mögl.	fehlende Beatmungsmöglichkeit, Geburtshilfe, Opiatabhängigkeit
Remifentanil (Ultiva®)	Initialbolus 0,5–1,0 mcg/kg KG Infusionsdosierung 0,3–0,5 mcg/kg KG/min Wirkungseintritt 5–10 sec Wirkungsmaximum 1–1,5 min Wirkdauer 2–4 min	deutliche Atemdepression und Bradykardieneigung, beides sehr kurzdauernd Übelkeit möglich postoperativ keine analgetische Wirkung mehr soll per infusionem appliziert werden, zur TIVA in Kombination mit Propofol (Disoprivan®)	fehlende Beatmungsmöglichkeit, Geburtshilfe, Opiatabhängigkeit

Bronchokonstriktion, so daß sie bei chronisch-obstruktiven Lungenerkrankungen, wie z. B. Asthma bronchiale, nicht zum Einsatz gelangen sollten.

Die Funktionen des Herzmuskels werden negativ beeinflußt, HMV und Kontraktionskraft nehmen ab, der Blutdruck sinkt und die Herzfrequenz steigt reflektorisch an.

Barbiturate werden hauptsächlich in der Leber abgebaut. Hier können sie zu *Enzyminduktion* führen und dadurch den Abbau zahlreicher Medikamente und körpereigener Substanzen beschleunigen. Bei vorausgegangener Lebererkrankung kann die Wirkung der Barbiturate erheblich verlängert sein.

Nebenwirkungen während der Narkoseeinleitung:
- exzitatorische Phänomene wie Tremor, unfreiwillige Muskelbewegungen, Tonussteigerung
- respiratorische Störungen wie Husten, Niesen, Schluckauf und Atemstillstand, Blutdruckabfall und Tachykardie.

Kontraindikationen: Asthma bronchiale und andere bronchospastische Erkrankungen, Barbituratallergie, Porphyrie, schwere Herzinsuffizienz, schwere Hypovolämie und Schock anderer Ursache, akute Intoxikationen mit zentral wirksamen Substanzen.

Eine *Dosisreduktion* muß vorgenommen werden bei alten Patienten, Hypovolämie, Hypoxie, schlechtem Allgemeinzustand, Hypoproteinämie und Sectio caesarea wegen möglicher Depression des Neugeborenen.

Die *Dosierung* von *Thiopental (Trapanal®)* zur Narkoseeinleitung beträgt 2–5 mg/kg KG, wobei die Dosierung nach Wirkung in Form von intermittierenden Bolusgaben erfolgt und die Gesamtdosis nicht über 500 mg liegt.

Eigenschaften: gut wasserlöslich, Lösung 48–72 Std. stabil, pH 10,5; Proteinbindung 92%, Dosierung 3–5 mg/kg KG (nach Wirkung), Wirkungseintritt 20–30 Sek., Wirkdauer 10–15 Min., Halbwertzeit 3–8 Std., Biotransformation: Seitenkettenenoxidation, N-Dealkylierung-Elimination: 90% Niere, 50% in 24 Std., Abbauprodukte sind bis 7 Tage nachweisbar, Überhang und Kumulation erheblich.

Die *Dosierung von Methohexital* (Brevimytal®) zur Narkoseeinleitung beträgt 1–2 mg/kg KG; auf eine langsame Injektion ist zu achten, da die Neigung zu Singultus, Husten und Atemstillstand zunimmt.

Eigenschaften: gut wasserlöslich, Lösung 6 Wochen stabil bei 4°C, pH 11, Proteinbindung 90%, Halbwertzeit 4–6 Std., Dosierung 1–2 mg/kg KG, Wirkungseintritt 20–40 Sek., Wirkdauer 5–8 Min., Biotransformation: Seitenkettenhydroxylierung, 10–20% je Std., Elimination: 90% über die Niere, kaum Überhang oder Kumulation.

2.7.2 Etomidat: Hypnomidate, Etomidat Lipuro

Etomidat wird zur Narkoseeinleitung – vor allem bei Risikopatienten – und zur Ergänzung intravenöser Anästhetika und Opiate eingesetzt. Diese Substanz hat von allen Anästhetika die *geringsten Nebenwirkungen auf Atmung und Herz-Kreislauf-Funktion.*

Etomidat wirkt dämpfend auf Hirnrinde und -stamm. Innerhalb 1 Min. nach Injektion tritt der Schlaf ein. Die Schlafdauer ist dosisabhängig: 2–6 Min.. Etomidat hat keine analgetische Wirkung. Schmerzen bei der Injektion können auftreten, ebenso Husten, Schluckauf und Myoklonien. Eine Vorinjektion kleiner Opiatdosen kann Myoklonien und Injektionsschmerzen verhindern. Die Dosierung zur Narkoseeinleitung beträgt 0,15–0,3 mg/kg KG i. v.

Spezifische **Kontraindikationen** für Etomidat sind bisher nicht bekannt. Die Substanz hemmt die Kortisolsynthese in der Nebennierenrinde und sollte daher nicht zur Langzeitanwendung gegeben werden.

Eigenschaften: löslich in Propylenglycol (Hypnomidate®), pH 6–8, Proteinbindung 78%, Wirkungseintritt 20 Sek., Wirkdauer 3–7 Min., Biotransformation: Spaltung durch Leberesterasen, Elimination: 87% Niere, 13% Galle, kein Überhang und keine Kumulation.

2.7.3 Ketamin: Ketanest, Ketalar

Ketamin steht chemisch den Halluzinogenen wie LSD nahe. Die Wirkung unterscheidet sich von allen anderen intravenösen Anästhetika: Der Zustand, der durch mittelhohe Dosen erreicht wird, wird als **dissoziative Anästhesie** bezeichnet. Hierbei werden über die Sinnesorgane wie Auge und Ohr einströmende Reize unverändert wahrgenommen, das Gehirn kann jedoch die eintreffenden Impulse nicht verarbeiten und angemessen darauf reagieren. Die Schmerzempfindung wird frühzeitig aufgehoben.

Ketanest ist ein sehr stark wirkendes Analgetikum.Bewußtlosigkeit tritt erst bei höheren Dosierungen ein. Die Schutzreflexe in den Atemwegen sind erhalten. Die Atmung ist kaum verringert. Speichel- und tracheobronchiale Sekretion sind ohne Atropinprämedikation stark gesteigert, durch Speicheltröpfchen, die in den Bereich des Kehlkopfes gelangen, kann es zu einem Laryngospasmus kommen.

Die **Wirkung** ist deutlich dosisabhängig:
- 0,25–0,5 mg/kg KG i. v.: analgetische Wirkung bei erhaltenem Bewußtsein
- 1–2 mg/kg KG i. v.: anästhetische Wirkung, am besten kombinierbar mit einem Benzodiazepin
- 4–8 mg/kg/KG i. v.: deutliche broncholytische Wirkung, verbunden mit starkem hypnotischen Effekt.

Schon durch die normale Ketamindosierung von 1–2 mg/kg KG wird eine Stimulation des Herz-Kreislauf-Systems mit Anstieg von Blutdruck und Herzfrequenz verursacht. Der Muskeltonus wird erhöht, gelegentlich treten unwillkürliche Bewegungen auf. Wegen der bei alleiniger Verabreichung von Ketamin auftretenden Traumreaktionen, die äußerst unangenehm sein können, sollte zusätzlich ein Benzodiazepin wie Diazepam (Valium) oder Midazolam (Dormicum) verwendet werden.

Ketamin kann i. v. oder i. m. (z. B. bei Kindern, unkooperativen Erwachsenen) injiziert werden.

Dosierung: i. v. zur Narkose 1–2 mg/kg KG, i. m. 3–8 mg/kg KG.

Durch Ketamin wird dosisabhängig die Bronchialmuskulatur erweitert; Ketamin kann im Status asthmaticus als Broncholytikum eingesetzt werden.

Kontraindikationen: hypertone Kreislaufverhältnisse, KHK, Herzinsuffizienz, Mitral- oder Aortenstenose, Erkrankungen mit erhöhtem Hirndruck, psychiatrische Erkrankungen oder Epilepsie, Eingriffe im Kehlkopf-, Rachen- und Bronchialbereich (Reflexe bleiben erhalten) und endokrine Erkrankungen.

2.7.4 Propofol

Das hochlipophile (2,5-) Disopropylphenol muß in Sojaölemulsion appliziert werden und liegt derzeit als 20 ml Ampulle mit 200 mg bzw. 400 mg Propofol (Disoprivan) vor. Propofol zeigt eine sehr rasche Eliminations-Halbwertzeit von etwa 60–90 Min., die Wirkdauer einer Bolusinjektion von 2 mg/kg KG beträgt etwa 6–10 Min. Die günstigen pharmakokinetischen Eigenschaften zeigen sich besonders deutlich bei höheren Dosierungen und bei kontinuierlicher Anwendung. Es kommt bei kontinuierlicher Applikation zu überschaubaren Wirkverlängerungen, so z. B. bei der Gabe einer vierfachen Einleitungsdosis zu einer Wirkverlängerung von 10 auf etwa 45 Min.

Bei Barbituraten wäre unter gleichen Bedingungen mit einer 10–15fachen Wirkzeitverlängerung zu rechnen.

Der Fettgehalt beträgt 1 g/100 ml Propofollösung. Einzelne Bolusinjektionen oder Kurzinfusionen führen nicht zu einer relevanten Beeinflussung des Fettstoffwechsels, bei Infusionen mit z. B. 2 mg/kg KG/Std. zur Dauersedierung kommt es zu einer Fettzufuhr von 0,5 g/kg KG/Tag, was der Hälfte der Dosis einer parenteralen Ernährung mit Fett entspricht. Bei Infusionen über mehrere Tage wurden signifikante Anstiege der Serumtriglyzeride gefunden.

Beachte: Bei der Handhabung von Propofol müssen *aseptische Bedingungen* eingehalten werden, da das Präparat keine antimikrobiellen Konservierungsstoffe enthält und der Lösungsvermittler ein potentielles Wachstumsmedium für Mikroorganismen ist.

2.7.5 Opioide

Zu den Opioiden gehören die *Abkömmlinge des Morphins* und ihre synthetisch erzeugten *Derivate*. Die Opioide sind die am stärksten wirksamen Analgetika. Alle Opioide binden im ZNS an spezifische Opioidrezeptoren und rufen verschiedenartige Wirkungen hervor.

Die bekanntesten Opioidrezeptoren sind die *μ-Rezeptoren*, die außer der Analgesie auch Atemdepression bewirken. Die morphologisch unterschiedlichen *Kapparezeptoren* vermitteln bei ihrer Besetzung ebenfalls Analgesie und Sedierung, ohne allerdings Atemdepression zu verursachen. Durch *Sigmarezeptoren* werden keine Analgesie, sondern Dysphorie, Agitation und vegetative Nebenwirkungen verursacht.

Alle morphinartigen Analgetika führen in klinischen Dosen zu einer *Atemdepression*. Demgegenüber werden Herz-Kreislauf-Funktionen nur gering beeinflußt. Übelkeit und Erbrechen können durch Stimulierung des Brechzentrums entstehen; insgesamt ist nach Opiaten die Peristaltik des Darmtraktes vermindert und die Passagezeit verlängert. Die Pupillen werden nach klinischen Dosen maximal eng.

Naloxon, der wichtigste *spezifische Opiatantagonist* (*Narcanti*), hebt in einer Anfangsdosis von 1 µg/kg KG die analgetische Wirkung der Opioide auf und beseitigt die Atemdepression. Die Substanz liegt in Ampullen zu 0,4 mg vor, sie soll in Titrationsdosen von 0,04 mg langsam und unter Beobachtung der Wirkung appliziert werden, um zwar die Atemdepression, nicht aber die analgetische Restwirkung der Opiate aufzuheben.

Beachte: Opiatantagonisten (Naloxon) haben eine kürzere Halbwertszeit (30–45 Min.) als die Opiate.

Opioide gehören in der klinischen Anästhesie zu den am häufigsten eingesetzten Substanzen:
- *Schmerzbehandlung*, intra- und postoperativ
- *Prämedikation*, insbesondere bei präoperativen Schmerzen
- *Ergänzung zur Inhalationsanästhesie*, gelegentlich auch bei nicht ausreichender Regionalanästhesie
- Bestandteil der *NLA* und *Monoanästhetikum* bei Schwerkranken mit großen, meist kardio- oder neurochirurgischen Eingriffen.

Zur **prä- und postoperativen Schmerzbehandlung** dienen vor allem die längerwirkenden Opioide, wie z. B. Morphin, Piritramid (Dipidolor), Buprenorphin (Temgesic) und das vornehmlich auf die Kapparezeptoren wirkende Nalbuphin (Nubain).

Zur Narkose werden diese Substanzen wegen ihrer schlechten Steuerbarkeit und langen Wirkdauer gewöhnlich nicht eingesetzt.

Für die **Anästhesie** sind starke Opioide mit raschem Wirkungseintritt, kurzer Wirkdauer und somit guter Steuerbarkeit erforderlich: *Fentanyl*, *Alfentanil* (Rapifen®) und *Sufentanil* (Sufenta®).

- **Fentanyl** ist ein sehr potentes, synthetisches Opioid mit raschem Wirkungseintritt und kurzer Wirkdauer.

Fentanyl ist etwa 100 mal potenter als Morphin: 0,1 mg Fentanyl erzielt eine vergleichbare Wirkung wie 10 mg Morphin.

Nebenwirkung: Hohe Dosen können zur Kumulation, zu einer verlängerten Wirkdauer und damit zu einer postoperativen *Atemdepression* mit vitaler Gefährdung führen. Darüber hinaus gibt es keine nennenswerten Nebenwirkungen, insbesondere die Beeinflussung der Herz-Kreislauf-Funktion ist gering.

– **Alfentanil** (Rapifen®) wirkt rascher und kürzer als Fentanyl, die analgetische Potenz ist jedoch 3–4 mal geringer. Seine maximale Wirkung tritt bereits nach 1 Minute ein, seine Wirkdauer liegt bei etwa 8–10 Min.. Die Substanz kann infundiert oder intermittierend injiziert werden.

Alfentanil wird vor allem für kurzdauernde Eingriffe eingesetzt; seine Halbwertzeit ist mit ca. 70 Min. der des Opiatantagonisten Naloxon gleich, so daß die Gefahr einer postoperativen (opioidbedingten) Atemdepression geringer ist, als bei anderen Opiaten. Die Beeinflussung der Kreislaufparameter ist noch geringer ausgeprägt, als bei Fentanyl, insbesondere auch bei Azidose oder Alkalose, da über einen breiten pH-Bereich der Anteil freien Opioids gegenüber dem proteingebundenen Anteil gleich bleibt.

– **Sufentanil** (Sufenta®) ist ebenfalls ein spezifischer µ-Agonist und somit ein hochpotentes Opioidanalgetikum mit einer im Vergleich zu Fentanyl mehrfach stärkeren analgetischen Wirkung.

Sufentanil liegt in 2 Konzentrationen vor: 5 ml Ampulle: 1 ml enthält 50 µg Sufentanil, *Sufenta mite* 10 als 10 ml Ampulle; 1 ml entspricht 5 µg Sufentanil.

Sufentanil zeigt einen deutlicheren hypnosedativen Effekt als Fentanyl und Alfentanil, aus klinischen Studien ergibt sich ein günstigeres Verhältnis zwischen Analgesie und Atemdepression. Die Spontanatmung setzt bei erhaltener Analgesie offenbar schneller ein. Die Halbwertzeit ist mit ca. 150 Min. kürzer, als die von Fentanyl (ca. 220 Min.), die Steuerbarkeit damit besser und die postoperative Erholung schneller. Die stärkere Plasmaproteinbindung bedingt eine geringere Anreicherung im Fettgewebe, so daß spätere Redistributionsphänome mit Überhang bei Sufentanil weniger wahrscheinlich sind, als bei Fentanyl.

Die *Einleitungsdosis*, die zur kurzfristigen Streßabschirmung, z. B. bei Intubation oder schmerzhaften intraoperativen Stimuli, angewendet wird, beträgt 1–1,5 µg/kg KG. Nachinjektionen können in der halben Ausgangsdosis, abhängig von der klinischen Symptomatik, durchgeführt werden.

– **Remifentanil (Ultiva)**. Seit 1996 ist mit dem Remifentanil der erste Vertreter der Gruppe der Esterase-metabolisierten Opioide (EMO) in Deutschland zugelassen worden. Bei Remifentanil handelt es sich um einen *reinen µ-Rezeptor* Agonisten mit typischen Opioidwirkungen: Analgesie, Sedierung, Atemdepression, mögliche Zunahme der Muskelrigidität, allerdings keine Histaminfreisetzung. Seine Elimination erfolgt organunabhängig durch Esterhydrolyse in Blut und Gewebe mit einer Halbwertzeit von ca. 15–20 Min.. Der Abbau erfolgt unabhängig von der Pseudocholinesteraseaktivität, es entstehen keine aktiven Metaboliten. Die Substanz verfügt über einen raschen Wirkungseintritt (1–2 Min.) und eine extrem kurze Wirkdauer (5 Min.). Die Erholungszeit ist außerordentlich kurz und unabhängig von der Applikationsdauer.

Als Initialbolus wird eine Applikation von 0,75–1 µg/kg Körpergewicht über 30–60 Sek. empfohlen, anschließend sollen 0,2–0,5 µg/kg Körpergewicht pro Min. über Perfusor appliziert werden. Diese Dosen sind bei alten Patienten zu reduzieren, bei Leber- und Niereninsuffizienz ist eine Dosisanpassung allerdings nicht erforderlich. Bei adipösen Patienten soll die Orientierung am Idealgewicht erfolgen.

Das Remifentanil eignet sich besonders gut zur Kombination mit Propofol oder kurzwirkenden volatilen Anästhetika, die in fester, niedriger Konzentration gegeben und vor dem Remifentanil abgestellt werden sollen. Die Steuerung der Narkosetiefe erfolgt also über die Remifentanil-Infusion. Wird diese Infusion nach der Hautnaht abgestellt, kann man nach 3–5 Min. vom Erwachen des Patienten ohne Überhang, allerdings auch ohne postoperative Analgesie ausgehen. Für eine ausreichende postoperative Analgesie, insbesondere bei schmerzhaften Eingriffen, ist es unabdingbar notwendig, daß während der am Ende der Operation durchzuführenden Reduktion der Remifentanil-Infusion eine einschleichende Gabe von Piritramid in einer Dosierung von etwa 0,2–0,3 mg/kg Körpergewicht erfolgt. Bei Operationen mit geringem Schmerzniveau (HNO, urologische Kurzeingriffe) kann auf eine postoperative Analgetikagabe ganz verzichtet werden.

Die Substanz untersteht derzeit noch nicht dem Betäubungsmittelgesetz, das Suchtpotential scheint durch die außerordentlich kurze Wirkdauer sehr gering zu sein. Das Remifentanil stellt aufgrund seiner sehr kurzen Wirkdauer und seines unspezifischen Abbaumechanismus einen erheblichen Fortschritt im Bereich der intravenös injizierbaren Anästhetika dar.

2.7.6 Neuroleptanalgesie (NLA)

Die NLA wurde 1959 von DeCastro und Mundeleer eingeführt. Sie besteht in der Kombination eines Neuroleptikums mit einem potenten Analgetikum unter Beatmung mit Sauerstoff/Luft- oder Sauerstoff/Lachgas-Gemisch.

Die *klassische NLA* nach Henschel wird mit Dehydrobenzperidol und Fentanyl durchgeführt, wobei der Zusatz eines N_2O/O_2-Gemisches im Verhältnis 3:1 für eine oberflächliche Bewußtlosigkeit und für die Möglichkeit der kontrollierten Beatmung sorgt.

Die NLA ist ein sehr weit verbreitetes Anästhesieverfahren.

Während bei der klassischen NLA die Narkoseeinleitung durch langsames Injizieren der beiden Komponenten und Spontanatmung von Sauerstoff-/Lachgasgemisch vor sich geht, wurde die NLA zunehmend durch die *Narkoseeinleitung mit einem kurzwirkendem Anästhetikum* supplementiert.

Variationen der NLA:

- NLA und Einleitung durch Barbiturat oder Etomidat oder Ketamin
- NLA und Inhalationsnarkotika oder Benzodiazepine oder Propofolinfusion
- NLA als Infusion: Thalamonal-Tropf oder Fentanyl-Etomidat-Infusion
- NLA mit Alfentanil, Sufentanil und ggf. Benzodiazepinen oder Propofol
- reine Opioid-Sauerstoff-Luft-Anästhesie mit Fentanyl oder Sufentanil.

Nachteile: *hypertone Reaktionen* und
Pulsfrequenzbeschleunigungen bei Schmerzreizen:

Zug am Peritoneum, Austasten des Pankreas, Sternotomie u. ä. trotz ausreichender Fentanylgabe, *Atemdepression* durch Rebound-Phänomene.

Die *Ursache des Rebound-Phänomens* liegt wohl darin, daß die Atmung in der frühen postoperativen Phase bei der Narkoseausleitung angeregt wird, hauptsächlich durch mechanische Stimuli: Absaugen, Extubation, Umlagern, obwohl noch ein relativ hoher Opiatanteil im Körper vorhanden sein kann. Wenn diese mechanischen Stimuli aufhören, tritt die Opiatwirkung wieder ein. Auch die Gabe von starken Sedativa im Zusammenhang mit Fentanyl kann die Vigilanz mindern und die Atemdepression von Fentanyl potenzieren.

Soll der Patient unmittelbar nach der Operation spontan atmen, so sollte 20–30 Min. vor Operationsende kein Fentanyl bzw. Sufentanil mehr injiziert werden, die Wirkung der Muskelrelaxanzien muß abgeklungen sein. Atmet der Patient aufgrund einer fentanyl- oder sufentanilbedingten Atemdepression spontan nicht ausreichend, so kann das Opiat antagonisiert oder der Patient bis zum Abklingen der Wirkung nachbeatmet werden.

Nach NLA ist der Analgetikabedarf in den ersten postoperativen Stunden erheblich geringer als nach Inhalationsnarkosen.

2.7.7 Benzodiazepine

Diese Substanzen gehören zu den Tranquilizern, sie wirken nicht anästhetisch, werden jedoch häufig zur Potenzierung von Opiaten eingesetzt. Dosisabhängig treten *sedierende, anxiolytische, antikonvulsive, hypnotische* und *amnestische* Effekte ein.

- *kurzwirkende Benzodiazepine* sind Midazolam (Dormicum), Triazolam (Halcion)
- *mittellangwirkende sind* Lorazepam (Tavor), Lormetazepam (Noctamid), Oxazepam (Adumbran) und Bromazepam (Lexotanil)
- *langwirkende* sind Diazepam (Valium), Dikaliumchlorazepat (Tranxilium), Flunitrazepam (Rohypnol), Clonazepam (Rivotril) Nitrazepam (Mogadan), Chlordiazepoxid (Librium), Flurazepam (Dalmadorm).

Benzodiazepine wirken über Benzodiazepinrezeptoren, die die für den Wachheitszustand wichtige Formatio reticularis des Mittelhirns dämpfen.

Diazepam (Valium) gilt als Prototyp der Benzodiazepine: unlöslich in Wasser, liegt in unterschiedlichen Lösungsvermittlern vor. Diazepam wirkt sedierend, angstlösend und verursacht eine retrograde Amnesie, die häufig bei der Narkoseeinleitung erwünscht ist.

Bei langsamer i. v. Injektion sind Nebenwirkungen auf Atmung und Herz-Kreislauf-System sehr gering. Die Kombination von Benzodiazepinen mit Opioiden kann zu ausgeprägter Atemdepression führen. Diazepam wirkt zentral muskelrelaxierend. Die Resorption ist nach i. m. Injektion sehr unsicher, bei der i. v.-Injektion tritt die Wirkung innerhalb von 5 Min. ein. Die Halbwertzeit liegt bei 24–28 Std., die Substanz wird zu Metaboliten wie Desmethyldiazepam abgebaut, die ebenfalls sedativ-hypnotisch wirksam sind.

Eigenschaften: löslich in Propylenglycol und Alkohol, pH 6,4–6,9, Proteinbindung 96%, Dosierung 0,2–0,25 mg/kg KG, Wirkungseintritt 60–120 Sek., Wirkdauer 1–2 Std., Halbwertzeit 28 Std., Abbauprodukte 4–8 Tage, Biotransformation: Desmethylierung in den Lebermikrosomen, das Abbauprodukt Desmethydiazepam ist selbst hypnotisch wirksam, Elimination: 1. Phase 2–3 Std., 2. Phase 4–8 Tage, 70% Niere, Überhang und Kumulation sehr stark, da keine Induktion des eigenen Abbaus und mögliche enterohepatische Rezirkulation.

Flunitrazepam (Rohypnol). Die pharmakologischen Eigenschaften entsprechen denen von Diazepam, jedoch sind hypnotischer Effekt und Amnesie stärker ausgeprägt. Die Halbwertzeit liegt bei 14–18 Std., für die Anwendung gelten die gleichen Einschränkungen wie für Diazepam (neuerdings als i. v.-Form BTM-pflichtig).

Eigenschaften: löslich in Propylenglycol oder Alkohol, pH 5–6, Proteinbindung > 90%, Wirkungseintritt 1,5–5 Min., Wirkdauer 1–3 Std., Halbwertzeit 20 Std., Biotransformation: Desmethylierung in der Leber, Eliminator: 80% Niere, Überhang und Kumulation deutlich.

Lormetazepam (Noctamid) hat den Vorteil, daß es nicht zu aktiven Metaboliten abgebaut wird und eine aus diesem Grunde mit 4 Std. kurze Halbwertzeit aufweist, die etwa der des Midazolam entspricht Lormetazepam kann daher in der oralen Form als günstiges Prämedikationsmedikament verwendet werden. In der parenteralen Form findet es als Adjuvans zur Regionalanästhesie und zur Kombination mit Opioiden für die i. v. Kombinationsanästhesie Anwendung.

Eigenschaften: pH 3,5, Proteinbindung 95%, *Dosierung:* 1–2 mg Hydrolyse in der Leber, Elimination: 80% Niere, Überhang und Kumulation geringer, als bei anderen Benzodiazepinen.

Midazolam (Dormicum) zeigt wichtige klinische Unterschiede gegenüber den anderen Benzodiazepinen:
- eine rasche und vollständige Resorption nach i. m. und p. o. Zufuhr
- erstes wasserlösliches Benzodiazepin
- kürzere Wirkungsdauer und interindividuell sehr unterschiedliche Wirkstärke.

Die Empfindlichkeit auf Midazolam kann extrem schwanken, so daß die Anwendung in einem breiten Dosisbereich von 1–5 (-15) mg vorgenommen werden muß. Die Substanz muß streng nach Wirkung injiziert werden, da auch nach geringsten Dosen schon Atemstillstände beobachtet worden sind. Midazolam kann im Dauertropf zugeführt werden, ebenso eignen sie sich zu Kombinationsgabe mit kurzwirkenden Opiatanalgetika: Fentanyl, Alfentanil.

2.7.8 Neuroleptika

Neuroleptika rufen charakeristische Veränderungen hervor: Sedierung, gefühlsmäßige Indifferenz und Gleichgültigkeit, psychomotorische Verlangsamung.

Sie werden vor allem in Kombination mit Opioiden zur *Neuroleptanalgesie* eingesetzt, außerdem als *Antiemetika.* Die wichtigsten Substanzen sind *Phenothiazine* (Chlorpromazin und Promethazin) und *Butyrophenone* (Dehydrobenzperidol und Haloperidol). Bei manchen Patienten werden nach Neuroleptika Fluchtphänomene beobachtet; diese Patienten fühlen sich innerlich unruhig, sind aber äußerlich gebremst und empfinden diese Situation als außerordentlich bedrohlich. Auch extrapyramidale Bewegungsstörungen, Dyskinesien und parkinsonartige Muskelrigidität können auftreten.

2.7.9 Muskelrelaxanzien

Muskelrelaxanzien sind Bestandteil jeder modernen Kombinationsnarkose. Sie erleichtern die endotracheale Intubation, reduzieren den Narkotikaverbrauch und verbessern die Operationsbedingungen. Hinsichtlich des Wirkungsmechanismus lassen sich 2 Gruppen unterscheiden: *nichtdepolarisierende* und *depolarisierende* Relaxanzien.

Nach der neuromuskulären Blockade wird unterschieden: *Nichtdepolarisationsblock*, *Depolarisationsblock* (Phase-I-Block), *Dualblock* (Phase-II-Block)

Nichtdepolarisierende Muskelrelaxanzien stabilisieren die postsynaptische Membran. Nach Aufnahme im Blut besetzen sie den cholinergen Rezeptor, ohne daß ein Aktionspotential ausgelöst wird. Das aus den Nervenendigungen freigesetzte Acetylcholin trifft auf den cholinergen Rezeptor, der bereits durch das nichtdepolarisierende Muskelrelaxanz besetzt ist. Das Acetylcholin kann nicht wirksam werden: es liegt eine kompetitive Blockade vor (Schlüssel-Schloß-Mechanismus).

Antagonisten. Nichtdepolarisierende Muskelrelaxanzien sind durch *Cholinesterasehemmer*, z. B. Neostigmin (Prostigmin) zu antagonisieren. Substanzen: Pancuronium, Vecuronium (Norcuron), Atracurium (Tracrium), sowie das kaum noch gebräuchliche Alcuronium (Alloferin). Neuere Substanzen sind Cis-Atracurium (Nimbex®) und Mivacurium (Mivacron®).

Eigenschaften: Tab. 2.7-2.

Depolarisierende Muskelrelaxanzien reagieren wie Acetylcholin selbst mit dem Rezeptor der postsynaptischen Membran und depolarisieren sie, so daß sich eine Erregung ausbreiten kann. Klinisch ist diese Wirkung an Faszikulationen und unkoordinierten Muskelkontraktionen erkennbar. Nach der Depolarisation blokkiert das Relaxanz noch eine Weile den Rezeptor, weil es nicht so schnell abgebaut wird, wie Acetylcholin. Während dieser Zeit der Depolarisation ist die Membran unerregbar. Dieser Vorgang wird als *Phase-I-* oder als *Depolarisationsblock* bezeichnet. Der Block kann durch kein Medikament aufgehoben werden. Das wichtigste depolarisierende Muskelrelaxanz ist *Succinylcholin.*

Wird Succinylcholin wiederholt nachinjiziert oder über längere Zeit infundiert, tritt eine langwirkende Blockade auf, obwohl keine kompetitive Wirkung nachweisbar ist. Dieser Vorgang wird als *Phase-II-* oder *Dualblock* bezeichnet.

Die Anwendung von Muskelrelaxanzien zwingt zur Beatmung. Eine zentrale Wirkung tritt nicht ein, weil die Blut-Hirn-Schranke nicht passiert wird. Sie wirken auch nicht analgetisch. Ganz besonders Succinylcholin hat deutliche Auswirkungen auf das Herz-Kreislauf-System, vor allem bei Kindern oder bei Nachinjektion (Bradykardien, Bradyarrhythmien, Asystolie).

Succinylcholin hat eine mit 1,5–3 Min. extrem kurze Wirkungsdauer, die auf der raschen Spaltung durch Pseudocholinesterase beruht.

Bei angeborenem oder erworbenem Cholinesterasemangel kann die Wirkung der Substanz auf viele Stunden verlängert sein.

Tab. 2.7-2: Muskelrelaxation: Dosierung, Nebenwirkungen, Kontraindikationen

Substanz	Dosierung + Wirkdauer	Wichtigste Nebenwirkungen	Kontraindikationen
Succinylcholin (Lysthenon®, Succinyl-Asta®)	1 mg/kg, bei 70 kg ca. 60–80 mg Säuglinge 1–1,5 mg/kg Wirkungseintritt 30–45 s Wirkdauer 5–15 min	instabil in alkalischen Lösungen Faszikulation, postoperative Muskelschmerzen, Arrhythmien, Bradykardie, prolongierte Apnoe, succinylinduzierte Hyperkaliämie, Anstieg des intraokulären und intragastralen Druckes, vermehrte Speichelbildung	Verbrennungspatienten, Crush-Syndrom, frische motorische Lähmungen, Tetanus, Polytrauma während Immobilisation, erhöhtes Serumkalium, penetrierende Augenverletzung, Pseudocholinesterasemangel, Myotonie, maligne Hyperthermie
Tubocurarin (Curarin-Asta®)	0,15–0,3–0,6 mg/kg, bei Erwachsenen ca. 15–20 mg Wirkungseintritt 2–5 min Wirkdauer 30–40 min	instabil in alkalischen Lösungen, Ganglienblockade, Blutdruckabfall, Histaminliberation, Dosisreduktion bei Antibiotikatherapie	Myasthenia gravis, myasthenisches Syndrom als Paraneoplasie, Nierenerkrankungen, Bronchialasthma
Diallyl-Nor-Toxiferindichlorid (Alloferin®)	0,1–0,2 mg/kg Wirkungseintritt 2 min Wirkdauer 20–30 min	geringe Ganglienblockade, Blutdruckabfall, Pulsanstieg, geringe Histaminfreisetzung	Myasthenia gravis, Muskelschwäche bei Neoplasien
Pancuroniumbromid (Pancuronium-Organon®)	0,04–0,1 mg/kg Wirkungseintritt 2–4 min Wirkdauer 20–50 min bei Neugeborenen Dosisreduktion	Noradrenalinfreisetzung, Vagolyse, Betarezeptorenstimulation, Tachykardie, Blutdruckanstieg, Anstieg des Herzzeitvolumens, Verstärkung der Wirkung durch Magnesiumionen, Hypokaliämie, Aminoglykoside	Myathenia gravis, Muskelschwäche bei Neoplasie, Vorbehandlung mit trizyklischen Antidepressiva
Vecuroniumbromid (Norcuron®)	0,08–0,1 mg/kg Wirkungseintritt 1,5–2,5 min Wirkdauer 20–30 min	bisher keine beobachtet Cave: Dosisminderung bei Lebererkrankungen	Myasthenia gravis, Neuromuskuläre Erkrankungen, Schwangerschaft, Geburtshilfe
Atracuriumbromid (Tracrium®)	0,3–0,6 mg/kg Wirkungseintritt 1,0–2,5 min Wirkdauer 15–25 min	Histaminfreisetzung möglich, Urtikaria im Bereich der Injektion	Neuromuskuläre Erkrankungen, schwere Leberschädigung
Cis-Atracuriumbromid (Nimbex®)	0,08–0,1 mg/kg Wirkungseintritt 1,5–2,5 min Wirkungsdauer 15–20 min	bisher keine beobachtet	Myasthenia gravis, neuromuskuläre Erkrankungen
Mivacurium (Mivacron®)	0,1–0,2 mg/kg Wirkungseintritt 1,5–2,5 min Wirkungsdauer 15–20 min	Histaminfreisetzung	Myasthenia gravis, neuromuskuläre Erkrankungen

Die pharmakologischen Eigenschaften (s. Tab. 2.7-2) aller nichtdepolarisierenden Muskelrelaxanzien werden verändert bei:
- Niereninsuffizienz und Leber- oder Gallenwegeerkrankungen
- Hypothermie und hohem Lebensalter, Neugeborenen- oder Säuglingsalter.

Mit den nichtdepolarisierenden Muskelrelaxanzien, *Vecuronium* (Norcuron®) und *Atracurium* (Tracrium®), cis-Atracurium (Nimbex®) und Mivacurium (Mivacron®) kann eine Intubation innerhalb von 60–90 Sek. nach i. v. Verabreichung durchgeführt werden. Die Substanzen wirken 15–30 Min. relaxierend. Deutlich längere Wirkdauer von 35–50 Min. hat Pancuronium, die ältere Substanz Alcuronium 20–40 Min. Pancuronium und Alcuronium kumulieren stärker als Vecuronium und Atracurium.

> Man darf erst zu beatmen aufhören und extubieren, wenn die Wirkung der Relaxanzien abgeklungen ist. Klinische Zeichen für eine noch bestehenden *Relaxanzwirkung*:
> - Schwäche, den Kopf anzuheben und die Augen zu öffnen
> - ruckartige Bewegungen und kraftloser Händedruck
> - schaukelnde Ein- und Ausatmungsvorgänge.

Kontraindikationen sind muskuläre Erkrankungen z. B. Myasthenia gravis, Verbrennungskrankheit und Verletzungen, die mit Muskelzerstörung einhergehen.

2.8 Endotracheale Intubation

Bei der endotrachealen Intubation wird ein Tubus durch den Kehlkopf in die Luftröhre eingeführt, hierdurch werden freie Atemwege geschaffen, ein Schutz vor Aspiration erreicht und der Anschluß eines Narkose- oder Beatmungsgerätes ermöglicht. Die endotracheale Intubation ist Bestandteil aller Narkosetechniken, bei denen der Patient intraoperativ relaxiert und beatmet werden muß. Die meisten Allgemeinanästhesien werden als Intubationsnarkosen durchgeführt.

Indikationen zur endotrachealen Intubation sind:
- maschinelle Beatmung bei Oberbaucheingriffen
- Thorakotomie und neurochirurgische Operationen
- Operationen unter Verwendung von Muskelrelaxanzien oder bei geplanter Nachbeatmung
- Undurchführbarkeit einer Maskennarkose durch anatomische, physiologische oder lagerungstechnische Gegebenheiten
- ungünstige Operationslagerungen wie sitzende Position, Bauch- und Seitenlage, extreme Steinschnittlagerung
- Operation an Kopf, Hals und Luftwegen und beim nicht nüchternen Patienten
- häufig notwendiges Absaugen des Tracheobronchialsystems.

2 Intubationswege werden unterschieden: *orale* und *nasale Intubation* (s. Abb. 2.8-4 bis 12).

Die **orale Intubation** wird am häufigsten angewendet. Hierbei wird die Glottis mit einem Laryngoskop sichtbar gemacht und der Tubus unter direkter Sicht durch die Stimmritze in die Trachea vorgeschoben.

Bei der **nasalen Intubation** wird der Tubus über ein Nasenloch via Nasenhöhle in den Pharynx vorgeschoben; von hier wird er ebenfalls entweder blind unter Abhören der Atemgeräusche oder unter direkter Sicht nach Einstellen mit dem Laryngoskop durch die Stimmritze in die Trachea plaziert.

Meist wird für die Intubationsnarkose sowie für die Notfallintubation der orale Weg gewählt.

2.8.1 Ausrüstung

Zur Ausrüstung für die endotracheale Intubation gehören: *Laryngoskop, Endotrachealtuben, Führungsstab*, ggf. *Intubationszangen* (Abb. 2.8-1).

Laryngoskope sind Instrumente, mit denen der Kehlkopf eingestellt, d. h. sichtbar gemacht wird. Sie bestehen aus Spatel, sowie Lichtquelle mit Akku oder Batterien. Man unterscheidet Laryngoskope mit geradem Spatel (Miller, Foregger) und Laryngoskope mit gebogenem Spatel (z. B. Macintosh). Endotrachealtuben werden in verschiedenen Größen aus unterschiedlichen Materialien sowie mit und ohne besondere Blockermanschetten (Cuff) hergestellt.

Der am häufigsten verwendete Tubus ist der *Magill-Tubus*, er besteht aus dünnem Weichgummi oder Kunststoff, ist leicht gekrümmt und wird mit oder ohne Blockermanschette gefertigt. Er kann oral oder nasal eingeführt werden (Abb. 2.8-2).

Der **Oxford-ONK**-Tubus ist rechtwinklig gebogen und kann nicht abknicken. Ein weiterer Vorteil besteht darin, daß der Tubus nicht zu tief in das Bronchialsystem eindringen kann. Die einseitige Intubation des rechten Hauptbronchus ist damit ausgeschlossen. Ein armierter

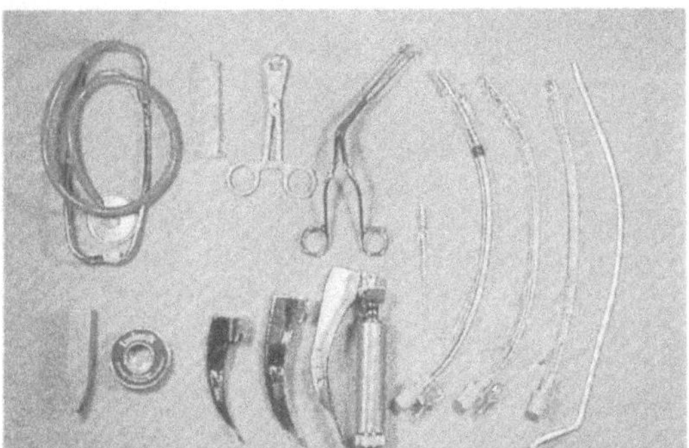

Abb. 2.8-1: Materialien zur endotrachealen Intubation: Endotrachealtuben in verschiedenen Größen, Führungsstab, Laryngoskop mit verschiedenen Spateln, Magill-Zange, Blockerspritze und -klemme, Stethoskop, Fixationsmaterial, Beißschutz

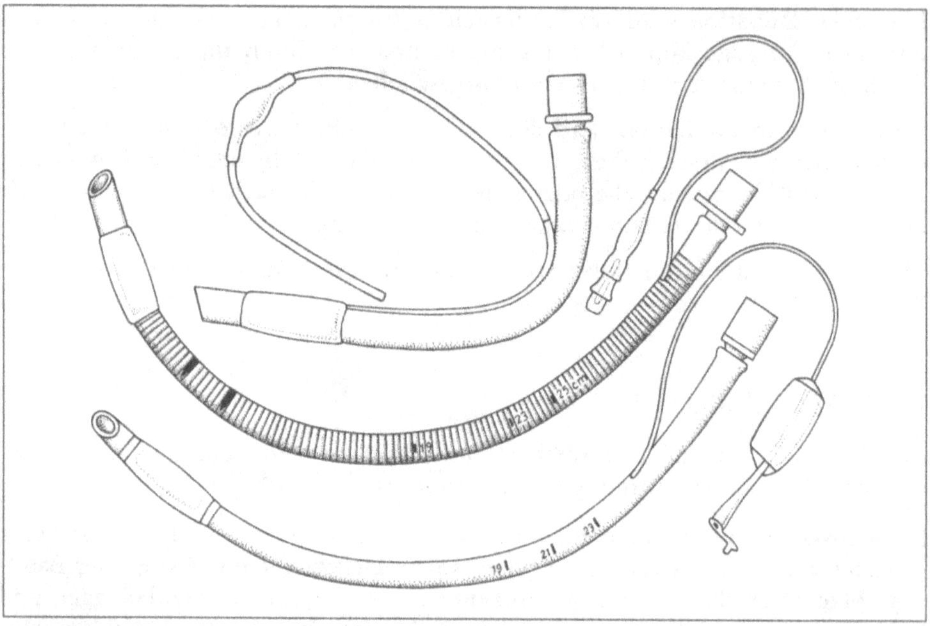

Abb. 2.8-2: Endotrachealtuben. Von oben nach unten Oxford-Tubus; Spiraltubus nach Woodbridge; oraler oder nasaler Endotrachealtubus nach Magill

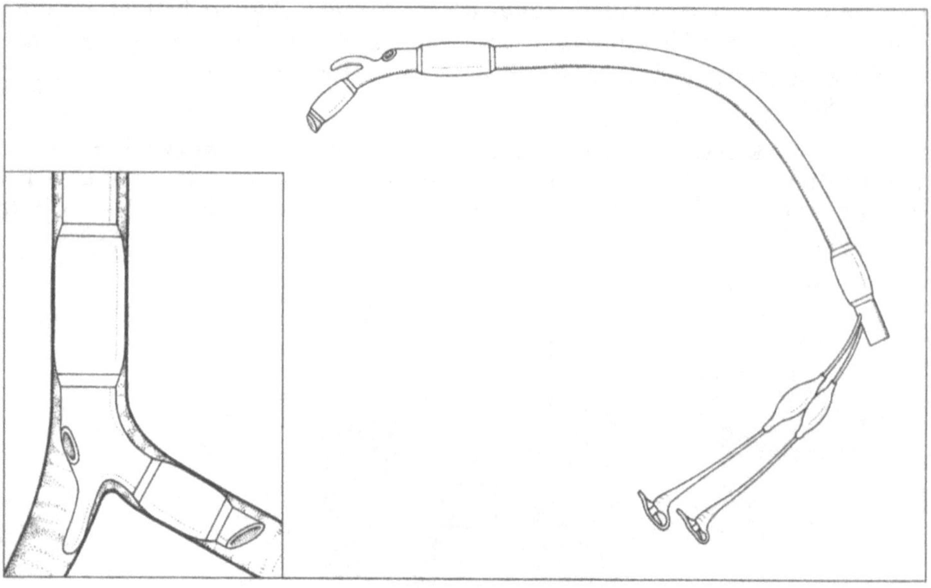

Abb. 2.8-3: Carlens-Tubus für die linksseitige endobronchiale Intubation

Tab. 2.8-1: Tubusgrößen für Neugeborene und Kinder

Alter	Körpergewicht in kg	Portex (ID in mm)	Charrière
Frühgeboren	1,5	2,5	12
Neugeboren	2,8	2,5	12
Neugeboren	3,0	3,0	16
2–3 Monate	5,0–5,5	3,5	16
3–6 Monate	6,0–10,0	4,0	18
6 Monate – 2 Jahre	10,5–14,0	4,5	20
2–4 Jahre	14,0–17,0	5,0	22
4–5 Jahre	17,0–20,0	5,5	24
5–7 Jahre	20,0–23,0	6,0	26
7–8 Jahre	23,0–30,0	6,5	28
8–12 Jahre	30,0–45,0	7,0	30
12–14 Jahre	45,0–70,0	7,5–8,0	32

Für Kinder im Alter unter 8 Jahren werden Tuben ohne Manschette empfohlen.
Tuben für nasotracheale Intubation sollten 25–30% länger als orotracheale sein.

Führungsstab erleichtert die Intubation. Besonders bei schwierigen Intubationen kann der weit aus dem Tubus hervorragende Führungsstab hilfreich sein.

Der **Woodbridge-Tubus** besteht aus einer Metallspirale, die mit Latex beschichtet ist. Abknicken oder Kompression dieses sehr flexiblen Tubus sind durch die Drahtarmierung unmöglich. Er wird daher hauptsächlich bei Eingriffen im Kopf-, HNO-Bereich, in der Neurochirurgie und bei anderen Operationen, die ausgefallene Lagerungen erfordern, eingesetzt. Wegen der großen Flexibilität wird bei oraler Intubation ein Führungsstab erforderlich, bei nasaler Intubation muß die Einführung in die Trachea mit der Magill-Zange erleichtert werden (Abb. 2.8-1).

Spezialtuben wie **Carlens-Tubus** (Abb. 2.8-3) oder **Wright-Tubus** dienen der einseitigen Intubation des rechten oder linken Hauptbronchus in der Thoraxchirurgie oder der seitengetrennten Beatmung intensivmedizinischer Patienten.

Richtwerte für die Wahl der Tubusgröße bei der oralen Intubation gibt Tab. 2.8-1.

2.8.2 Intubationshindernisse

Vor der Intubation muß man sich über mögliche Intubationshindernisse und zu erwartende Intubationsschwierigkeiten orientieren. Mit ihnen ist zu rechnen bei:

- kurzem, dicken Hals und vollständigem Gebiß, fliehendem Kinn und großer Zunge
- vorstehenden Schneidezähnen mit vorstehendem Oberkiefer
- eingeschränkter Beweglichkeit in Kiefergelenk und Hals, z. B. bei Bechterew-Strümpel-Marie-Krankheit, Klippel-Feill-Syndrom
- Fehlbildungen im Unter- und Oberkieferbereich
- Verletzungen im Mittelgesichts- und Kieferbereich
- Tumoren und Schwellungen im Hals-Kehlkopf-Bereich.

2.8.3 Intubationstechniken

Die **orotracheale Intubation** (Abb. 2.8-4 bis 7) wird meist unter direkter Sicht in Allgemeinnarkose durchgeführt:

Man verabfolgt ein Kurzanästhetikum i. v., ggf. supplementiert durch ein rasch wirkendes Analgetikum, wie z. B. Fentanyl oder Sufentanil und relaxiert mit Succinylcholin 1–1,5 mg/kg KG oder mit einem mittellangwirkendem Muskelrelaxanz, z. B. Vecuronium (Norcuron®) 0,06–0,08 mg/kg KG oder Atracurium (Tracrium®) 0,5–0,6 mg/kg KG. Etwa 30 Sek. nach der Succinylcholin- bzw. 90 Sek. nach Vecuronium- oder Atracuriumgabe kann intubiert werden, die Muskulatur ist erschlafft und die Schutzreflexe in Larynx und Pharynx sind aufgehoben, so daß die Glottis gut einstellbar ist (Abb. 2.8-8).

Vor der Intubation muß präoxygeniert werden, ganz besonders, wenn bei fehlender Nüchternheit oder Ileuseinleitung eine Crash-Intubation durchgeführt werden muß, damit während des Intubationsvorganges keine Hypoxie auftritt und auf Maskenbeatmung verzichtet werden kann.

Lagerung. Für die Intubation wird der *Kopf* des Patienten in *„Schnüffelstellung“* gebracht (Abb. 2.8-4), hierzu wird der Hals gebeugt und auf ein Intubationskissen gelegt. Diese Lagerung ergibt eine fast gerade Linie zwischen Mundhöhle, Rachen, Kehlkopf und Luftröhre. Überstrecken des Kopfes und Flachlegen des Patienten kann die Intubation extrem erschweren.

Weiteres Vorgehen. Vor der Intubation müssen das Instrumentarium bereitgestellt und die Funktion überprüft werden, die Mundhöhle wird auf lose Zähne oder Zahnprothesen inspiziert. Nach Lagerung des Kopfes auf dem Intubationskissen erfolgt die Injektion des Kurznarkotikums und des Relaxanz. Anschließend wird der Mund mit den Fingern der rechten Hand geöffnet, wobei im Kreuzgriff mit dem Daumen der rechten Hand die untere Zahnreihe, mit dem Zeigefinger die obere Zahnreihe auseinandergedrängt wird (Abb. 2.8-5).

Das **Laryngoskop** wird in die linke Hand genommen und zwischen die Zähne eingeführt. Dabei soll die Zunge von rechts ganz zur linken Seite hinübergedrückt werden, ohne daß die Unterlippe durch das Laryngoskop eingeklemmt wird. Dann wird das Laryngoskop langsam und atraumatisch mit der linken Hand in den Rachen vorgeschoben und gleitet am Zungengrund entlang, bis die Epiglottis zu sehen ist. Wird ein gerader Spatel verwendet, muß die Epiglottis auf die Vorderseite des Spatels aufgeladen werden, der gebogene Spatel wird vor die Epiglottis plaziert. Jetzt soll das Laryngoskop kräftig in Griffrichtung gezogen werden (nicht hebeln!), die Epiglottis richtet sich auf, die Stimmritze ist sichtbar (Abb. 2.8-6, 7).

Nun soll der **Tubus** unter Sicht durch die Stimmritze in die Trachea vorgeschoben werden, der Cuff muß unterhalb der Stimmbänder liegen. Laryngoskop und Führungsstab werden entfernt und der Tubus geblockt.

Die **Tubuslage** muß durch Auskultation beider Lungen in der vorderen Axillarlinie überprüft werden (nicht in Sternumnähe abhören). Bei versehentlicher Intubation des Ösophagus soll der Tubus sofort herausgezogen werden und überbrükkend mit Beutel und sauerstoffreichem Atemgasgemisch beatmet werden. Nach erneuer Intubation wird die Luft aus dem Magen über eine Magensonde abgesaugt. Der Tubus muß sicher fixiert und das Beatmungsgerät angeschlossen werden.

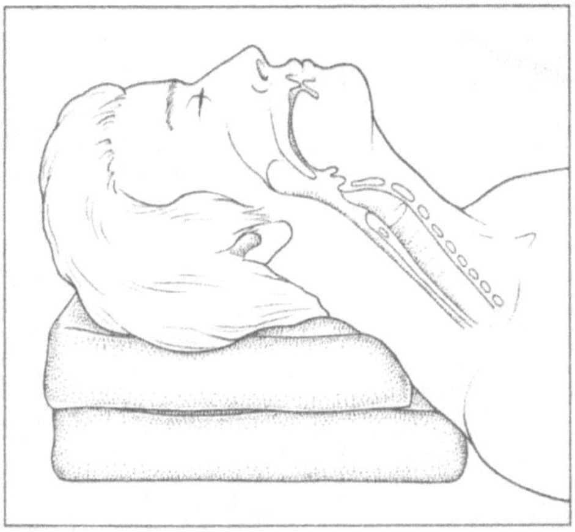

Abb. 2.8-4: Korrekte Lagerung des Kopfes zur Intubation auf dem Intubationskissen: Schnüffelposition

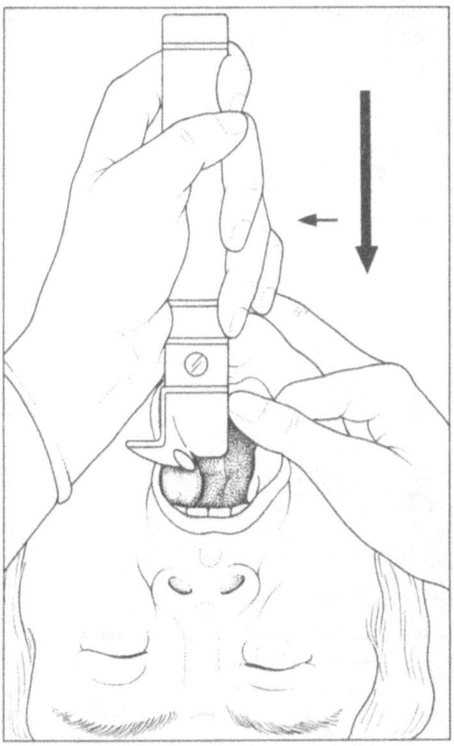

Abb. 2.8-5: Laryngoskopie: Öffnen des Mundes mit Zeigefinger und Daumen der rechten Hand, Einführen des Laryngoskopes mit der linken Hand, wobei die Zunge bei der Laryngoskopie ganz nach links verschoben wird

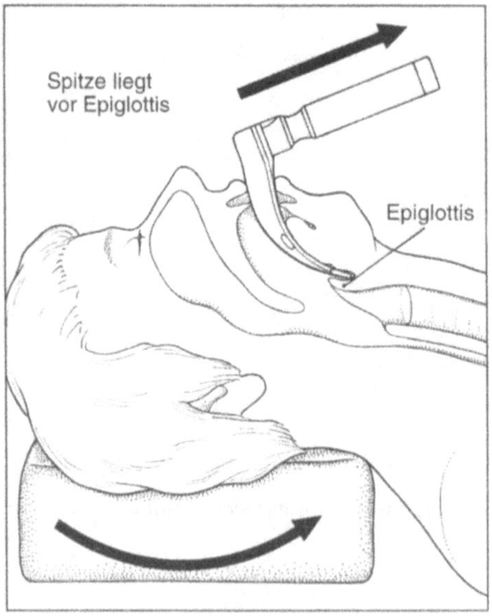

Abb. 2.8-6: Einführen des Laryngoskopes mit gebogenem Spatel (Macintosh). Die Spatelspitze liegt vor der Epiglottis, durch Zug in Griffrichtung des Laryngoskops richtet sich die Epiglottis auf und gibt den Blick auf die Stimmritze frei

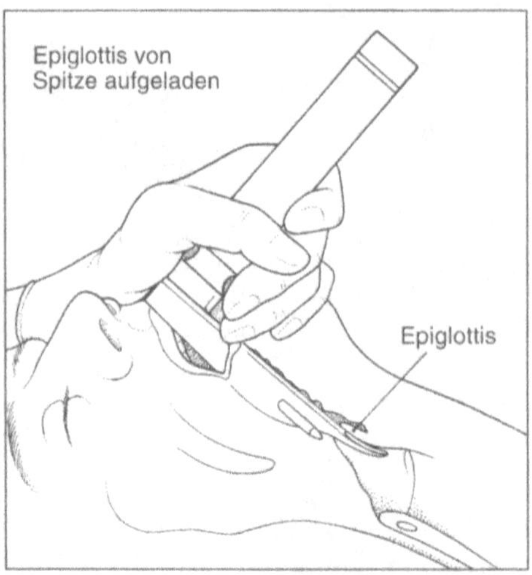

Abb. 2.8-7: Einführen des Laryngoskopes mit geradem Spatel: Die Epiglottis wird mit der Spatelspitze aufgeladen und hinter die Epiglottis geführt

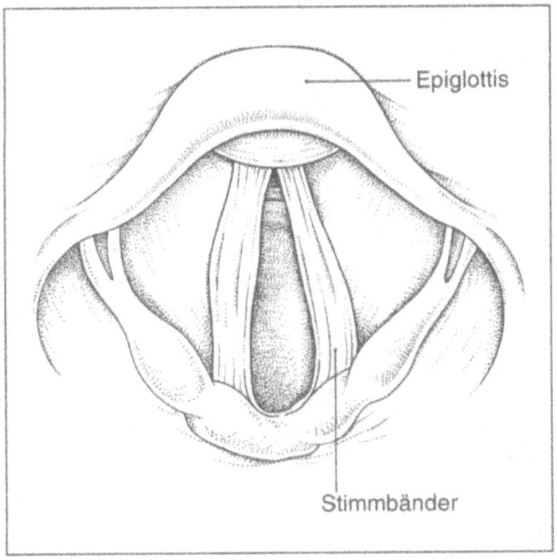

Abb. 2.8-8: Laryngoskopisches Bild der Glottis

Bis zum 8. Lebensjahr werden *Tuben ohne Blockermanschette* verwendet bzw. die Tuben nicht geblockt. Neugeborene und Säuglinge haben eine relativ große Zunge, hierdurch kann die Sicht bei der Laryngoskopie behindert werden. Die **engste Stelle** des Kehlkopfes ist der Ringknorpel, also der subglottische Bereich, bei Erwachsenen der Bereich der Stimmbänder, also die Glottis. Die Gefahr der einseitigen, meist rechtsseitigen endobronchialen Intubation, besteht bei Kindern weniger, als bei Erwachsenen, da bei ihnen beide Hauptbronchien in einem annähernd gleichen Winkel aus der Bifurkation hervorgehen (s. Abb. 2.8-13).

Grundsätze für die schwierige Intubation unter Notfallbedingungen:

- Beachtung aller Hinweiszeichen, in diesen Fällen strengste Indikation
- keinesfalls Muskelrelaxanzien verwenden, bevor Maskenbeatmung sicher
- Maskenbeatmung und Absaugmöglichkeiten sichern, ausreichende Präoxygenation über Maske
- optimale Lagerung und Hilfestellung: Kopffixierung, Ausgleich der anatomischen Achsen, Kehlkopfdruck
- keine Panik, keine Gewalt! Maskenbeatmung!
- wenn Epiglottis sichtbar: „Hockeyschläger-Trick“
- Überprüfung der endotrachealen Lage: Auskultation, Pulsoxymeter, CO_2-Monitor.
- wenn orotracheale Intubation nicht möglich, Larynxmaske einsetzen und fiberoptische Intubation erwägen

Die nasotracheale Intubation veranschaulichen die Abbildungen 2.8–9 bis 12.

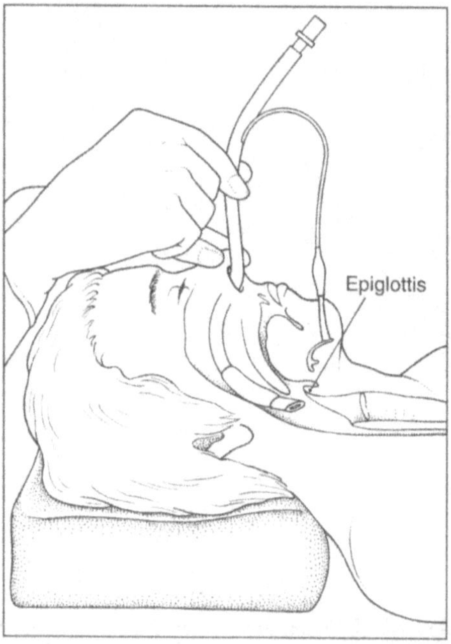

Abb. 2.8-9: „Blinde" nasotracheale Intubation ohne Hilfsmittel

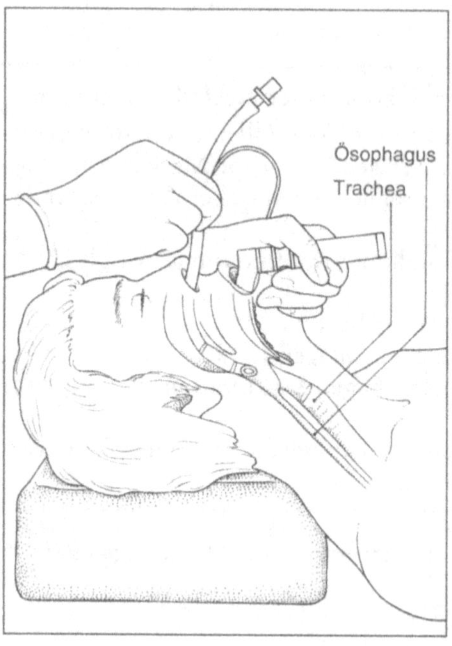

Abb. 2.8-10: Nasale Intubation unter direkter Laryngoskopie

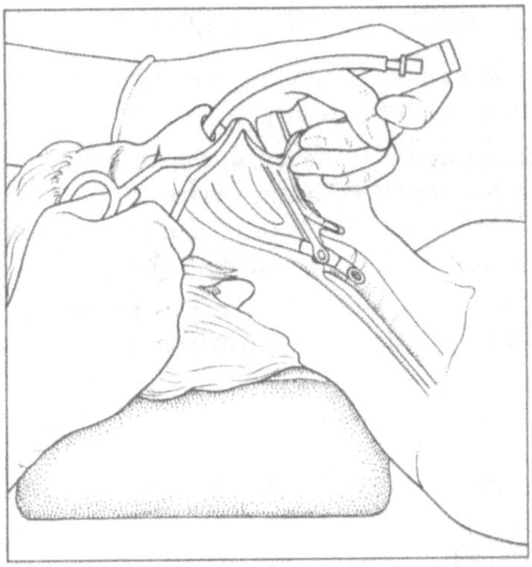

Abb. 2.8-11: Nasotracheale Intubation unter direkter Laryngoskopie mit Hilfe einer Magill-Zange

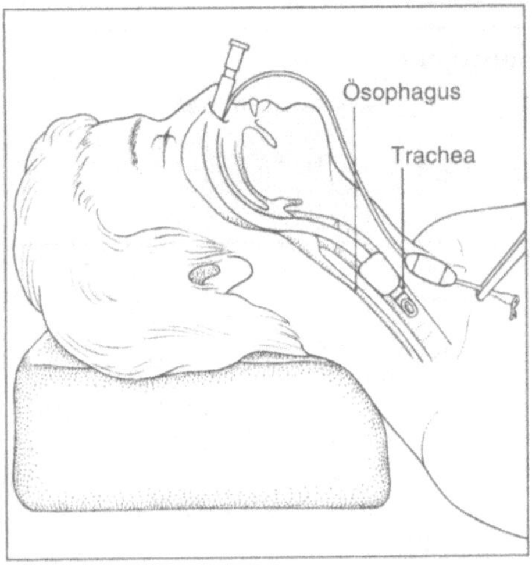

Abb. 2.8-12: Nasotracheale Intubation; richtige Lage des Tubus in der Trachea

2.8.4 Komplikationen

Jede Intubation kann zu Komplikationen wie *Glottisödem*, *Schleimhautschäden* der Trachea im Bereich des Cuffs oder kurzfristigen *Stimmbandläsionen* führen. Bei hohem Manschettendruck werden Schleimhaut und Knorpel viel stärker geschädigt, als bei Tuben mit niedrigem Manschettendruck, die nur bis zum minimalverschließendem Volumen gedehnt werden sollen. Ausgiebige Kopf- und Tubusbewegungen können ebenfalls zur Schädigung der Schleimhaut von Kehlkopf und Trachea führen.

2.8.4.1 Komplikationen während der Intubation

Komplikationen der **oralen Intubation** sind: Verletzung von Zähnen und Schleimhaut durch Instrumente oder Hände des Intubateurs.

Komplikationen der **nasalen Intubation** sind: Nasenbluten und Via falsa durch Vorschieben des Tubus durch den Nasenrachenraum, Perforation im Bereich des Rachens, der Trachea oder des Ösophagus, Abriß oder Einriß von Anteilen des Kehlkopfes oder der Trachea, Sinusitis bei Langzeitintubation.

Gerade Tracheaeinrisse sind besonders gefährlich und sind erkennbar am Eintritt von Luft in das umgebende Gewebe mit sich rasch ausbreitendem Hautemphysem.

Weiterhin kann es zur Aspiration von Fremdkörpern und zu Verletzungen des Halsrückenmarkes bei -wirbelfrakturen kommen.

Die versehentliche lebensgefährliche **Intubation der Speiseröhre** muß sofort erkannt werden:
- Aufblähen der Magengegend bei Beatmung
- fehlende Bewegung der Rippen
- fehlendes Atemgeräusch über den Lungen.

Folgen **nicht erkannter Ösophagusintubation** sind:
- Hypoxie und Hyperkapnie mit zunehmender Zyanose
- fehlende CO_2-Exspiration
- Bradyarrhythmie und Herzstillstand
- Magenruptur.

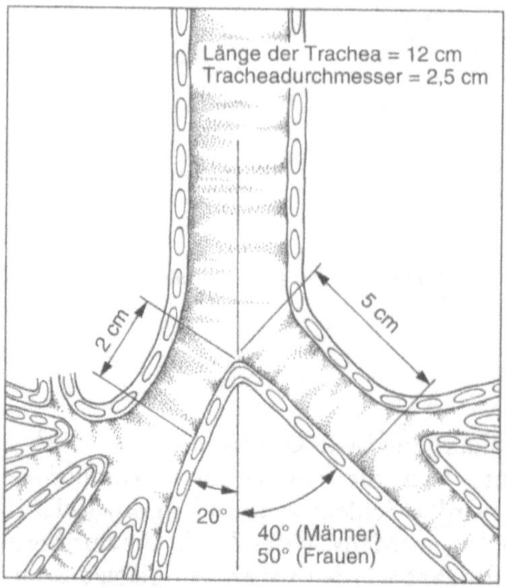

Abb. 2.8-13: Bifurkation der Trachea: Der li. Hauptbronchus winkelt stärker ab als der rechte, der anatomisch die Trachea verlängert

Bei zu tiefer Intubation gleitet der Endotrachealtubus bei Erwachsenen immer in den rechten Hauptbronchus, der antomisch in der Verlängerung der Trachea verläuft (Abb. 2.8-13).

2.8.4.2 Komplikationen bei liegendem Tubus, Extubation

Beim **liegenden Endotrachealtubus** können die Atemwege verlegt werden durch:
- Abknicken oder Anlegen des Tubus an die Trachealwand
- Ballonhernie: Manschette legt sich vor die Tubusöffnung
- willkürliches Verschließen des Tubus durch den Patienten
- Bronchospasmus (selten).

Bei der **Extubation** können auftreten: *Laryngospasmus*, *Kehlkopfödem* mit *Heiserkeit* und *Stridor, Luftnot*, *Aspiration* und – als Komplikation einer Langzeitintubation – *Trachealstenose.*

2.9 Beatmung

Grundbegriffe der Atmung sind (Abb. 2.9-1):
- *Ventilation*: mechanischer Antransport der Atemluft bzw. Abtransport der Ausatemluft
- *Verteilung*: Antransport und gleichmäßige Verteilung des ventilierten Atemvolumens der Lungen bis in die Bronchiolen und Alveolen
- *Diffusion*: Übertritt von O_2 der Alveolarluft in das Blut und von CO_2 vom Blut in die Alveolarluft
- *Perfusion*: Durchblutung der Lungengefäße.

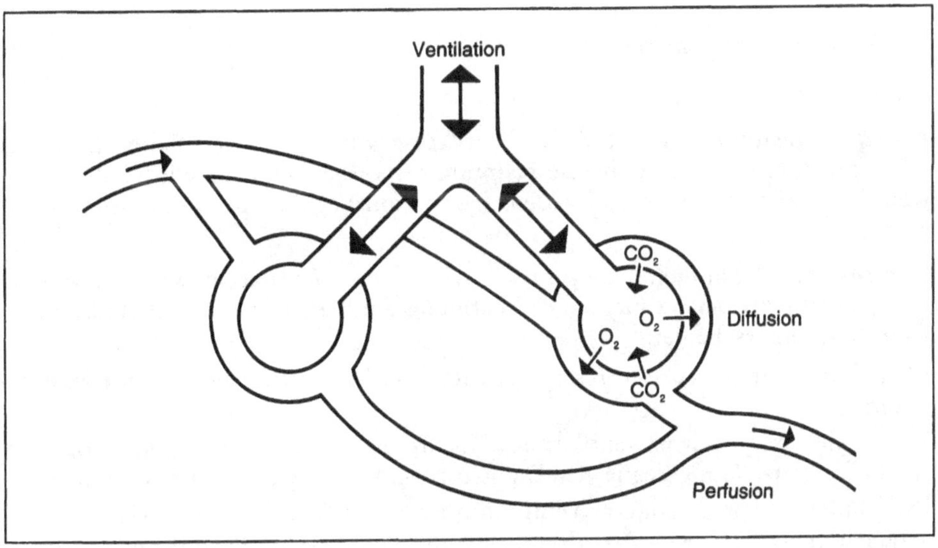

Abb. 2.9-1: Grundbegriffe der Beatmung: Ventilation, Perfusion, Diffusion

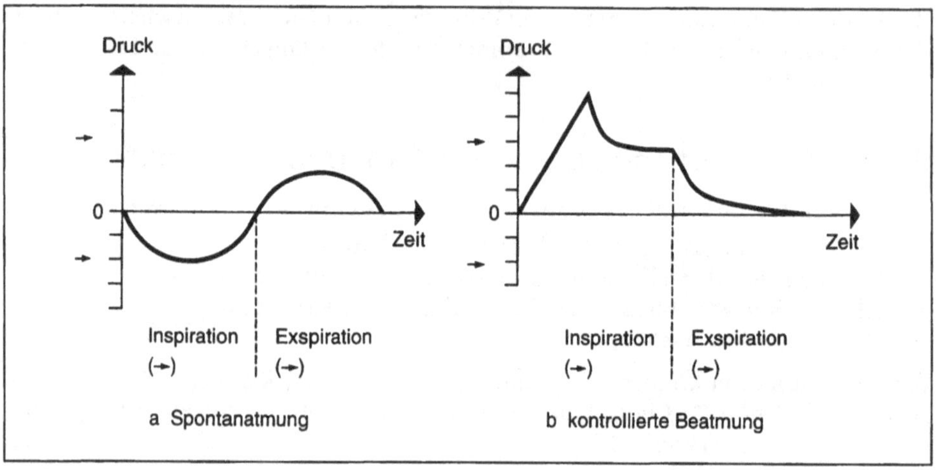

Abb. 2.9-2: Unterschiede zwischen Spontanatmung und kontrollierter Beatmung

Die maschinelle Beatmung dient zur Behandlung der respiratorishen Insuffizienz, die in der Anästhesie künstlich durch Muskelrelaxanzien, Opiate und Hypnotika verursacht wird. Die Geräte können nur einen Teil der Beatmung übernehmen, nämlich die Belüftung der Lungen (Ventilation) sowie die Gasverteilung in der Lunge (Verteilung), nicht hingegen den pulmonalen Gasaustausch.

Jede künstliche Beatmung ist *unphysiologisch*. Das Ventilationsgemisch wird in die Lungen hineingepreßt statt eingesaugt. Die intrathorakalen Druckverhältnisse kehren sich um; hieraus resultieren Veränderungen der Hämodynamik im großen und kleinen Kreislauf (Abb. 2.9-2).

2.9.1 Beatmungsformen

Beatmung erfolgt *assistiert* oder *kontrolliert*.

Assistierte Beatmung: Ein Teil der Ventilation wird durch den Patienten selber erbracht, d. h. er atmet teilweise spontan, seine Eigenatmung wird unterstützt, weil das Beatmungsgerät nach jedem Inspirationsbeginn ein vorgegebenes Volumen abgibt.

Kontrollierte Beatmung: Der gesamte Ablauf der Ventilation wird vom Beatmungsgerät bzw. bei der manuellen Beatmung durch den Anästhesisten übernommen. Man unterscheidet:

IPPV (intermittent positive pressure ventilation): intermittierende Überdruckbeatmung

HFJV (high frequency jet ventilation): Hochfrequenzbeatmung, durch Oszillation wird eine Umwälzung des in den Lungen befindlichen Gasvolumens erreicht

IMV (intermittent mandatory ventilation): zusätzlich zu einer vom Gerät vorgegebenen, meist niedrigen Atemfrequenz kann der Patient eigene Atemzüge interponieren.

Die häufigste Beatmungsmethode für die Narkose ist die *IPPV*, die durch Einschaltung von positiv endexspiratorischen Drücken (PEEP) ergänzt werden kann.

Folgende Widerstände sind bei der Beatmung zu überwinden: elastischer Widerstand von Lungen und Thoraxwand sowie mechanischer Strömungswiderstand der Luftwege.

Pathophysiologie der Beatmung. Um eine Belüftung der Lungen gegen diese Widerstände zu erreichen, ist ein ausreichend hoher Inspirationsdruck erforderlich, der im relativ starren knöchernen Thorax natürlich auch auf das Herz und auf das Kreislaufsystem mit dem großen arteriellen und venösen Blutleitern wirkt. Bei Spontanatmung liegt dagegen in der Inspirationsphase im Thorax ein Unterdruck vor.

Diese Umkehr der intrathorakalen Druckverhältnisse hat folgende Auswirkungen:

Der Druckanstieg bei Inspiration vermindert das Druckgefälle zwischen extra- und intrathorakalen Venen. Das geringere venöse Blutangebot an das Herz geht mit einem Abfall des Schlagvolumens und des Blutdruckes einher. Diese Kreislaufbelastung wird unter PEEP-Beatmung gesteigert.

Ziele der Narkosebeatmung sind:
- möglichst niedriger Inspirationsdruck und relativ kurze Inspirationszeit (meist In- zu Exspirationsverhältnis 1:2)
- möglichst niedrige Strömungsgeschwindigkeit durch reduzierten Flow 15–30 l/Min.
- möglichst niedrige Beatmungsfrequenz (10–12/Min.).

Während die Spontanatmung bei der *kontrollierten Beatmung* ausgeschaltet ist und alle Atemphasen vom Respirator automatisch ohne Mithilfe des Patienten durchgeführt werden, ist bei der *assistierten Beatmung* und der *IMV-Beatmung* das Atemzentrum aktiv tätig, spontane Atembewegungen sind vorhanden. Die Inspiration durch das Beatmungsgerät wird durch eine aktive Einatembewegung begonnen. Hierdurch wird der Respirator aktiviert, und die restliche Inspiration erfolgt durch das Beatmungsgerät (Abb. 2.9-3).

Bei der IMV-Beatmung wird durch den Respirator eine meist niedrige Atemfrequenz vorgegeben, in den Pausen zwischen den Geräteatemzügen kann spontan geatmet werden.

Bei der **PEEP-Beatmung** wird ein positiver Druck am Ende der Exspiration aufrechterhalten. Unter klinischen Bedingungen werden PEEP-Werte von 5–12 cm Wassersäule eingesetzt. Durch die Beatmung mit PEEP soll der pulmonale Gasaustausch verbessert und der Entstehung von Atelektasen vorgebeugt werden, insbesondere bei Eingriffen an der Lunge und im Oberbauch.

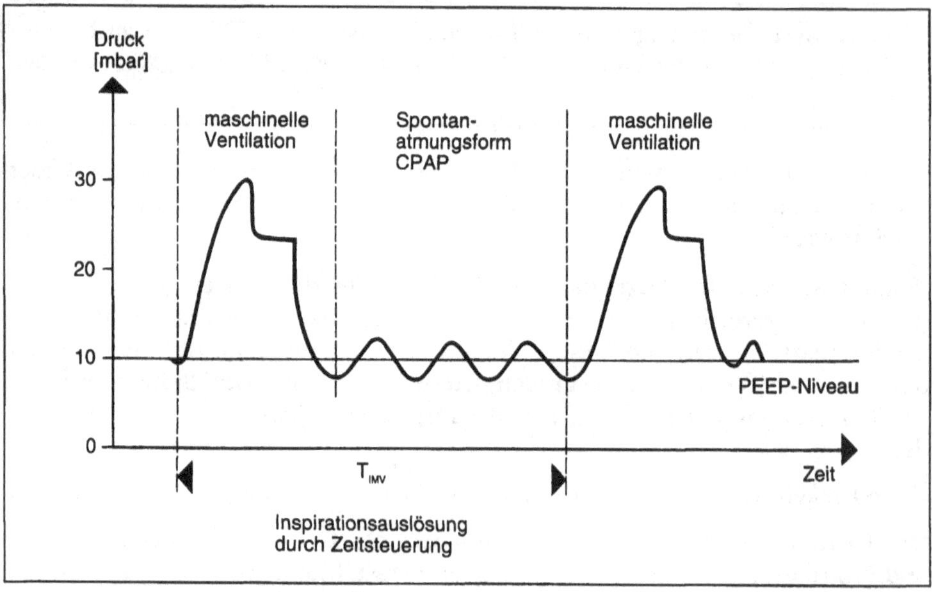

Abb. 2.9-3: Druckverlauf bei IMV-Beatmung mit positiv endexpiratorischem Druck

Vorteile der PEEP-Beatmung:
- atelektatische Lungenbezirke können eröffnet werden
- der Kollaps kleiner Bronchiolen wird verhindert oder vermindert
- die Atemluft kann sich besser in den einzelnen Lungenabschnitten verteilen
- der intrapulmonale Rechts-Links-Shunt nimmt ab.

Nachteile der PEEP-Beatmung:
- die Dehnbarkeit (Compliance) der Lungen nimmt ab
- durch Überblähung kann es zum Barotrauma (Platzen einiger Alveolen) und zum Kollaps der Lungen kommen
- Senkung des HMV und Einschränkung der Diurese durch Beeinflussung des Hormonhaushaltes.

Die PEEP-Beatmung erfolgt vor allem bei Operationen im Thorax- und Oberbauchbereich, im Sitzen oder mit erhöhter Oberkörperlagerung: (Strumachirurgie, neurochirurgische Eingriffe), da hierbei die Gefahr einer Luftembolie besteht, oder bei pulmonal vorgeschädigten Patienten. Die Beatmung muß ständig mit Atemdruckmonitoren überwacht werden.

2.9.2 Beatmungsmonitoring

Die Überwachung der Beatmung umfaßt:
- *klinische Zeichen*: Lippenfarbe, Fingernägeldurchblutung, Blutdruck- und Pulskontrolle, Farbe des Blutes, Auskultation, seitengleiche Thoraxbewegungen
- *Labor*: Blutgasanalyse (kapillär oder arteriell)

- *inspiratorische Sauerstoffkonzentration*: Alarmuntergrenze 25–30%, -obergrenze etwa 10% über den für den Patienten notwendigen O_2-Konzentration
- inspiratorischer Spitzendruck (= *Stenosealarm*)
- *Plateaudrucküberwachung*: Alarmobergrenze 10–20 mm Hg über dem Spitzendruck
- *Diskonnektionsalarm*: Alarmgrenze 5 mm Hg über dem endexspiratorischen Druck
- exspiratorisches *Minutenvolumen* und *Atemfrequenz*.

Weitere empfehlenswerte Überwachungsmöglichkeiten sind *Pulsoxymetrie* und *Kapnometrie*.

3. Lokal- und Regionalanästhesie

Lokalanästhetika sind synthetische Pharmaka, die eine reversible Blockierung der Erregungsleitung im Nerven verursachen. Wichtige Substanzen, deren Anwendung, Wirkungsdauer und Dosierung nennt Tab. 3.1-1.

Der *Hauptwirkungsort* ist die Zellmembran von Nervengewebe, die der Erregungsleitung für Schmerz, Berührung, Temperatur und Motorik dient. Je dicker eine Nervenfaser, desto geringer ist die Empfindlichkeit auf Lokalanästhetika, d. h. um so größer muß die zur Blockade erforderliche Konzentration gewählt werden. Die Nervenfasern werden nach abnehmendem Durchmesser eingeteilt in *A-, B- und C-Fasern.*

A-Fasern gehören zu den markhaltigen Nerven mit hoher Leitungsgeschwindigkeit; *A-Alpha-Fasern* dienen der Weiterleitung von motorischen Aktionen, dem Berührungsempfinden und der Reflexaktivität, während *A-Delta-Fasern* hauptsächlich Schmerz und Temperatur leiten.

B-Fasern sind Sympathikusfasern mit autonomen Funktionen, die die glatte Muskulatur der Blutgefäße innervieren. Sie werden von den Lokalanästhetika am schnellsten blockiert.

C-Fasern sind dünn und marklos, ihre Leitungsgeschwindigkeit ist sehr langsam, sie leiten Schmerz, Berührung und Temperatur.

Damit existierten 2 getrennte schmerzleitende Systeme:

- A-Delta-Fasern: rasch leitende Schmerzvermittlung
- C-Fasern: langsam leitende Schmerzvermittlung.

Nervenfasern werden nicht gleichzeitig von einem Lokalanästhestikum blokkiert. Zuerst erfolgt die Sympathikusblockade, anschließend die Aufhebung von Temperaturempfindung und Schmerz, zuletzt die Blockade von Berührung, Druck und Motorik.

Vasokonstriktorenzusatz (Adrenalin) kann die Wirkung von Lokalanästhetika verlängern und ihre Resorption verzögern; offenbar nimmt hierdurch die toxische Wirkung ab.

Tab. 3.1-1: Klinische Anwendung von Lokalanästhetika

Substanz	Klin. Anwendung und Konzentration (%)	Wirkungseintritt Wirkdauer	Max. Einzeldosis (mg)
Lidocain (Xylocain®)	Oberfläche 4; 2 Infiltration 0,5–1 Nervenblock. 1–1,5 Peridural 1–2 Spinal 5	rasch 60–120 min	200 o. A. 500 m. A.
Prilocain (Xylonest®)	Infiltration 0,5–1 Nervenblock Peridural 2	langsam 90–180 min	400 o. A. 600 m. A.
Mepivacain (Meaverin®, Scandicain®)	Infiltration 0,5–1 Nervenblock. 1–1,5 Peridural 1,5–2 Spinal 4	langsam 90–180 min	300 o. A. 500 m. A.
Bupivacain (Bupivacain-Woelm®, Carbostesin®)	Infiltration 0,25–0,5 Peridural 0,25–0,75 Spinal 0,5 Nervenblock. 0,25–0,5	langsam Konz.: kürzer 4–8 Std., niedrige	150
Etidocain (Duranest®)	Infiltration 0,5 Nervenblock. 0,5–1 Peridural 1	rasch 4–8 Std.	300
Procain (Novocain®)	Infiltration 1 Spinal 2	langsam 30–45 min	500 o. A. 600 m. A.
Tetracain (Pantocain®)	Oberfläche 0,5–1 Infiltration 0,1–0,2 Nervenblock. 0,1–0,2 Peridural 0,25–0,5 Spinal 1	langsam lang	100
Ropivacain (Naropin®) 2 mg/ml 7,5 mg/ml 10 mg/ml	Infiltration 7,5 mg/ml Nervenblock 7,5–10,0 mg/ml Lumb. Epidural 7,5–10,0 mg/ml 15–25 ml Thor. Epidural 7,5–10,0 mg/ml 5–10–(15) ml zur postop. Schmerztherapie: Lumb. Epidural 2,0 mg/ml 10–20 ml Thor. Epidural 2,0 mg/ml 6–12 ml konstin. epid. Infusion: 2,0 mg/ml lumbal 6–10 ml/h thorakal 4–8 ml/h	rasch (10–15 min) 3–5 Std.	300 mg

o. A. = ohne Adrenalinzusatz, m. A. = mit Adrenalinzusatz

3.1 Nebenwirkungen von Lokalanästhetika

Zu den wichtigsten toxischen Nebenwirkungen der Lokalanästhetika gehören: *Unruhe*, *Zittern* und *generalisierte Krampfanfälle*. In schweren Fällen erfolgt eine Dämpfung der Hirnfunktion mit zentraler *Atemlähmung*.

Ursachen sind: Überdosierung, versehentliche intravasale Injektion (Vene oder Arterie), ungewöhnlich rasche Resorption z. B. aus dem blutgefüllten Periduralraum oder aus sehr stark vaskularisiertem Gewebe.

Vorboten **generalisierter Krämpfe** können sein:

Schläfrigkeit, Schwindel, verwaschene Sprache, metallischer Geschmack, Muskelzittern, Taubheitsgefühl im Lippen- und Zungenbereich, Sehstörungen.

Die **Behandlung** von Krämpfen erfolgt mit Benzodiazepinen, bei Atemstillstand muß mit sauerstoffhaltigem Inspirationsgas unter Allgemeinanästhesie beatmet werden.

3.2 Techniken

Lokal- und Regionalanästhesien werden wie folgt eingeteilt:

- *Infiltrationsanästhesie* unterschiedlich großer Bezirke
- *periphere Nervenblockaden*: Einzelnerven- und Nervenstamm- bzw. Plexusblockade
- *zentrale Nervenblockade* (rückenmarknahe Regionalanästhesien): Periduralanästhesien (lumbal, thorakal, kaudal) und Spinalanästhesien
- *Oberflächenanästhesie*.

Bei der **Oberflächenanästhesie** werden Schleimhäute von Nase, Mund, Rachen, Trachea, Ösophagus und Urogenitaltrakt durch direktes Besprühen mit hochkonzentrieren Lokalanästhetika betäubt. Zu beachten ist, daß innerhalb weniger Min. hohe Plasmaspiegel auftreten können.

Bei **Infiltationsanästhesien** wird das Lokalanästhetikum s. c. oder i. c. verabfolgt. Die Konzentration der Lokalanästhetika ist niedrig, die Menge richtet sich nach der Größe des zu betäubenden Gebietes.

Eine *Sonderform* der Infiltrationsanästhesie ist die **i. v. Regionalanästhesie**: Hierbei wird das Lokalanästhetikum in eine Vene einer Extremität injiziert, die zuvor mit einer Staubinde abgebunden wurde.

Bei den **peripheren Nervenblockaden** wird bei einer Einzelnervenblockade eine geringe Menge eines Lokalanästhetikums in niedriger Konzentration in die Nähe eines Nerven injiziert, wordurch die Nervenleitung unterbrochen wird. Bei der Plexusblockade wird die Erregungsleitung in Nervengeflechten (Plexus brachialis, lumbosacralis) mit einer großen Lokalanästhetikamenge in mittlerer bis höherer Konzentration unterbrochen (Abb. 3.2-1). Der Wirkungseintritt ist bei Plexusblockaden langsam, die Analgesiedauer liegt meist bei mehreren Stunden. *Indika-*

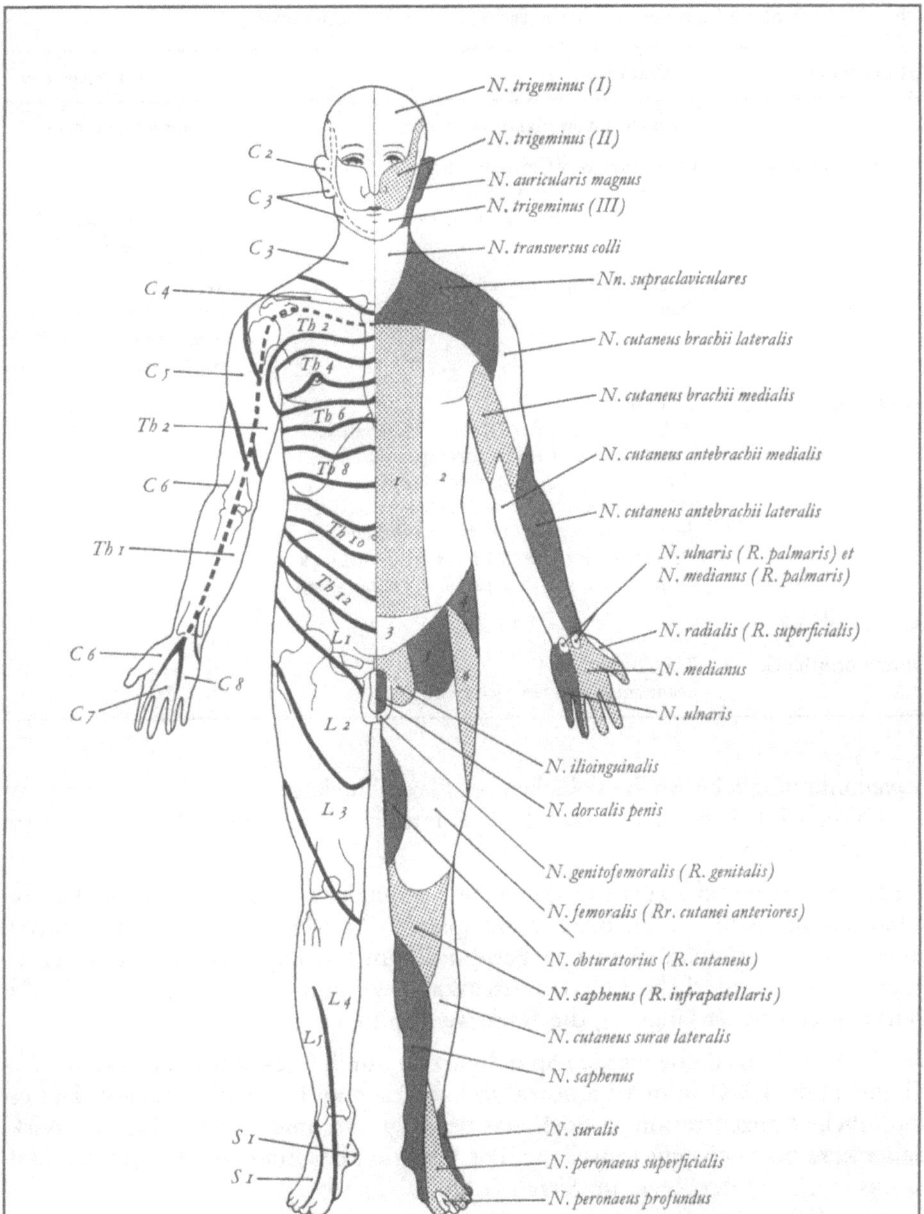

Abb. 3.2-1: Periphere und segmental-radikuläre Hautinnervation

Tab. 3.2-1: Periphere Leitungsanästhesie: Indikation, Anästhesielücken

Art der Blockade	Indikation	Häufige Analgesielücke
Axillärer Block	Operation von Hand, Unterarm	N. musculocutaneus
Interskalenus-Block	Operation von Clavicula, Schulter, Oberarm (außer Oberarminnenseite) gut bei Adipositas (Anatomie!)	N. medianus, N. ulnaris, Sensible Äste der Arminnenseite
IVRA (i.v. Regionalanästhesie)	Operation von Arm oder Bein, Dauer <40 min	Gegen OP-Ende (nach 30–40 min) → Beschwerden durch Tourniquet
3-in-1-Block	TUR-Blase → Ausschaltung des Obturatorius-reflexes, Beseitigung von Adductorenspasmus, Wundversorgung, Femurvorderseite, Schmerztherapie, Hüfte, Femur, Knie, Beckenfrakturen, Totalendoprothesen-Operation der Hüfte. Mit Ischiadikusblock Operation gesamte untere Extremität	
Ischiadikusblock	s. o.	
Obturatoriusblock	TUR-Blase (s. o.). Ergänzung anderer Blockaden	

tionen und mögliche Analgesielücken bei Plexusblockaden der oberen Extremität zeigt Tab. 3.2-1. Die *Blockadeart*, deren Kontraindikationen und Komplikationen gibt Tab. 3.2-2 an.

Zu den zentralen oder rückenmarknahen Regionalanästhesien gehört die **Periduralanästhesie** (Abb. 3.2-2), bei der die spinalen Nervenwurzeln durch Injektion eines Lokalanästhetikums in den Periduralraum blockiert werden (Tab. 3.2-3). Hier ist die erforderliche Lokalanästhetikamenge und -konzentration hoch, der Wirkungseintritt ist langsam, die Wirkdauer mittellang bis lang.

Bei der **Spinalanästhesie** werden Spinalwurzeln durch Injektion des Lokalanästhetikums (Tab. 3.2-4) in den Liquorraum (Subarachnoidalraum) blockiert. Die erforderliche Konzentration ist hoch, das benötigte Volumen sehr gering, die Wirkdauer kurz bis höchstens mittellang. Die Punktion des lumbalen Subarachnoidalraums erfolgt in der Regel im Sitzen (Abb. 3.2-3).

Beachte: Vor jeder Lokal- oder Regionalanästhesie müssen Instrumentarium, Zubehör und Medikamente wie bei Allgemeinanästhesie bereitgestellt werden. Hierzu gehört auch das Vorbereiten von Notfallzubehör, Sauerstoffquelle und Beatmungsgerät.

Regionalanästhesieverfahren sind gegenüber der Allgemeinanästhesie überlegen: bei Risikopatienten, nicht nüchternen Patienten, gefährdeten Atemwegen, schlechter pulmonaler Ausgangssituation, Diabetes mellitus.

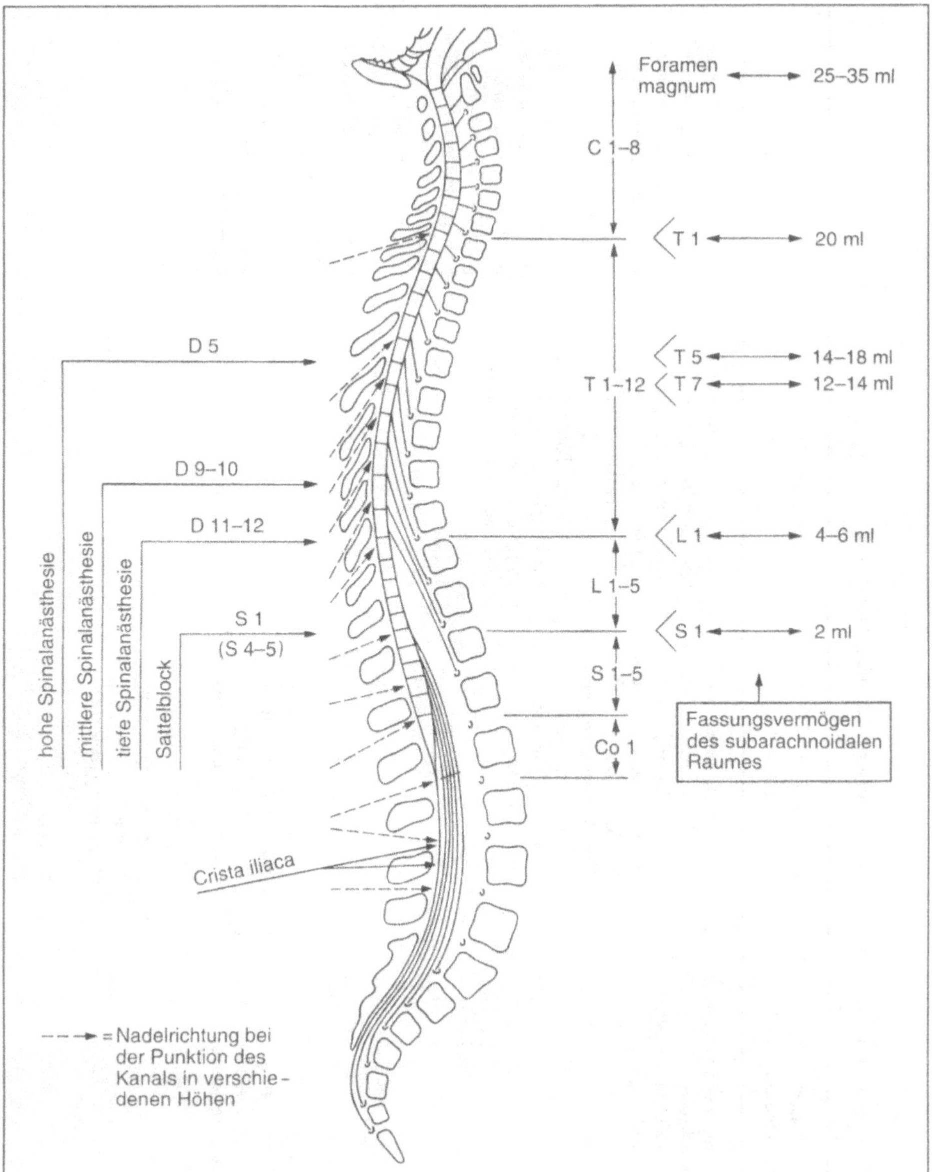

Abb. 3.2-2: Topographische Anatomie des Rückenmarks und des subarchnoidalen Raumes

Tab. 3.2-2: Periphere Leitungsanästhesie: Kontraindikationen, Komplikationen, Dosierung

Art der Blockade	Spezifische Kontraindikation	Spezifische Komplikation	Dosierung	Anmerkung
Axillärer Block	Kompressionssyndrom des Armes, Lokaler Nervenschaden, Lymphangitis	Intravasale Injektion, Schädigung von N. ulnaris oder medianus, Hämatom nach Punktion der A. axillaris (Druckschädigung von Nerven) aufgrund zu kurzer Kompression (mind. 5 min)	LA-Volumen: 30–40 ml (Kinder 10–15 ml) z. B. Bupivacain 0,5% 10 (20) ml + Mepivacain 1% 30 (20) ml (+ 1 Amp. Kinetin) oder Prilocain 1% 40 ml oder Prilocain 1% 20 ml + Bupivacain 0,5% 20 ml oder Bupivacain 0,5% bzw. 0,375% 30–40 ml	Bupivacain → Analgesie >8 Std., nebenstehende Kombinationen günstig bezüglich Anschlagzeit, Analgesiequalität und -dauer Oft ungenügende Analgesie des N. musculocutaneus. Bei Verwendung eines Oberarm-Tourniquet → halbzirkularer Feldblock (s. c.) am proximalen medialen Oberarm (→ N. intercostobrachialis und N. cutaneus brachii medialis)
Interskalenus Block (Winnie)	Kontralaterale Phrenicusparese oder Recurrensparese	Intravasale Injektion (A. vertebralis!), totale Spinalanästhesie (selten!), hohe Periduralanästhesie, ipsilaterale Phrenicusparese (häufig!), Recurrensparese (Heiserkeit), Einengung d. A. carotis, Horner-Syndrom	wie axillärer Block Kinder: Bupivacain 0,25 % 0,5 ml/kg KG	Grundsätzlich Ø intraneurale Injektion! Cave: *Beidseitige* Blockade

Intravenöse Regionalanästhesie (IVRA)	Zerebrales Anfallsleiden, Blockbild im EKG, Eingriff >40 min Dauer, Intraoperatives Ablassen der Blutsperre, Durchblutungsstörungen (Arteriosklerose, Mikroangiopathie)	Akzidenteller vorzeitiger Einstrom von LA in Blutbahn, Systemische Nebenwirkung von LA beim Öffnen der Blutsperre	Arm: 40–60 ml LA Bein: 60–80 ml LA LA → niedrigprozentig: z. B. Lidocain 0,5% oder Prilocain 0,5% Kinder: 2,5–4 mg/kg Lidocain 0,5%	Esmarchblutleere, Manschettendruck (mind. 50 mm Hg >RR): Arm 300 mm Hg, Bein 400 mm Hg, Manschettenöffnung nach LA-Injektion: nicht vor 20 min, besser nicht vor $T_{1/2}$ des LA. LA-Blutspiegel $\sim \frac{1}{\text{Dauer der Blutleere}}$. Manschettendruck über 3 min ablassen. 30 min postop. Überwachung (Minimum)
3-in-1-Block (N. femoralis + N. obturatorius + N. cut. fem. lat.)	keine	keine	25–30 ml LA: zur Operation, z. B. Prilocain 1% oder Bupivacain 0,375–0,5%, zur Schmerztherapie Bupivacain 0,125–0,25%	Einsatz des Nervstimulators zur exakten Nadelposition
Ischiadikusblock	keine	keine	20–30 ml LA: z. B. Prilocain 1% oder Bupivacain 0,375–0,5%	in Kombination mit 3-in-1-Block hohe LA-Blutspiegel → Maximaldosen beachten!
Obturatoriusblock	keine	keine	10–15 ml LA: Beispiele s. o.	

Tab. 3.2-3: Lokalanästhetika zur Periduralanästhesie (PDA)

Medikament (Handelsname)	Konzentration (%)	Analgesie			Mot. Block		Höchstdosis (mg)	Anmerkung
		Latenzzeit (min)	vollständig (min)	Dauer (Std.)	Beginn (min)	vollständig (min)		
Lidocain (Xyolcain)	1–2	4–6	18–20	2	8–10	20–30	500	mit Adrenalinzusatz (umstritten)
Mepivacain (Scandicain)	2	6–8	19–21	2,5–3,5	10–15	20–30	500	s. o.
Prilocain (Xylonest)	1–2	7–8	18–22	2,5–4*	10–15	20–30	600**	s. o., * ohne Adrenalin 1–2 Std. ** 6 mg/kg KG ohne Adrenalin
Bupivacain (Carbostesin)	0,5–0,75	6–8	18–22	4–7,5	8–10	20–22	250	0,25% → Schmerztherapie, mäßige mot. Blockade (0,75% >0,5%!) Mit CO_2 → rascherer Wirkungseintritt Geburtshilfe: ≦0,5%!
Etidocain (Duranest)	1–1,5	4–6	16–18	5–8	5–9	16–18	400	gute mot. Blockade, sensibel schlechter als Bupivacain, evtl. Mischung Bupi./Etid. = 1 : 1

Tab. 3.2-4: Lokalanästhetika zur Spinalanästhesie (SPA)

Medikament (Handelsname)	Konzentration	Fixierungszeit Wirkdauer (min)	Dosis (ml)	Anästhesieniveau	Höchstdosis	Anmerkung
Lidocain, hyperbar (Xylocain 5%, schwer)	5%	5–10 45–60 (bis 90)	0,6–0,8 0,8–1,2 1,0–1,4 1,4–1,8	Sattelbl. (S_1–S_5) bis L 1 bis Th 10 bis Th 5	150 mg (= 3 ml)	Hyperbare Technik: Ausbreitung → Lagerung, Volumen, Höhe der Punktion
Mepivacain, hyperbar (Scandicain 4%, hyperbar)	4%	5–10 45–60 (bis 120)	0,6–0,8 0,8–1,2 1,0–1,4 1,4–1,8	S_1–S_5 bis L 1 bis Th 10 bis Th 5	150 mg (= 3,75 ml)	*Cave:* Husten, Pressen, Valsalva
Bupivacain, hyperbar (Carbostesin, schwer)	0,5%	10–30 ca. 160 (bis 240)	0,5–1,0 1,0–1,5 1,5–2,0 2,0–4,0	S_1–S_5 bis L 1 bis Th 10 bis Th 5	20 mg (= 4 ml)	
Bupivacain, isobar (Carbostesin)	0,5%	10–30 ca. 160 (bis 240)	2,0–4,0	Rasch inj. nach Barbotage mit 2–4 ml Liquor → größere Ausdehnung als bei langsamer Unterschichtung	20 mg (= 4 ml)	Isobare Technik: max. Ausbreitung nach 10–15 min Volumenred.: Kleine Körpergröße, hohe Punktionsstelle, erhöhter intraabd. Druck. *Cave:* s. o.

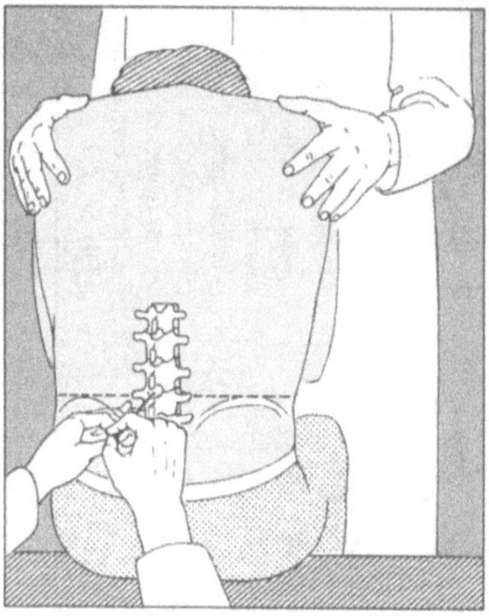

Abb. 3.2-3: Sitzende Position zur Lumbalpunktion

3.3 Kontraindikationen

Regionalanästhesieverfahren sind kontraindiziert bei
- Schock unterschiedlicher Genese
- Störungen der Blutgerinnung bzw. Therapie mit Antikoagulanzien
- Sepsis und Infektionen, besonders im Bereich der Einstichstellen
- Ablehnung durch den Patienten.

Bei einigen **neurologischen Erkrankungen** sollen rückenmarknahe Regionalanästhesieverfahren nicht angewandt werden.

Rückenmarknahe Anästhesieverfahren sind günstig, solange der Anästhesist Indikationen und Grenzen kennt und sich danach richtet. Bei sehr ausgedehnter Anästhesieausbreitung besteht das Risiko schwerer *Blutdruckabfälle* sowie einer *Sympathikusblockade* und eines Überwiegens der vagalen Reaktion durch Zug am Ösophagus, Magen und Zwerchfell. Bei sehr hohen rückenmarknahen Anästhesien drohen *Aspiration*, *Atemnot*, *-lähmung* und *Erstickung*.

4. Kinderanästhesie

Kinder sind keinen „kleinen Erwachsenen". Je kleiner das Kind, desto größer der Unterschied zur Erwachsenennarkose.

Definitionen:

- Neugeborene: 1.–28. Lebenstag (3–6 kg)
- Säugling: 1–12. Lebensmonat (6–15 kg)
- Kleinkind: 2–5 Jahre (15–22 kg)
- Schulkind: 6–14 Jahre > 22 kg.

4.1 Besonderheiten

4.1.1 Atmung

Nasenwege, Stimmritze, Ringknorpel und Trachea sind sehr eng und können besonders leicht durch Schwellung verlegt werden.

Die *Zunge* ist relativ größer als beim Erwachsenen, hierdurch kann die Intubation erschwert werden. Der Kehlkopf steht höher, die engste Stelle der Luftwege befindet sich unterhalb der Stimmritze im subglottischen Bereich. Hier droht durch zu große Tuben oder die – fälschlicherweise erfolgende – Verwendung von Blockermanschetten die Lumenverlegung durch Schleimhautschwellung.

Die *Trachea* ist kurz, beim Neugeborenen 3–3,5 cm, beim 8jährigen 5,5–6 cm, rechter und linker Hauptbronchus haben etwa den gleichen Winkel zur Trachea, so daß die Gefahr der einseitigen Intubation sowohl in den rechten, als auch in den linken Hauptbronchus besteht. Da der Hustenreflex unvollkommen ausgebildet ist, wird die Aspirationsgefahr vergrößert, die Wachintubation in Analgesie und Hypnose ohne Relaxation allerdings erleichtert. Das Verhältnis der funktionellen Residualkapazität zur alveolären Ventilation ist 1:5, (bei Erwachsenen 1:1,5) – volatile (gasförmige) Anästhetika werden bei Kindern rascher aufgenommen und abgeatmet.

Ganz besonders neigen (ehemals) Frühgeborene postoperativ zu Apnoephasen, unabhängig vom Anästhesieverfahren.

Die Reaktion auf Hypoxie ist gerade im Kindesalter temperatur- und altersabhängig. Der Totraum von Anästhesiegeräten und -zubehör spielt eine herausragende Rolle; je kleiner das Kind ist, umso mehr muß spezielles Zubehör mit kleinstmöglichem Totraum verwendet werden.

Hierzu gehören das Ulmer Kindersystem, Kinder-Ambubeutel mit O_2-Reservoir, Rendell-Baker-Masken, sowie Kindervolumeter und Kinder-Atemkalkabsorber.

Tubus. Für die Intubation ist ein altersentsprechender Tubus, sowie jeweils ein um eine Nummer größerer und kleinerer Tubus bereitzulegen. *Richtgröße*: 18 + Alter = Tubusgröße in Ch. Es sollten möglichst Tuben verwendet werden, die aus einem thermolabilen Material bestehen und an der Spitze farblich gekennzeichnet sind, so daß man die richtige Positionierung im Bereich der Stimmbänder kontrollieren kann.

> Bei Kindern bis 8 Jahre (Tubusgröße bis Ch. 26) sollen Endotrachealtuben nicht geblockt werden; Ausnahmen existieren in der HNO-Heilkunde und Kieferchirurgie.

4.1.2 Kreislauf

Das Blutvolumen beim Neugeborenen beträgt ca. 80–85 ml/kg KG, später nimmt es auf 70–75 mg/kg KG ab. Bei der Geburt beträgt die Hämoglobinkonzentration 18–22 g/dl, der Hämatokrit 50–60%. Auf Hypoxämie reagieren Säuglinge und Kleinkinder sehr rasch mit Bradykardie, pulmonaler Gefäßkonstriktion, Abfall des Herzzeitvolumens und ausgeprägter Zyanose.

> Eine Steigerung des Herzzeitvolumens ist nur über eine Frequenzerhöhung möglich, da das Auswurfvolumen kaum vergrößert werden kann. Der größte Teil des kindlichen Blutvolumens befindet sich im Körperstamm, so daß bei Volumenmangel in der Peripherie kaum Reserven bestehen, wodurch die Anästhesie erschwert wird. Flüssigkeitsverluste werden schlechter toleriert, als bei Erwachsenen, sie führen rasch zur Dehydrierung.

4.1.3 Stoffwechsel, Temperaturregulation

Stoffwechsel. Das Neugeborene und der Säugling setzen pro Tag 50% des extrazellulären Volumens um, der Erwachsene dagegen nur ca. 14%. Hypoglykämien werden bei Kindern unter 4 Jahren häufig beobachtet und sind durch die geringeren Glykogenreserven erklärbar: Daher muß die Nüchternheitsgrenze, vor allem bei Säuglingen, im Sinne kürzerer Zeiten verändert werden. Säuglinge sollen auch vor elektiven Operationen spätestens 4–5 Std. vor dem geplanten Operationsbeginn gezuckerten Tee bekommen, bei Kleinkindern liegt diese Zeit bei etwa 6–7 Std..

Die Nieren von Neugeborenen und Säuglingen sind „unreif", ihre Fähigkeit, den Urin zu konzentrieren ist begrenzt. Kinder brauchen deshalb mehr freies Wasser zum Ausscheiden der harnpflichtigen Substanzen.

> Bei **Säuglingen** sollen *1/5 Elektrolytlösungen* (1 Teil Ringer- oder Kochsalzlösung und 4 Teile Glukoselösung 5%ig), ab dem **Kleinkindalter** 1/3 Elektrolytlösungen angewendet werden.

Temperaturregulation. Kinder neigen wegen der relativ großen Körperoberfläche leichter zu Hypothermie. Der Abfall der Körpertemperatur kann zu Störungen der Vitalfunktionen führen; durch Hypoventilation können Hypoxie und Azidose entstehen.

4.1.4 Pharmakologische Besonderheiten

Opiate wirken länger, die Reaktion ist schlechter voraussehbar, als beim Erwachsenen, und es kann zu postoperativen Atemdepressionen kommen. I. v. verabreichte *Benzodiazepine* wirken ebenfalls verlängert, bei *Ketamin* und *Succinylcholin* ist eine höhere Dosis erforderlich.

Durch die geringere funktionelle Resiudalkapazität zeigen *Inhalationsanästhetika* eine schnellere An- und Abflutung, es sind intraoperativ höhere Konzentrationen notwendig. Gegen *nichtdepolarisationshemmende Muskelrelaxanzien* wie Vecuronium, Atracurium und Pancuronium besteht eine gesteigerte Empfindlichkeit, sowie die Neigung zu postoperativer Atemdepression durch Recurarisierung. Die i. m. Narkoseeinleitung mit Ketamin läßt sich zwar bei völlig unkooperativen Kindern durchführen, hat aber den Nachteil des fehlenden intravenösen Zuganges bei Zwischenfällen während der Narkoseeinleitung. Außerdem ist die vermehrte Speichel- und Schleimsekretion nachteilig.

Die *rektale Narkoseeinleitung* mit Methohexital (Brevimytal) oder mit Ketamin erfordert großen Zeitaufwand und ist durch die unsichere Resorption, den fehlenden i. v. Zugang, die lange Nachschlafphase und eine verlängerte postoperative Überwachung nicht zu empfehlen.

An **Infusionslösungen** werden im Säuglings- und Kindesalter intraoperativ 1/5 oder 1/3 Elektrolytlösungen mit Glukose appliziert (s. o.). *Dosierung*:
- 1–4 Jahre: 6–10 ml/kg KG/Std.
- 5–8 Jahre: 4–8 ml/kg KG/Std.
- 9–14 Jahre: 3–6 ml/kg KG/Std.

Dosierungsgrundsatz: für *periphere Eingriffe*, z. B. an Körperstamm und Extremitäten, die jeweils niedrige Dosierung, für *thoraxchirurgische* Eingriffe eine mittlere und für *intraabdominale* die höhere Dosierung verwenden!

Postoperativ sollen im ersten und zweiten Lebensjahr 3–6 und ab dem 3. Lebensjahr 2–4 ml/kg KG/Std. appliziert werden. Die Extubation bei der Narkoseausleitung erfolgt bei stabiler Herz-Kreislauf-Funktion, normaler Körpertemperatur, ausreichender Spontanatmung unter Raumluft und bei intakten Schutzreflexen. Bei der Extubation soll nicht endotracheal abgesaugt werden, da ein Laryngospasmus droht. Nachdem der Mund-Rachen-Raum mit einem weichen, ausreichend dicken Absaugschlauch entleert worden ist, soll der Tubus unter tiefer Inspiration mit dem Ambu-Beutel entfernt werden.

Die sicherste Form der Anästhesieeinleitung im Kindesalter wird durch den i. v. Zugang ermöglicht. Die Venenpunktion wird auch von sehr kleinen Kindern meist problemlos toleriert, wenn 1–2 Std. präoperativ eine Lokalanästhetikapflaster (*Emla*) auf die geplante Punktionsstelle aufgetragen wird.

Die **Extubation** wird in tiefer Narkose bei Spontanatmung oder am völlig wachen Kind durchgeführt; Extubationen in der beginnenden Aufwachphase können zu Hustenanfällen und zu Laryngospasmus führen.

Zur **postoperativen Analgesie** sind peripher wirkende Schmerzmittel, besonders Paracetamol (z. B. Ben-u-ron Supp) geeignet. Gerade bei kurzen Eingriffen, z. B. im Bereich der HNO-Heilkunde, der Kinderchirurgie oder -urologie empfiehlt sich eine unmittelbar nach der Narkoseeinleitung erfolgende Applikation des Suppositoriums, damit die Kinder unter ausreichendem Analgesieniveau erwachen.

Paracetamol hat folgende pharmakologische Eigenschaften:

- peripherer Prostaglandin-Synthesehemmer
- weniger Nebenwirkungen als Metamizol oder Acetylsalicylsäure
- Halbwertzeit 2–3 Std.
- kaum Interaktion mit anderen Medikamenten
- Metahämoglobinämie nur bei Dosen > 3 g/Tag
- Lebertoxizität erst bei Dosen > 4–6 g/Tag
- Antidot bei Vergiftungen: Acetylcystein (Fluimucil).

Die *Paracetamol-Dosierung* beträgt bei Säuglingen 125 mg, bei Kindern bis 6 Jahren 250 mg, bei Kindern > 6 Jahren 500 mg (10–15 mg/kg KG).

Bei starken Schmerzen kann als relativ wenig atemdepressorisch wirkendes Opiat das *Piritramid* (Dipidolor®) in einer Dosierung von 0,2–0,3 mg/kg KG appliziert werden: *Dosierungsschema*:

3 Jahre	5 kg	3–4 mg
3–6 Jahre	15–25 kg	5–7 mg
6–9 Jahre	25–35 kg	7–9 mg
9–12 Jahre	35–45 kg	9–12 mg

4.1.5 Präoperative Vorbereitung, Prämedikation

Meist kann auf präoperative Laborbefunde verzichtet werden. Wenn Werte gefordert sind oder wenn anamnestische Angaben ihr Vorliegen angezeigt erscheinen lassen, sollen ein *kleines Blutbild* mit Hb, HK, BSG, ein *Urinstatus* und der *Blutzucker* vorliegen; EKG und ggf. Röntgenaufnahme der Thoraxorgane sollten nach Maßgabe von Anamnese und körperlicher Untersuchung, allerdings mit strenger Indikation, durchgeführt werden.

Die **präoperative Nahrungskarenz** sollte bei *Säuglingen* 4 Std. betragen, wobei die letzte Nahrung aus gezuckertem Tee besteht, bei *Kleinkindern* 4–6 und *Schulkindern* 6–8 Std.

Kinder sollten immer zu Beginn des Operationsprogrammes operiert werden.

Prämedikation:

- keine Prämedikation bei Neugeborenen und Säuglingen
- orale Medikation z. B. Midazolam (Dormicum®), Tabletten oder Saft, 0,3–0,5 mg/kg KG ca. 1 Stunde präoperativ oder Dikalium-Chlorazepat (Tranxilium®) 0,4 mg/kg KG
- die rektale Prämedikation ist wegen unsicherer Resorption, Gefahr der Überdosierung, nicht empfehlenswert.

4.1.6 Gerätetechnische Besonderheiten

Man verwendet spezielle Kindernarkosesysteme wie das Ulmer Kindersystem, entsprechende totraumarme Masken, Kindervolumeter, verkleinerte Atemkalkabsorber und Kinderambubeutel mit O_2-Reservoir. Als Intubationsbesteck (Abb. 4.1-1) soll ein Macintosh-Spatel, ggf. zusätzlich eine Ausführung nach Foregger oder Miller, bereitgelegt werden. Entsprechende Lagerungskissen für den Kopf erleichtern die Intubation, die Vorbereitung von drei Tuben (altersentsprechender Tubus plus je einen Tubus größer und kleiner als berechnet) ist bereits erwähnt worden. Eine altersentsprechende Blutdruckmanschette, die ca. 2/3 der

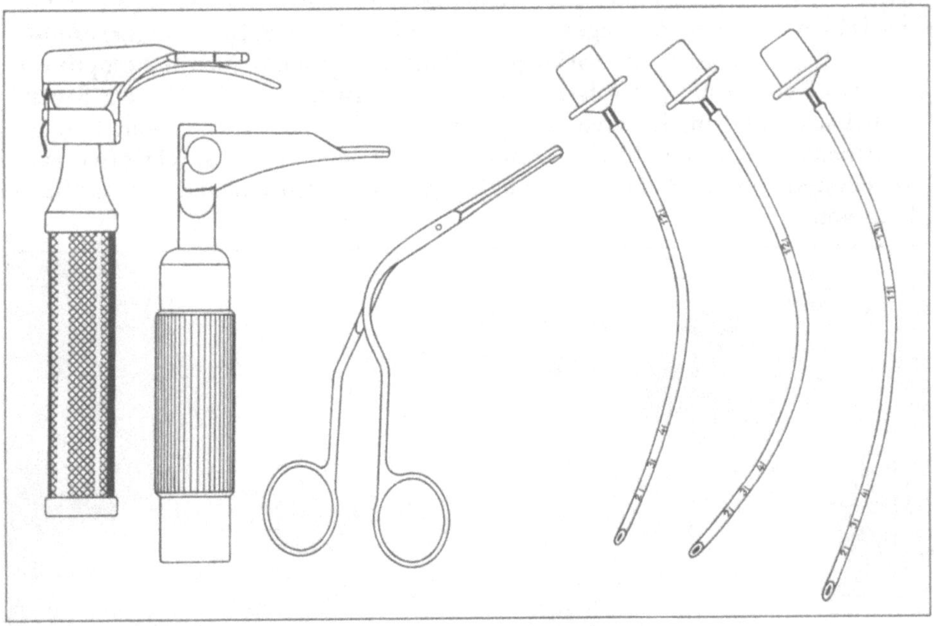

Abb. 4.1-1: Intubationszubehör für die Neugeborenen-Anästhesie

Oberarmdicke mißt, soll vorhanden sein. Weiterhin gehört bereits zur Narkoseeinleitung das präkordiale Stethoskop, das eine gleichzeitige Überwachung von Herztönen und Atmung ermöglicht. Neben i. v. Verweilkanülen verschiedener Größe (20–24 G) werden Infusionssysteme mit Tropfenzähler oder Infusionspumpen eingesetzt, um eine exakte Flüssigkeitszufuhr zu gewährleisten.

Zu jeder Kindernarkose gehören die Kontrolle der *Körpertemperatur* mit einer Temperatursonde und Maßnahmen, die vor *Auskühlung* schützen.

4.2 Narkoseeinleitung

Die Narkoseeinleitung kann nach verschiedenen Prinzipien durchgeführt werden, wobei immer zu beachten ist, daß Kinder eine geringere Toleranz gegenüber Sauerstoffmangel als Erwachsene haben. Die **i. v. Narkoseeinleitung** mit einem kurzwirkendem Barbiturat, Etomidat, Propofol oder mit Ketamin hat den *Vorteil*, ein sicheres Verfahren für schnelles und ruhiges Einschlafen des Kindes darzustellen. *Nachteil* ist eine Venenpunktion am wachen Kind. Diese manchmal technisch schwierige und mit Beunruhigung und Schmerzen verbundene Punktion kann durch Verwendung von lokalanästhetikahaltiger Salbe (*Emla*) erleichtert werden.

Die **Narkoseeinleitung per inhalationem**, z. B. mit Halothan, Enflurane oder – wegen der schleimhautreizenden Eigenschaften eingeschränkt brauchbar – Isofluran, hat den *Vorteil*, daß sie auch bei unkooperativen Kindern und fehlendem i. v. Zugang möglich ist. Nachteilig sind ein größerer Zeitaufwand und des Fehlen eines i. v. Zuganges bei Zwischenfällen, wie z. B. Laryngospasmus. In der Regel ist aber die Narkoseeinleitung per inhalationem unkompliziert und wird vom Kind gut toleriert, wenn zunächst über 2–3 Min. ein Sauerstoff-Lachgas-Gemisch angeboten und in 0,5-Vol.%-Schritten das Inhalationsanästhetikum beigemischt wird. Mit Serofluran liegt ein neues, sehr rasch wirkendes und von den Kindern per inhalationem toleriertes Inhalationsanästhetikum vor.

5. Allgemeine Narkoserichtlinien

5.1 Praktische Tips für Regional- und Allgemeinanästhesien

Für *alle* Anästhesieverfahren gelten die nachfolgend aufgeführten Punkte:

(1) **Vorderseite des Narkoseprotokolls beachten:**
- EKG, Laborwerte, Röntgenuntersuchung, Anamnese, Allergie, sonstige Besonderheiten
- wurde prämediziert?
- geplantes Anästhesieverfahren mit dem präoperativen Zustand des Patienten vergleichen
- ist Einverständniserklärung unterschrieben?

(2) **Der Patient muß vor der Narkose befragt werden:**
- Identitätskontrolle (auch auf Vornamen und Geburtsdatum achten)
- nüchtern? Wenn nicht, 4–6-Std.-Grenze einhalten oder auf Regionalanästhesieverfahren ausweichen, bei Notfalleingriffen immer Intubationsnarkose durchführen
- Zahnstatus erheben, auf lose Zähne achten.
- Kontrolle, ob tatsächlich prämediziert wurde.

Bei Kindernarkosen und HNO-Patienten darauf achten, daß die Prämedikation *zeitgerecht* gegeben worden ist, d. h. bei i. m. Gabe 30–45 Min. vor Anästhesiebeginn. Bei oraler Prämedikation ist dieser Zeitfaktor nur sekundär, da hier das Vagolytikum präoperativ i. v. gegeben werden soll.

(3) **Ausgangsblutdruck und -pulsfrequenz in das Narkoseprotokoll eintragen**

(4) **Punktion einer Unterarm- oder Handrückenvene.** Erst in zweiter Linie kommt eine gut sichtbare Vene in der Ellenbeuge infrage.

Vor der Venenpunktion kann eine Hautquaddel neben die zu punktierende Vene, z. B. mit Mepivacain (Scandicain 1%ig) gesetzt werden; man zieht die Hautquaddel über die Vene und punktiert mit einer ausreichend dicken Plastik-Verweilkanüle (z. B. Braunüle Viggo 1, 4), die gut fixiert werden muß.

Bei bereits liegender Venenverweilkanüle (geburtshilfliche Patientinnen, bereits vorinfundierte Patienten) prüfen, ob die Kanüle durchgängig ist und keine Infektionszeichen im Bereich der Punktionsstelle bestehen.

Infundiert wird während der Anästhesie grundsätzlich mit einer *Vollelektrolytlösung* (Ringer-Laktat-Lösung o. ä.). Infusionslösung zur parenteralen Ernährung (Patienten von Intensivstationen) oder medikamentenhaltige Infusionen (Gynäkologie, Geburtshilfe, innere Medizin) sind vor Anästhesiebeginn abzustellen.

Der Infusionszugang über eine zentrale Vene, der bei manchen Intensivpatienten bereits vor Narkosebeginn liegt, sollte durch einen periphervenösen Zugang ergänzt werden, da die Narkosemittel möglichst nicht in einen zentralen Venenkatheter injiziert werden sollten.

(5) **Kontrolle von Intubationsbesteck**, passendem Tubus, sowie Überprüfung des Narkosegerätes: O_2-Zufuhr, Schlauchanschlüsse fest, Absorberkalk nicht verbraucht, Kreissystem sicher dicht, Absaugeinrichtung intakt.

(6) **Zweite Person.** Jede Anästhesie, auch die Regionalanästhesie, soll stets mit einer Assistenz erfolgen!

5.2 Maskennarkosen

Definition. Anästhesien, bei denen auf die endotracheale Intubation verzichtet wird und die durch Inhalation von Narkosegasgemischen mit einer Gesichtsmaske oder – in neuerer Zeit – mit einer Larynxmaske erreicht werden.

Zunächst gelten die allgemeinen Richtlinien der Punkte (1)-(6).

(7) **Narkosebeginn durch langsame Injektion des Narkotikums** (Hand am Puls)

– **Methohexital** (Brevimytal): ultrakurzwirkendes Barbiturat. *Dosierung*: 1–1,5 mg/kg KG, bei Kindern 2 mg/kg KG Bei kräftigen Patienten reichen oft 100 mg = 10 ml nicht aus, es soll eine zweite Ampulle aufgezogen bereitgehalten werden. Die Injektion muß nach Wirkung erfolgen. Eine paravasale oder gar eine intraarterielle Injektion muß ausgeschlossen sein

– **Etomidat** (Hypnomidate®, Etomidat Lipuro®): ultrakurzwirkendes Hypnotikum mit besonders geringen Nebenwirkungen auf Herz-Kreislauf-System. Keine klinisch relevante Histaminfreisetzung, daher kaum allergisierend. Etomidat ist nur hypnotisch wirksam und hat eine noch kürzere Wirkdauer als Methohexital. *Dosierung*: 0,2–0,4 mg/kg KG. Auch hier benötigt man bei kräftigen Patienten eine zweite Ampulle bzw. > 20 mg. Hypnomidate® löst Venenreizungen aus und verursacht Injektionsschmerzen, daher soll möglichst entweder eine große Vene punktiert werden und die Injektion unter laufender Infusion erfolgen, oder es soll die in einer Fettemulsion vorhandene Etomidat-Zubereitung gewählt werden.

– **Thiopental** (Trapanal®): Ampullen zu 500 mg, kurzwirkendes Barbiturat, das zwar nach den vorliegenden Befunden deutlichere Kreislaufdepressionen zur Folge haben soll als Methohexital, sich aber dennoch zur Narkoseeinleitung bei nicht vorgeschädigten Patienten sehr gut eignet. *Dosierung*: in Schritten von 100 mg nach Wirkung. Ältere Patienten lassen sich bereits mit 200–300 mg Thiopental sicher in Narkose versetzen.

Im Gegensatz zu Methohexital und Etomidat kann durch Thiopental eine Atemdepression bzw. ein -stillstand ausgelöst werden, so daß eine Beatmungsmöglichkeit bestehen muß.

Nicht zuletzt aus Kostengründen kann Thiopental bei „gesunden" Patienten für elektive Eingriffe angewendet werden, da es zuverlässig wirkt und vor allen Dingen bei kräftigen Patienten eine die Intubation überdauernde sichere hypnotische Wirkung zeigt.

– **Propofol** (Disoprivan®): Dieses Kurzhypnotikum liegt in einer Fettemulsion vor und enthält 200 mg/20 ml Ampulle. Da von dieser Substanz gerade bei Langzeitanwendung hohe Fettmengen appliziert werden, liegt neuerdings eine doppeltkonzentrierte Zubereitung (400 mg/20 ml Ampulle) vor. Als Narkoseeinleitungsmittel verwendbar. *Dosierung:* 1–2 mg/kg KG. Die kardiovaskuläre Stabilität entspricht etwa den Verhältnissen von Methohexital und Etomidat. Durch direkte gefäßerweiternde Wirkung kann es zum Blutdruckabfall kommen, Histaminfreisetzung kann zu allergischen Symptomen führen.

Grundsatz für Maskennarkosen: Während der Injektion des Einschlafmittels wird der Patient zu tiefem Durchatmen angehalten und *nicht mit der Maske beatmet.*

Eine gute, 2–3 Min. lange Präoxygenation verringert die Nebenwirkungen der Narkoseeinleitung, ganz besonders bei vorgeschädigten Patienten.

Die Maske soll erst dann fest aufgesetzt werden, wenn der Patient eingeschlafen ist. Dabei ist der Kopf zu überstrecken, der Unterkiefer vorzuschieben, damit der Zungengrund von der hinteren Rachenwand abgehoben wird. Zu beachten ist, daß bei lockeren Zähnen auch durch die Narkosemaske oder einen Güdel-Tubus Zahnschäden und -verluste verursacht werden können. Nach dem Einschlafen soll leicht mit einem Atemgasgemisch von beispielsweise 2 l O_2 und 4 l N_2O unter geringem Druck ventiliert werden. Das Überdruckventil soll hierbei nicht verschlossen, sondern auf etwa 20 cm H_2O eingestellt werden, um eine Insufflation des Magens zu verhindern. Bei dicht aufliegender Maske werden je nach Zustand des Patienten appliziert:

- 1–1,5 Vol.% Halothan
- 1–1,5 Vol.% Enfluran
- 0,7–1,5 Vol.% Isofluran

Während der ersten Min. wird hyperventiliert; in manchen Fällen muß die Dosis des Inhalationsanästhetikums auch erhöht werden.

Erhaltungsdosen für Halothan liegen bei reinen Inhalationsanästhesien bei 0,6–1,2 Vol.%, für Enfluran 0,8–1,6 Vol.% und für Isofluran 0,6–1,2 Vol.%. Zusätzlich verabreichte *Analgetika* halbieren die Dosen und führen zu einer kürzeren Aufwachphase sowie zu einer besseren postoperativen Analgesie.

Zu frühes Einlegen eines Güdel-Tubus verursacht Hustenreiz und besonders bei Kindern Laryngospasmus. In den meisten Fällen ist auch ohne Oropharyngealtubus eine gute Maskenbeatmung möglich. Besonders bei schadhaften Zähnen soll auf die Einlage eines Güdel-Tubus verzichtet werden.

Die Operation darf erst beginnen, wenn der Patient mindestens 3–5 Min. mit einem Sauerstoff-Lachgas-Inhalationsanästhetikum-Gemisch hyperventiliert worden ist, also nicht direkt nach Injektion des Hypnotikums.

Bei nicht ausreichender Narkosetiefe (Blutdruck- und Pulsanstieg, Unruhe, Schwitzen) ist auf dichten Sitz der Maske und korrekte Beatmung zu achten. Es muß kontrolliert werden, ob die oberen Luftwege frei sind. Eine Spontanatmung darf nur zugelassen werden, wenn das Atemzugvolumen deutlich größer als 400 ml ist, sonst muß weiter assistierend beatmet werden. Eine Maskennarkose mit Gesichtsmaske soll nicht über eine Dauer von 30 Min. ausgedehnt werden; wenn längere Operationszeiten absehbar sind, wird auf eine Intubationsnarkose (siehe dort) übergegangen. Alternativ bietet sich die Verwendung einer Larynxmaske an (siehe dort).

(8) **Gegen Narkoseende Anästhetikakonzentration reduzieren.** Etwa 5 Min. vor dem Operationsende werden die Inhalationsanästhetika abgestellt: 1–2 Min. vor Operationsende soll *Lachgas* abgestellt und zur Vermeidung einer Diffusionshypoxie mindestens 3–4 Min. mit reinem Sauerstoff oder einem Sauerstoff-Luft-Gemisch assistierend beatmet werden. Freie Luftwege sind zu garantieren, ggf. Mund- und Rachenraum absaugen. Der Güdel-Tubus muß frühzeitig entfernt, und die Patienten dürfen erst mit ausreichender Spontanatmung aus der Obhut des Anästhesisten abgegeben werden.

(9) **Anästhesie mit der Kehlkopfmaske**

1983 wurde von Brain in London die Kehlkopfmaske erstmals beschrieben.

Narkosen mit der Kehlkopfmaske stellen eine Ergänzung der bewährten Methoden zur Freihaltung der Atemwege dar. Eingriffe, bei denen die Entscheidung zwischen Intubationsnarkose und Verwendung einer Gesichtsmaske zur Narkose bisher schwer fiel, bieten sich hierfür besonders an:

So gelten z. B. bei Herniotomien sowie bei augenchirurgischen Eingriffen Husten und Pressen bei der Narkoseausleitung als besonders nachteilig. Trotz schonender Extubation läßt sich dies nicht immer vermeiden.

Die Ausleitung einer Narkose mit Kehlkopfmaske gelingt dagegen fast immer ohne Husten und Pressen, wobei das Verfahren weniger invasiv ist als die Intubation, weil keine Fremdkörper durch die Stimmbänder auf die Schleimhäute der Trachea mit ihrer hohen Reflexaktivität gebracht werden.

Die **Kehlkopfmaske** besteht aus einem weitlumigen Silikontubus mit 15 mm Normkonnektor und einem über Ventil und Pilotballon aufblasbaren eliptischen Maskenwulst, der ebenfalls aus Silikon besteht. Ist die Kehlkopfmaske korrekt plaziert, entspricht die aufgeblasene Maske dem Hohlraum und den Konturen des Hypopharynx. Die *Größen* richten sich nach Altersgruppen:

- KM 1: Säuglinge bis 7 kg, Füllvolumen bis 5 ml
- KM 2: Kinder bis 25 kg, Füllvolumen bis 10 ml
- KM 3: Kinder 20–30 kg, Füllvolumen bis 20 ml
- KM 4: kleine Erwachsene, Füllvolumen bis 25 ml
- KM 5: Erwachsene, Füllvolumen bis 35 ml

4 Schritte werden für die **Plazierung der Kehlkopfmaske** empfohlen:

- komplette Luftentleerung des Maskenwulstes über das Ventil mittels 20 ml Spritze und Anfeuchtung des Wulstes
- Mundöffnung durch Kopfreklination und Herabdrücken des Kinns, anschließend Einführen der Kehlkopfmaske am harten Gaumen entlang, ohne die Zunge nach hinten zu drücken, wobei 1 Finger als Führung die Maske vor sich herschiebt.

- Durch Druck auf das äußere Tubusende wird die Kehlkopfmaske in ihre endgültige Position geschoben, wobei die Maskenspitze im Ösophaguseingang liegt.
- Durch Aufblasen mit der angegebenen Füllvolumenmenge wird die konisch zulaufende Maskenspitze aus der erreichten Position etwas herausgehoben und liegt nun im Hypopharynx um die Kehlkopföffnung (Selbstpositionierung)

Nach der Plazierung liegt die Kehlkopfmaske in der Mitte des Mundes, wobei die vorgeformte Krümmung nach kaudal erhalten bleibt. Als Beißschutz wird neben dem Tubus der Kehlkopfmaske ein Mullpolster oder ein Güdel-Tubus plaziert und beide durch Pflasterstreifen fixiert. In dieser Position kann die Kehlkopfmaske nach Narkoseende bis zum Wachwerden der Patienten verbleiben und unter der Aufforderung zum Mundöffnen in entblocktem Zustand entfernt werden.

Die Plazierung der Kehlkopfmaske erfordert weder die für die Intubation nötige Narkosetiefe, noch eine Muskelrelaxation. *Propofol* eignet sich als Einschlafmittel wegen der höheren Reflexdämpfung im Pharynx-Larynx-Bereich und wegen guter Kiefererschlaffung besser als Barbiturate oder Etomidat. Eine Sauerstoffvoratmung sollte immer vorgenommen werden.

Die Kehlkopfmaske eignet sich sowohl für reine oder assistierte Spontanatmung, als auch für die IPPV-Beatmung in Relaxation. Bei Beatmungsdrucken ab 20 cm H_2O dichtet die Maske den Kehlkopfeingang nicht mehr sicher ab und erzeugt eine deutliche Leckage, wodurch erhöhte Narkotikadämpfe in die Raumluft abgegeben werden und zu einer Kontamination der Umgebungsluft führen.

Kontraindikationen der Kehlkopfmaske sind:

- extrem adipöse und nicht nüchterne Patienten
- niedrige Lungencompliance, die hohe Beatmungsdrucke > 20 cm H_2O erfordern
- Oberbauchchirurgie und extreme Seitenlagerung des isolierten Kopfes
- primär bekannte schwerwiegende Intubationshindernisse.

Die Kehlkopfmaske kann bei schwierigen Intubationsverhältnissen allerdings als Hilfsmittel für eine fiberoptisch unterstützte endotracheale Intubation dienen(!)

In **Sonderfällen** erfolgt die endotracheale Tubusplazierung durch eine Kehlkopfmaske hindurch:

- vergebliche Intubationsversuche als unerwartetes Ereignis nach bereits erfolgter Narkoseeinleitung
- primär bekannte Intubationshindernisse
- Umwandlung einer Kehlkopfmaskennarkose in eine endotracheale Intubationsnarkose bei Änderungen des Operationsverfahrens (Lagewechsel, längere Operationsdauer, Komplikationen)
- Verbot oder Unmöglichkeit der Kopfreklination, z. B. bei HWS-Frakturen oder Versteifungen der Halswirbelsäule.

Regurgitationen und Aspirationen sind bei Verwendung der Kehlkopfmaske nicht auszuschließen; deshalb müssen die genannten Kontraindikationen eingehalten werden.

6. Anästhesieeinleitung beim nicht nüchternen Patienten

30–50% der anästhesiebedingten Todesfälle kommen bei der Narkoseeinleitung durch **Erbrechen und Aspiration** zustande. Daher stellt die Narkoseeinleitung im Nicht-Nüchternzustand eine besondere Problematik dar.

Die **Magenentleerungszeit** beträgt 4–6 Std.. Verzögert wird sie durch:
– *Schwangerschaft*: erhöhter abdominaler Druck und Tonusabnahme des Ösophagussphinkter am Ende der Schwangerschaft, gesteigerte Magensaftsekretion durch erhöhte Gastrinproduktion in der Plazenta, erhöhte Katecholaminspiegelwerte und Verzögerung der Magenentleerungszeit bis zu 20 Std.
– *Unfälle*: Schädel-Hirn-Trauma, Polytrauma. Hierbei ist die Zeit zwischen Nahrungsaufnahme und Unfall entscheidend, da die Magenpassage posttraumatisch sistiert. Zusätzlich verzögernd wirken Koma, Hirndruckerhöhung, Alkoholisierung, Streß.
– *Medikamente*: Opiate, Sedativa, Schlafmittelintoxikationen verhindern die Magenentleerung
– *mechanische Hindernisse*: Ileus, Magenatonie, Ösophagusdivertikel, Kardia-, Pylorusspasmus, Hiatushernie, Refluxösophagitis, vegetative und psychische Einflüsse.

Weitere Ursachen für eine Aspiration bei vollem Magen sind:
- Akutes Abdomen bzw. Peritonitis
- Hämatemesis bei gastrointestinalen Blutungen, nach Nasenbluten, bei Mittelgesichtsverletzungen oder Nachblutungen z. B. nach Tonsillektomie
- schmerzbedingte Hyperventilation führt zu Luftschlucken und damit zu Erbrechen
- lange präoperative Wartezeiten führen zu gesteigerter Magensaftsekretion
- allgemeine Übelkeit durch Dehydratation, Ketoazidose, Hypoxämie, Hyperurikämie kann zu Erbrechen und fakultativer Aspiration führen.

Elektive Eingriffe sollten frühestens nach einer *Nahrungskarenz* erfolgen:
- bei Erwachsenen, Klein- und Schulkindern 6–8 Std.
- bei Säuglingen über 6 Monate 6 Std.
- bei Säuglingen unter 6 Monaten 4 Std.

Alternativ kommt eine *Lokal-* oder *Leitungsanästhesie* sowie als dritte Möglichkeit die sog. *Blitzeinleitung* (Crash-Intubation) in Frage. Maskennarkose oder -beatmung sind hier kontraindiziert!

6.1 Praktische Tips zur Aspirationsprophylaxe

Für die Praxis empfiehlt sich das folgende Vorgehen:

Magensonde: Sie sollte vor der Narkose in Seitenlagerung gelegt und nach Entleerung des Magens vor der Narkoseeinleitung wieder in den Ösophagus zurückgezogen werden. Sie würde anderenfalls als Regurgitationsschiene dienen. Kann kein Sekret abgesaugt werden, muß die Sondenlage kontrolliert werden, z. B. durch Insufflation von 20 ml Luft.

Nachteil: Beim Plazieren der Sonde besteht bereits Aspirationsgefahr; feste Bestandteile lassen sich nicht über eine Magensonde absaugen.

Antazida: 20–30 ml 0,3 molares Natriumcitrat per os hebt den pH auf mehr als 2,5. 15–20 Min. vor Einleitung verabfolgt, hält die Wirkung etwa 60–90 Min. an. Andere Antazida, die als Lösungen vorliegen, schädigen die Lunge mehr als saurer Magensaft allein.

H_2-Rezeptoren-Blocker beeinflussen den akutellen pH-Wert nicht, daher muß zusätzlich Natriumcitrat appliziert werden. H_2-Blocker sollten abends und morgens, ggf. 1–2 Std. vor Operationsbeginn i. m. oder 30–60 Min. vorher i. v. gegeben werden. Der pH steigt auf 6–8, das Magensaftvolumen nimmt ab. Diese Wirkung hält etwa 12 Std. an. Präparate sind Cimetidin (Tagamet®), Ranitidin (Zantic®, Sostril®), Famotidin (Pepdul®) und der Protonenpumpen-Blocker Omeprazol (Antra®).

Antiemetika. *Metoclopramid* (Paspertin®) 10 mg i. v. 1 Std. vor der Operation kann als Dopaminantagonist die Magenentleerung über 40–60 Min. fördern und den gastroösophagealen Sphinktertonus erhöhen. *Nebenwirkungen* können in extrapyramidalen Störungen liegen, *Kontraindikationen* bestehen beim mechanischen Ileus, beim Parkinson-Syndrom und bei Kindern.

Aktives Erbrechen stellt eine fragliche Methode der Magenentleerung dar und ist nur bei sonst gesunden Patienten geeignet. Gelegentlich führt die Stimulation durch eine dicke Magensonde bereits zum Erbrechen.

6.2 Praktische Tips zur Narkoseeinleitung

Am Arbeitsplatz muß folgendes **Material** vorhanden sein: dicker Absaugschlauch, wenn möglich Op.-Sauger, verstellbarer Tisch mit Kopf-Tief- und Kopf-Hoch-Lage-Möglichkeit, mehrere Tubusgrößen, Führungsstab und Laryngoskop, aufgezogene Medikamente, geprüfte Geräte, kompetente Hilfsperson.

Die **Prämedikation** erfolgt ausschließlich mit *Atropin*, bzw. *Glycopyrrolat* (Robinul®), 5 Min. vor Narkoseeinleitung i. v.

Für die **Lagerung** ergeben sich 3 Möglichkeiten:

– *40°-Oberkörpertieflagerung*: Vorteilhaft ist, daß der Magensaft nicht in die Trachea läuft. Nachteilig ist, daß sich reichlich Magensaft entleeren kann mit ungünstigen Sichtverhältnissen für die Intubation.

– *40°-Oberkörperhochlagerung*: Der Kopf soll 40 cm über dem Mageneingang liegen. Vorteil: Die Regurgitation kann besser verhindert werden. Nachteil: Bei Erbrechen ist immer mit Aspiration zu rechnen.

– *Flachlagerung*: Vorteil: Ideale Sichtbedingungen bei der Intubation. Nachteil: Bei nicht rasch möglicher Intubation besteht Regurgitations- und Aspirationsgefahr.

Bei Sectio-Patientinnen beugt eine 15–30°-Links-Seitenlagerung einem *Vena-cava-inferior-Syndrom* (Kompression der unteren Hohlvene durch den Uterus) vor.

Die **Magensonde** wird präoperativ entfernt (Regurgitationsschiene), überdies stört sie beim „*Krikoiddruck*". Nach der Einleitung wird sie ggf. neu gelegt.

Präoxygenieren: Der Patient sollte während der Vorbereitungszeit mit 6 l Sauerstoff über die Narkosemaske unter Spontanatmung präoxygeniert und zu tiefem Durchatmen angeregt werden.

Präcurarisieren mit *Vecuronium* (Norcuron®) 1 mg oder *cis-Atracurium* (Nimbex®) 5 mg.

Zügige Injektion der berechneten Einschlafdosis von *Methohexital* (Brevimytal®) oder bei älteren Patienten auch *Etomidat* (Etomidat Lipuro®). Unmittelbar nach Injektion des Hypnotikums wird Succinylcholin injiziert: 1–1,5 mg/kg KG rasch i. v. Hierdurch wird der intragastrale Druck durch Muskelfibrillieren, gleichzeitig aber auch der gastroösphageale Sphinktertonus erhöht.

Succinylcholin darf nicht bei Hyperkaliämie und nur sehr eingeschränkt bei perforierenden Augenverletzungen gegeben werden.

Bei ausreichend langdauernder Hyperventilation mit der Sauerstoffmaske unter Spontanatmung kann auch *Vecuronium* oder *Atracurium* gewählt werden. Dabei aber nicht bis zum Wirksamwerden der Relaxanzien mit der Maske beatmen!

Die *Apnoe* wird nach vorausgegangener Hyperventilation und Sauerstoffinsufflation bis zu 4 Min. ohne weiteres toleriert.

Crash-Intubation. Sobald der Patient schläft, wird das Laryngoskop eingeführt und bei Eintritt der Relaxation intubiert (Crash-Intubation). Die Blockerspritze ist bereits auf dem Tubus aufgesetzt, damit sofort geblockt werden kann. Tubuslage sofort kontrollieren!

Beim **Sellick-Handgriff** wird der Kehlkopf durch Druck auf den Ringknorpel gegen die Wirbelsäule (Krikoiddruck) verschoben, dabei verschließt sich der Ösophagus.

Der Sellick-Handgriff darf wegen drohender Ösophagusruptur nicht bei aktivem Erbrechen angewendet werden.

6.3 Komplikationen der Intubation

6.3.1 Schwierige Intubation

Wenn mit Intubationsproblemen zu rechnen ist, z. B. bei Atemwegdeformitäten, unbeweglicher Halswirbelsäule, Verlegung der Luftwege durch Tumoren oder Strumen kann eine fiberoptische Intubation am wachen Patienten erwogen werden. Dabei erfolgt eine Lokalanästhesie des Nasen-Mund-Rachen-Raumes, die allerdings den Nachteil hat, daß bei vollem Bewußtsein aspiriert werden kann.

Alternativ wird über eine Kehlkopfmaske beatmet oder über eine eingelegte Kehlkopfmaske mit dem Fiberbronchoskop endotracheal intubiert.

> Anstelle von Atropin, verwendet man heute besser das Anticholinergikum *Glycopyrrolat* (Robinul®), welches die Magensaftproduktion senkt, dabei aber nicht, wie Atropin, den gastroösophagealen Sphinktertonus herabsetzt.

6.3.2 Verhalten bei Aspiration

Sollte es trotz aller Vorsichtsmaßnahmen zur Aspiration gekommen sein, so muß der Mageninhalt so schnell wie möglich abgesaugt werden: Beatmung abbrechen, sofort in Oberkörpertieflagerung endotracheal absaugen. Keine Spülung, da aspiriertes Material sonst in die Lungenperipherie gelangt!

Symptome bei **Aspiration von saurem Magensaft**: Laryngo- oder Bronchospasmus, Rasselgeräusche, Zyanose, Hypoxämie, Bradykardie, ansteigende Beatmungsdrucke, Tachykardie, respiratorische Azidose, Blutdruckabfall.

Bei **Aspiration von festem Material** (Speisereste o. ä.) tritt Tachykardie, Zyanose sowie abgeschwächtes oder aufgehobenes Atemgeräusch ein. Falls festes Material, wie geronnenes Blut oder Speisereste aspiriert wird, sollte mehrfach mit 15–20 ml physiologischer Kochsalzlösung gespült und zwischenzeitlich abgesaugt werden. Möglichst frühzeitig ist das übriggebliebene Material bronchoskopisch zu entfernen, um Infektionen vorzubeugen.

Nach der Absaugung wird eine kontrollierte Beatmung mit hohem Sauerstoffanteil und einem positiv endexspiratorischem Druck (*PEEP*) von 5–8 cm H_2O durchgeführt. Darüber hinaus sollen *Bronchodilatatoren*, wie Aminophyllin, Terbutalin, eventuell Orciprenalin und als Einzeldosis ein Kortikosteroid, z. B. Solu Decortin H 1 g appliziert werden.

Ein **Antibiotikum** soll nur bei Aspiration von infektiösem Material, wie z. B. kotigem Darminhalt gegeben werden. Eine *Volumensubstitution* muß ebenso durchgeführt werden, wie eine kontinuierliche *Katecholamintherapie*.

Die Aspiration von Magensaft mit einem pH $< 2{,}5$ kann zum **Mendelson-Syndrom** führen, dessen Letalität 5–18%, nach anderen Statistiken 40–80% beträgt und das einer intensivmedizinischen Behandlung bedarf.

Das Mendelson-Syndrom ist ein asthmaähnliches Atemnotsyndrom, das sich in der Thorax-Röntgenuntersuchung erst nach 4–6 Std. als interstitielles Lungenödem mit Atelektasen darstellt. Die Alveolarmembranschädigung führt zum Plasmaaustritt, wodurch der Gasaustausch extrem behindert sein kann. Das Lungenödem kann sich bei unkompliziertem Verlauf innerhalb weniger Tage zurückbilden, es können jedoch auch ein ARDS oder ein Lungenabszeß resultieren.

7. Intubationsnarkose

Kontraindikationen gegen Maskennarkosen sind gleichzeitig Indikationen für Intubationsnarkosen:

- keine Nahrungskarenz, Anomalien (kurzer, dicker Hals, Prognathie), Bartträger
- Operationen im Kopf- oder Halsbereich und bei Kopftieflagerung
- Operationen, die eine Relaxierung notwendig machen
- intraabdominale oder -thorakale Eingriffe
- Operationen in Bauch- oder Seitenlagerung
- Schwangere im dritten Trimenon.

Auch für Intubationsnarkosen ist eine Nahrungs- und Flüssigkeitskarenz von 8–12 Std. zu fordern. Bei unaufschiebbarem Operationsbeginn steht die Anästhesie unter erhöhtem Aspirationsrisiko, was im Narkoseprotokoll zu vermerken ist.

Bei schwerverletzten oder schmerzgequälten Patienten ist es sinnlos, die Grenze von mindestens 6 Std. Nüchternheit einhalten zu wollen, da sofort nach dem „Schockgeschehen" die Darmpassage stagniert.

Die Punkte 1–6 der allgemeinen Richtlinien sind durchzuführen (s. Abschn. 5.1) bzw. 13–14.

7.1 Narkoseeinleitung

(7) Bei Narkoseeinleitung soll – besonders bei oraler Prämedikation – **Atropin** in einer Dosierung von 0,25–0,5 mg i. v. appliziert werden. Anschließend wird ein nichtdepolarisierendes **Muskelrelaxanz**, z. B. Vecuronium (Norcuron®) 1 mg, Atracurium (Tracrium®) 5–10 mg, cis-Atracurium (Nimbex®) 1 mg oder Pancuronium 1 mg verabfolgt.

Diese Relaxanzien beugen Muskelzuckungen nach Succinylcholingabe vor. Postoperative Muskelschmerzen werden verringert.

Nach der Präcurarisierung wird mit hohem Sauerstoff-Flow über mehrere Min. präoxygeniert, wobei die Maske oder das Maskenansatzstück locker über das Gesicht gehalten wird. In dieser Zeit wird unter Sprechkontakt mit dem Patienten das Opioid und ggf. DHB gegeben (Fentanyl 0,2–0,3 mg, DHB 2,5–5 mg).

(8) Die Injektion des jeweiligen **Einschlafmittels** soll wie beschrieben stattfinden (s. S. 104). Ruhiger Sprechkontakt gibt Aufschluß über den Wachheitsgrad. Nach dem Einschlafen (Lidreflexe prüfen) soll die Narkosemaske aufgesetzt, der Kopf zurückgebeugt, der Unterkiefer angehoben und bei dichtsitzender Maske leicht

mit einem Sauerstoff-Luftgemisch ventiliert werden. Hierbei wird wenig Druck ausgeübt, um den Magen nicht aufzublähen. Das Überdruckventil, wie bei der Maskenbeatmung beschrieben, bei 20 cm Wassersäule öffnen. Relaxiert wird nur, wenn mit der Maske sicher beatmet werden kann!

Bei einem Beatmungsdruck > 15 cm Wassersäule droht durch Überschreiten des Ösophagusverschlußdrucks eine Luftinsufflation in den Magen.

(9) **Relaxation.** Bei zuverlässiger Maskenbeatmung wird ein *depolarisierendes Muskelrelaxanz*, z. B. Succinylcholin in einer Dosierung von 1–1,5 mg/kg KG injiziert. Die Relaxation ist durch die erleichterte Maskenbeatmung wahrnehmbar, und der Intubationszeitpunkt ist erreicht. Längeres Abwarten verbietet die sehr kurze Halbwertzeit des Succinylcholins.

Alternativ kann auch durch ein *nichtdepolarisierendes Muskelrelaxanz* die Relaxierung und Intubationsfähigkeit erreicht werden: Vecuronium (Norcuron®, 0,06–0,08 mg/kg KG) oder Atracurinum (Tracrium®, 0,4–0,5 mg/kg KG) können nach einer assistierenden Beatmung von 90–120 Sek. ebenfalls gute Intubationsverhältnisse schaffen. Solange keine technischen Voraussetzungen zu Low-flow- oder Minimal-flow-Narkosen gegeben sind, müssen die Anfangskonzentrationen bei reiner Inhalationsanästhesie relativ hoch sein; sie betragen bei Halothan 1,5–2 Vol.%, bei Enflurane 2–3 Vol.% und bei Isofluran 1–1,5 Vol.%. Nach 5–10 Min. sind diese Konzentrationen deutlich zu reduzieren auf Erhaltungsdosen von etwa 30–50% der Ausgangsdosierung. Opioide sind nach Wirkdauer und Operationserfordernis zu applizieren, z. B. Fentanyl 0,1 mg alle 30 Min.

(10) **Anästhetika, Beatmung**

Die Inhalationsanästhetika-Konzentrationen hängen von den Kreislaufverhältnissen ebenso ab, wie von der Reaktion des Patienten auf die Intubation. Blutdruck- und Herzfrequenzanstieg im Zusammenhang mit der Intubation machen die Verwendung höherer Inhalationsanästhetikakonzentration, bzw. die Gabe eines potenten Analgetikums wie Fentanyl erforderlich.

Die maschinelle Beatmung darf erst begonnen werden, wenn der Patient mit der Hand gut und mit normalem Druck zu beatmen ist. Ältere und Patienten im schlechten Allgemeinzustand sowie Kinder bis zu 4 Jahren benötigen ebenso höhere Sauerstoffkonzentrationen im Inspirationsgemisch, wie Patienten mit thoraxchirurgischen oder Oberbaucheingriffen. Jede Umlagerung erfordert eine manuelle Beatmung bis zur endgültigen Fixierung der neuen Lagerung.

Die korrekten Beatmungsvolumina sollen durch die endexspiratorische CO_2-Messung (optimal: 3, 5–4 Vol.%) kontrolliert werden.

Steht **keine endexspiratorische CO_2-Messung** zur Verfügung, gelten folgende Anhaltswerte für die Narkosebeatmung:

– Atemminutenvolumen = Atemzugvolumen (7 ml/kg KG) × 12

Beispiel für einen 70 kg Patienten: 490 ml × 12 = 5,8–6 l

Dies ist eine niedrigere Ventilation, als in den meisten Lehrbüchern empfohlen wird, sichert jedoch die adäquate Ventilation, wenn nicht Fieber, Stoffwechselsteigerungen, sehr flache Narkose oder Sepsis vorliegen.

(11) Die weitere Relaxation erfolgt mit einem **depolarisationshemmenden Relaxanz,** wenn nicht bereits unter Verwendung solcher Substanzen intubiert worden ist. Repititionsdosen sind:

Vecuronium (Norcuron® 0,04–0,06 mg/kg KG), *Atracurium* (Tracrium® 0,4–0,6 mg/kg KG), *cis-Atracurium* (Nimbex® 0,04–0,07 mg/kg KG), *Pancuronium* (0,04 mg/kg KG)

Repetitionsdosen des depolarisierenden Succinylcholin sollten vermieden werden, da nach Dosen über 300 mg ein Dualblock von nicht vorhersehbarer Dauer auftreten kann!

(12) **Bedarfsgerechte Dosierung**

Inhalationsnarkotika und Opioide dosiert man nach Bedarf bzw. Narkosetiefe und kontrolliert: Puls- und Blutdruck, vegetative Zeichen wie Schwitzen, Augentränen, Abwehrbewegungen, Anstieg der Beatmungsdrücke.

Diese Parameter werden auch von anderen Ursachen beeinflußt. So kann z. B. eine Tachykardie auf einen Volumenmangel, auf eine Schmerzreaktion (Herzrhythmusstörung) oder auf Medikamente zurückgehen, z. B. Atropin oder Katecholamine.

7.2 Narkoseausleitung, Extubation

(13) Zur **Narkoseausleitung** soll das Inhalationsanästhetikum rechtzeitig reduziert oder abgestellt werden. Wenn seit der letzten Relaxanzgabe nicht mehr als 20 Min. bei Vecuronium und Atracurium oder 40 Min. bei Pancuronium vergangen ist, muß eventuell antagonisiert werden.

Antagonisierung. Bei Spontanatmung, die noch insuffizient ist (nicht früher), soll eine Mischspritze mit einer Ampulle Atropin (0,5 mg) und 2 Ampullen Prostigmin (1,0 mg) langsam unter weiterer assistierender Beatmung appliziert und die Spontanatmung unterstützt werden. Der Patient sollte nach Möglichkeit unter reduzierter Konzentration des Inhalationsnarkotikums bereits spontan atmen können. Nach Abstellen des Inhalationsnarkotikums und des Lachgases beatmet man mehrere Min. mit 100% Sauerstoff oder mit einem Sauerstoff-Luftgemisch zur Vermeidung einer Diffusionshypoxie. Nach der teilweisen Lösung der Tubusfixation soll vorsichtig oral abgesaugt werden, wobei zum Eigenschutz Handschuhe erforderlich sind.

Die **Extubation** darf erst erfolgen, wenn das Spontanatemzugvolumen mindestens 400–500 ml beträgt. Sie kann auf zweierlei Arten erfolgen:

– *unter Überdruck*: Hierzu wird der Patient wieder an das Kreisteil angeschlossen, das Überdruckventil auf etwa 20 mbar eingestellt und unter einer manuellen Inspiration der Tubus entblockt und entfernt

– *unter endotrachealem Absaugen*: Hierbei werden ein steriler Absaugkatheter mit sterilen Einmalhandschuhen bis zum Auslösen eines Hustenreizes in die Trachea eingeführt, der entblockte Tubus wird dann unter kontinuierlicher Absaugung entfernt, wobei darauf zu achten ist, daß vorher die Mundhöhle gründlich von Sekret befreit ist.

Das Extubieren unter kontinuierlicher Absaugung ist bei Kindern oder Patienten, bei denen eine Reizung des Tracheobronchialsystems vermieden werden muß, z. B. bei Asthmatikern kontraindiziert. Außerdem wird die Atelektasebildung begünstigt.

Nach der Extubation werden die Luftwege mit dem Esmarch-Handgriff freigehalten und bei Bedarf nochmals der Mund-Rachen-Raum abgesaugt. Es soll dann noch über die Maske Sauerstoff appliziert werden, wobei gleichzeitig auf die Suffizienz der Spontanatmung geachtet werden soll. Die Übergabe in den Aufwachraum sollte nur bei stabilem Kreislauf, suffizienter Spontanatmung und mit intakten Schluckreflexen erfolgen.

Der Patient sollte einfachen Aufforderungen nachkommen können: Kopf heben und ungefähr 2–3 Sek. halten, Arm anheben und die Zunge herausstrecken.

(14) Zeichen für einen **Relaxanzüberhang** sind: ruckartige Kopfbewegungen, Unruheäußerungen, kurze, schnelle Atemzüge mit kleinen Atemzugvolumina und hoher Frequenz. Die Patienten haben Schwierigkeiten, die Augen zu öffnen, die Stirn zu runzeln und können weder Kopf noch Arm anheben oder die Zunge herausstrecken.

Deutlich hiervon zu unterscheiden ist ein möglicher **Opiatüberhang** nach Neuroleptanästhesien mit tiefen Atemzügen, langen Apnoephasen und „Kommandoatmung“, wobei der Patient nur nach Aufforderung atmet. Auf Ansprache erscheinen diese Patienten hellwach, schlafen jedoch ohne Weckreiz wieder ein. Besonders problematisch ist diese Opiatnachwirkung bei Patienten mit einem geringen postoperativen Schmerzniveau, da hierdurch keine Anregung der Spontanatmung erfolgt. Todesfälle durch sogenannte Opiatüberhänge in der postoperativen Phase beruhen auf der Tatsache, daß in der Extubations- und Umlagerungsphase relativ viele Außenreize auf den Patienten einwirken, wodurch zunächst das Vigilanzniveau erhöht wird. Nach Beendigung dieser „Außenreize“ kann die Opiatwirkung erneut auftreten.

8. Neuroleptanalgesie (NLA)

Neben *DHB* und *Fentanyl* verwendet man heute für die NLA weitere Medikamente:

- *Narkoseeinleitung*: Hypnotika wie Etomidat, Methohexital, Thiopental, Propofol, Midazolam, Flunitrazepam
- *Analgesie*: Opiate wie Fentanyl, Alfentanil, Sufentanil
- *vegetative Dämpfung*: Neuroleptika wie DHB oder Sedativa wie Midazolam, Flunitrazepam, Diazepam
- *Relaxierung*: depolarisationshemmende Muskelrelaxanzien wie Vecuronium, Atracurium, Pancuronium

DHB, im geringen Maße auch *Barbiturate*, verstärken einen *latenten Volumenmangel* unter Narkose und können zum Blutdruckabfall führen; daher muß vor Narkoseeinleitung ein (latenter) Volumenmangel ausgeglichen werden.

Die Narkoseeinleitung, die im folgenden für die Neuroleptanalgesie beschrieben wird, kann modifiziert auch für die „*balanced-anesthesia*" angewendet werden: Zunächst wird ein nichtdepolarisierendes Muskelrelaxanz in niedriger Dosierung verabreicht, z. B. 1 mg Vecuronium oder 5–10 mg Atracurium. Die anschließende Opiatgabe ist vom Alter und Zustand des Patienten abhängig. Am Beispiel des **Fentanyl** kann folgende Anhaltsregel gegeben werden:

- 0,1 mg: bei alten Patienten in schlechtem Zustand, bei Patienten mit Ausgangsblutdruck < 80 mm Hg systolisch, bei Patienten mit einem Körpergewicht < 50 kg.
- 0,2 mg: bei Patienten mit Ausgangsblutdruck < 100 mm Hg systolisch, in reduziertem Allgemeinzustand und mit niedrigem Körpergewicht.
- 0,3 mg: sonst gesunde Patienten mit normalem Ausgangsblutdruck ohne wesentliche Vorerkrankungen.
- 0,4–0,6 mg: bei Patienten, die besonders kräftig sind oder in deren Anamnese Alkohol- oder Medikamentenabusus bekannt ist, sowie bei starken Rauchern.

Etwa 1–2 Min. nach Fentanylgabe soll DHB (2,5–5 mg) verabfolgt werden. Auch hier ist die Dosis alters- und blutdruckabhängig. Etwa 2 Min. nach Fentanyl bzw. DHB soll das Einschlafmittel (Etomidat, Methohexital, Thiopental, Propofol) langsam i. v. injiziert werden. Nach dem Einschlafen soll die Gesichtsmaske aufgesetzt und mit einem Gemisch aus 2 l Sauerstoff und 4 l Lachgas assistierend beatmet werden.

Die Intubation erfolgt nach Injektion von Succinylcholin 1–1,5 mg/kg KG oder einer Intubationsdosis eines depolarisationshemmenden Relaxanz, beim Erwachsenen z. B. 4–5 mg Vecuronium (Norcuron) oder 25–30 mg Atracurium (Tracrium).

Vor dem Hautschnitt wird Fentanyl verabreicht, wobei sich die Dosis nach den bei Narkoseeinleitung gemachten Erfahrungen richtet: 0,1–0,2 mg. Fentanyl muß wegen der kurzen Wirkdauer intraoperativ alle 20–40 Min. nachinjiziert werden: 0,05–0,1 mg.

Bei langdauernden Narkosen, besonders bei schmerzunempfindlichen Operationsgebieten, kann das Nachdosierungsintervall sehr viel größer sein.

Besonderheiten der NLA sind:

– *Atemdepression.* Werden mehr als 0,4–0,5 mg Fentanyl verabreicht, muß postoperativ mit einer Opiatnachwirkung im Sinne einer Atemdepression gerechnet werden. Die Beobachtung derReaktionsfähigkeit und eine ausreichende Spontanatmung bei Narkoseende haben deshalb eine besondere Bedeutung. Im Zweifelsfall muß mit *Naloxon* (Narcanti) antagonisiert werden: Die 0,4 mg enthaltende Ampulle Naloxon wird auf 10 ml verdünnt und titrierend in 0,04-mg-Schritten injiziert.

Eine zu brüske Antagonisierung hebt die analgetische Fentanylwirkung postoperativ auf und führt zu stärkeren Schmerzen, möglicherweise zu erhöhtem Sauerstoffverbrauch und Krampfanfällen.

– *Blutdruck.* Bei älteren und sehr kräftigen Patienten werden in der Narkose, besonders bei reiner NLA, seltener bei balanzierter Anästhesie, hypertone Dysregulationen beobachtet. In der Praxis hat es sich daher bewährt, zusätzlich zur NLA Inhalationsanästhetika zu verabfolgen, was auch zu einer Opiateinsparung führen kann. Bei ausreichender Analgesie und Narkosetiefe soll bei intraoperativer Hypertonie, z. B. bei laparoskopischen Operationen (siehe dort) ein Antihypertensivum, z. B. Urapidil (Ebrantil®) 20–50 mg i. v. verabreicht werden.

Antagonisten *für Opiate, Relaxanzien* und *Benzodiazepine* sollen nicht dazu verleiten, jede der anästhesiologische Wirkkomponenten auch tatsächlich zu antagonisieren. Nach wie vor gilt: Diejenige Narkose ist die beste, deren Bestandteile man am Narkoseende nicht zu antagonisieren braucht, ohne daß der Patient an anästhetikabedingten Nachwirkungen zu leiden hat.

9. Medikamentenliste: Injektionsnarkotika

Etomidat (Hypnomidate®, Etomidat lipuro®) 1 Amp. (10 ml = 20 mg Etomidat: barbituratfreies Hypnotikum ohne analgetische Komponente, keine Auswirkung auf die Spontanatmung, geringe Herz-Kreislauf-Nebenwirkung.)

- *Nebenwirkungen*: Muskelzuckungen (Myokloni), Hemmung der Nebennierenrindenfunktion, bei Hypnomidate Venenreizung.
- *Dosierung*: 0,15–0,3 mg/kg KG i. v. zur Narkoseeinleitung

Methohexital (Brevimytal®) Injektionsflasche zu 100 oder 500 mg (Lösungsmittel: Aqua, Glukose 5%ig oder NaCl 0,9%ig): kurzwirkendes Barbiturat ohne analgetische Wirkung. Plazentagängig, geringe atemdepressive Wirkung, mäßige Nebenwirkung auf Herz-Kreislauf-System, deutliche bronchospastische Nebenreaktionen.

- *Nebenwirkungen*: allergische Reaktionen, Singultus, Broncho- und Laryngospasmus möglich. Potenzierung der Wirkung durch Opiate und Alkohol sowie andere zentral dämpfende Substanzen.
- *Dosierung*: 1–1,5 mg/kg KG i. v.
- *Kontraindikationen*: Porphyrie, Schock, Hypovolämie, Barbituratallergie, Intoxikationen mit zentral dämpfenden Substanzen.

Thiopental (Trapanal®): Injektionsflasche mit 0,5 g (Lösungsmittel: Aqua, Glukose 5 %ig oder NaCl 0,9 %ig) Mit 20 ml Lösungsmittel aufgezogen entsteht eine 2,5 %ige Lösung: 1 ml = 25 mg Thiopental Natrium. Kurzwirkendes Barbiturat mit raschem Wirkungseintritt ohne analgetische Wirkung, plazentagängig, antikonvulsiv.

- *Nebenwirkungen*: Atemdepression, negativ inotrop, Blutdruckabfall, allergische Reaktionen, Broncho- und Laryngospasmus möglich, Wirkverstärkung durch Alkohol, Opiate und andere zentral dämpfende Substanzen.
- *Dosierung*: 3–5 mg/kg KG i. v., Injektion nach Wirkung
- *Kontraindikationen*: Porphyrie, Leber- und Nierenfunktionsstörungen, Schock, Hypovolämie, manifeste Herzinsuffizienz, Asthma sowie chronisch-obstruktive Lungenerkrankungen, Barbituratallergie, Intoxikationen mit zentral dämpfenden Substanzen.
- *Dosisreduktion* bei alten Patienten, bei Patienten mit Hypovolämie, Anämie, Niereninsuffizienz notwendig.
- *Dosiserhöhung* kann bei Alkoholikern und Drogenabhängigen notwendig sein.

Bei Injektion von Thiopental bemerken die Patienten einen knoblauchartigen Geschmack, der gelegentlich als unangenehm empfunden wird.

Propofol (Disoprivan®): 1 Amp mit 20 ml = 200 mg oder 400 mg verfügbar. Barbituratfreies Kurzhypnotikum ohne analgetische Komponente, Blutdruckabfall durch Gefäßerweiterung möglich, bei Schwangeren und bis zum 3. Lebensjahr z. Zt. nicht zugelassen.

- *Nebenwirkungen*: Atemdepression, Blutdruckabfall, Bradykardie, Husten, Venenreizung.
- *Dosierung*: 1,5–2 mg/kg KG i. v. zur Narkoseeinleitung, 6–10 mg/kg KG/Std. zur Narkoseaufrechterhaltung als Dauerinfusion.
- *Indikation*: Narkoseeinleitung, i. v. Kurznarkose in Kombination mit Opiatanalgetikum oder Ketamin, TIVA
- *Kontraindikationen*: Schock und Volumenmangel, sowie wegen bisher fehlender klinischer Erfahrung Schwangerschaft, Stillzeit und Anästhesie bei Kindern < 3 Jahren.

Ketamin (Ketanest®): Amp. 1 % 5 ml = 50 mg Ketamin, Amp. 2 % 2 ml = 100 mg Ketamin, Injektionsflasche 10 ml = 100 mg Ketamin. Hypnotikum mit guter Analgesie, Spontanatmung bleibt erhalten, Schutzreflexe im Rachenraum bleiben erhalten.

- *Nebenwirkungen*: Steigerung von Speichelfluß und Bronchialsekretion, Blutdruck, Herzfrequenz, Sauerstoffverbrauch, intrakraniellem und Augeninnendruck, Auslösung postoperativer Angstträume und Halluzinationen
- *Dosierung*: Zur Narkoseeinleitung 1,0–2 mg/kg KG i. v. oder 3–8 mg/kg KG i. m. (bei Kindern) Nachinjektionen zur Narkoseaufrechterhaltung 0,25–1,0 mg/kg KG alle 10–20 Min.
- *Dosierung* zur Analgesie: *i. v.* 0,25, *i. m.* 1–2 mg/kg KG (hierbei bleibt das Bewußtsein erhalten, die analgetische Wirkung kann z. B. durch Kombination mit Propofol zur Kurznarkose bei erhaltener Spontanatmung ausgenutzt werden)
- *Indikationen*: Kombination mit Benzodiazepinen für Narkosen unter Spontanatmung (Ataranalgesie), Narkoseeinleitung bei unkooperativen Kindern (i. m.) sowie bei Asthmatikern, Analgesie im Rettungsdienst
- *Kontraindikationen*: Hypertonie, latente oder manifeste Herzinsuffizienz, erhöhter intrakranieller Druck, perforierende Augenverletzungen, EPH-Gestose, Operationen im Mund-Rachen-Hals-Bereich unter Spontanatmung

10. Nebenreaktionen der Anästhesie

10.1 Nebenreaktionen durch die Narkose

Diese Reaktionen sind untrennbar mit dem Narkosezustand verbunden und daher *unvermeidlich*. Sie sind unterschiedlich stark ausgeprägt:

- gestörte Reflexkoordination. Hierzu gehören Aspiration, Laryngo-, Bronchospasmus sowie reflektorischer Atemstillstand
- gestörte Atemtätigkeit: Hemmung des Atemzentrums, Erschlaffung der Mundboden- und Kiefermuskulatur mit Zurückfallen der Zunge und des Zungengrundes
- gestörte Kreislaufregulation: zentrale Kreislaufdepression und periphere Kreislaufregulationsstörungen mit Dilatation der Widerstandsgefäße.

Gegenmaßnahmen sind: niedrigere Anästhetikadosen, spezifische Antagonisten, individuelle Wahl des Anästhesieverfahrens.

10.2 Nebenreaktionen durch Anästhetika

Alle nachfolgend genannten Nebenreaktionen sind (weitgehend) *vermeidbar* durch Auswahl, Dosierung und Kombination von Medikamenten und Beachtung der Kontraindikationen:

– *psychische Veränderungen* (bei den Inhalationsanästhestika Halothan, Enfluran und Isofluran deutlicher als bei i. v. Narkotika ausgeprägt): Exzitations- und Unruhezustände in der Aufwachphase, Träume und dysphorische Erscheinungen, zum Teil bis weit in die postoperative Phase hinein.

Eine Besonderheit stellt das **Ketamin** dar: Hier kommt es bei *alleiniger Verabreichung* zu undefinierbaren Angstzuständen, verzerrten Sinneswahrnehmungen, Verlagerung von Raum- und Zeitgefühl. Diese Mißempfindungen sind durch Kombination mit Benzodiazepinen vermeidbar.

– *Störungen der autonomen Regulation*: Durch Ketamin wird der *Sympathikotonus* erhöht, durch Barbiturate, Inhalationsanästhetika und Opiate der *Parasympathikotonus* gesteigert.

– *Myokarddepression*: Bei genügend hoher Dosierung wirkt jedes Anästhesiemittel negativ inotrop, dies gilt auch für Lachgas. Unterschiede bestehen lediglich in der Intensität.

Etomidat als Induktionshypnotikum, die Opiate sowie das niedrig dosierte Isofluran verhalten sich hinsichtlich der Myokarddepression besonders günstig.

– *Störungen des kardialen Reizleitungssystems*: Die Irritabilität des Myokards wird gesteigert durch Halothan, Adrenalin, Hypoxie, CO_2. Besonders gefährlich ist die Kombination aus Halothan mit adrenalinhaltigen Lokalanästhetika; ähnlich problematische Auswirkungen haben unerkannte Hypoxie und Hyperkapnie im Rahmen einer Inhalationsanästhesie.

– *Leberfunktionsstörungen*: Halothan, geringer Enfluran und am wenigsten Isofluran beeinträchtigen die Leberfunktion, verstärkt durch Sauerstoffmangel bei Maskennarkosen und unzureichender Spontanatmung. Ursache ist der Metabolisierungsgrad: Halothan 15–20%, Enfluran 3–5% und Isofluran 0,4–0,6%.

Halothan ist relativ *kontraindiziert* bei Lebererkrankungen, bei Patienten, die nach Halothannarkosen unklare Fieberschübe hatten und solchen, die sich in kurzen Zeiträumen wiederholten Narkosen unterziehen müssen.

– *Nierenstörungen*: Alle Anästhetika reduzieren die Nierendurchblutung mit der Folge von Minderperfusion und -filtration. *Dopamin* in niedriger Dosis (1–2 µg/kg KG/min) stabilisiert den renalen Plasmafluß und kann diese Nebenreaktion verhindern.

– *Uterusatonie*: Besonders durch Inhalationsanästhetika, vor allem Halothan, besteht die Gefahr atonischer Nachblutungen nach Entbindung oder Sectio.

– *Phlebitiden*: Nach i. v. Applikation von Diazepam (Valium), Etomidat (Hypnomidate), aber auch nach Natriumbicarbonat und nach hypertonen Lösungen mit einer Osmolarität > 800 mOsmol/l (20% Glukose, 10% Aminosäuren, 20% NaCl) können Venenentzündungen auftreten.

– *Überempfindlichkeitsreaktionen*: Bei jedem Medikament, z. B. bei Succinylcholin, bei Barbituraten oder Antibiotika können Überempfindlichkeitsreaktionen vom Auftreten eines leichten Exanthems bis zum anaphylaktischen Schock auftreten, allergische Erscheinungen in einer Allgemeinanästhesie sind allerdings außerordentlich selten.

– *Muskelrelaxanzien*: Die depolarisationshemmenden Muskelrelaxanzien Vecuronium, Atracurium, Pancuronium werden durch azidotische Stoffwechsellage in ihrer Wirkung verstärkt, ebenso bei gleichzeitiger Gabe einiger Antibiotika wie Cepholosporine und Aminogykoside. Auch nach Antagonisierung ist eine Recurarisierung möglich, insbesondere bei dem langwirkenden Pancuronium. Vecuronium und Pancuronium wirken bei Niereninsuffizienz verlängert, hier verhält sich Atracurium, das durch die Hofmann-Elimination abgebaut wird, günstiger.

Succinylcholin löst eine Vielzahl gefährlicher Nebenwirkungen aus: am Herzen verursacht es eine vagusbedingte Bradykardie, sowie Arrhythmien, besonders bei wiederholter Applikation. Durch Histaminfreisetzung kann es zu Blutdruckabfall, Spasmen der Bronchialmuskulatur und zur Asystolie kommen. Am Auge verursacht Succinylcholin eine Steigerung des Innendrucks und eine Konjunktivitis durch Gefäßerweiterung. Spezielle Atemstörungen sind der Dualblock nach Dosen > 300 mg durch Veränderung der Rezeptorstruktur, ein verzögerter Succinylcholinabbau durch Pseudocholinesterasemangel, z. B. bei Lebererkrankung oder Störungen im Eiweißhaushalt sowie ein völlig fehlender Abbau bei einem erblich bedingten absoluten Cholinesterasemangel, wodurch es zu stundenlangen Apnoephasen kommen kann. Therapie der Wahl: Cholinesterasekonzentrat i. v.

Kontraindiziert ist *Succinylcholin* bei Hyperkaliämie, z. B. bei Polytrauma und nach schweren Verbrennungen sowie bei Sepsis, Urämie und neuromuskulären Erkrankungen.

Da mit Vecuronium und Atracurium depolarisationshemmende Muskelrelaxanzien mit kurzer Wirkdauer vorliegen, kann vielfach auf Succinylcholin verzichtet werden.

Die *maligne Hyperthermie*, die eine lebensbedrohliche Reaktion durch Anästhetika als Triggersubstanzen darstellt, wird gesondert besprochen.

10.3 Weitere Nebenreaktionen

> Nebenreaktionen durch Irrtum, Verwechslung oder falsche Handhabung von Geräten, technische Einrichtungen, Medikamente sind grundsätzlich *vermeidbar.*

10.3.1 Verwechslung und Gerätefehler

Die folgenden Zwischenfälle sind vermeidbar:

– *Sauerstoffmangel im Atemgasgemisch* durch unbemerktes Versiegen der Sauerstoffzufuhr, defekte Rotameter oder Verwechslung von Druckflaschen und Anschlüssen.

Bei heutigen Narkosegeräten wird die Passage für Lachgas nur geöffnet, wenn genügend Druck auf das Steuerventil der Sauerstoffzufuhr gegeben wird. Desweiteren sind Sauerstoffmeßfühler und Alarme für Sauerstoffmangel in die Narkosegeräte integriert.

– *CO_2-Überschuß* im Atemgasgemisch tritt auf bei Erschöpfung des Absorberkalks, auch bei Fieber, septischen Zuständen oder erhöhtem Stoffwechsel durch zu flache Anästhesieführung. Ein zu rascher Ausgleich der Hyperkapnie kann zu Kammerflimmern führen.

– *Falsche Konzentrationswerte* bei Präzisionsverdampfern: Immer wieder wird über falsche Konzentrationswerte bei Inhalationsanästhetika-Verdampfern berichtet, die zum Teil durch Verharzen oder durch Bedienungsfehler zustandekommen.

– *Respiratorpannen*: ungenügende Beatmung durch Druckabfall (Diskonnektion, Leckage, Leistungsabfall des Respirators) oder Überdruck im System infolge von Obstruktionen der Atemwege: Blockerhernie, Bronchospasmus, Sekretverhalt.

Eine *differentialdiagnostische* Klärung, ob die ungenügende Beatmung technisch oder patientenbedingt ist, bringt eine kurzzeitige Beatmung mit dem Ambubeutel.

– *Verwechslung von Medikamenten*: Durch ungenügende Kennzeichnung, falsches Aufziehen, fehlende Verdünnung bei Säuglingsnarkosen kann es zu Verwechslungen bzw. zu Überdosierung von Medikamenten kommen.

– *Makroschock*: Der Körper gerät in den Stromkreis, ab 100–300 mA kann Kammerflimmern resultieren.

– *Mikroschock*: Bei intravasalen Sonden, Herzschrittmachern, arterieller Druckmessung, Swan-Ganz-Katheter kann ein Strom von 0,08–0,1 mV fließen, der ebenfalls Kammerflimmern auslösen kann.

– *Verbrennungen* durch Diathermiegeräte: Hochfrequenzströme sind für das Herz harmlos, eine defekte Erdleitung kann aber zu Verbrennungen führen, wenn der Strom statt über die indifferente Elektrode über eine andere geerdete Stelle abfließt, z. B. über der Haut anliegende Metallteile, EKG-Elektroden o. ä.. Auf eine Vermeidung übermäßiger Flüssigkeitsansammlung um den Patienten herum ist daher zu achten.

10.3.2 Lagerungsschäden

Über die exakte Lagerung informiert Abschnitt 2. 1. 6, S. 14.

Unsachgemäße Lagerung bedingt folgende Schäden:

– *Druckschäden an peripheren Nerven* (s. Abb. 2.1-2 bis 5): Sie können verhindert werden durch Vermeiden extremer Kopftieflagerung bei Gebrauch von Schulterstützen, durch Vermeidung von Abduktion des Infusionsarmes > 90°, von Abknikken des Infusionsarmes nach unten, von Druckschäden durch sich abstützende Chirurgen bzw. durch Lagerungsschäden bei Seiten- und Bauchlagerung

– *Augenschäden* durch Druck, Desinfektionsmittel, Blut oder ähnliches.

– *Injektionsschäden* durch versehentliche paravenöse Injektion, intraarterielle Injektion, Perforation eines zentralvenösen Katheters, Infusionsthorax

– *Intubationskomplikationen*, z. B. Verletzungen, zu starkes Blocken der Tubusmanschette mit Blockerhernie, durch Fehlintubation mit Überblähung des Magens, Zahnschädigung, Blutung an Lippe, Zunge und Gaumen.

10.3.3 Narkose- und operationsbedingte Nebenreaktionen

Diese Nebenreaktionen sind unvermeidbar und stehen in keinem ursächlichen Zusammenhang zu Narkose und Operation. Hierzu gehören: Akuter Schub einer Schizophrenie, Verschlechterung einer Epilepsie, Auslösung eines Status asthmaticus bei entsprechender Disposition sowie die Verschlechterung neurologischer Erkrankungen wie multiple Sklerose, Muskeldystrophie o. ä.

10.3.4 Schwierige Intubation

Besondere **Intubationsprobleme** können erwartet werden bei:

- Kiefersperre und kurzem, dicken Hals, HWS-Frakturen
- vorstehendem Ober- oder Unterkiefer
- Fehlbildungen: Mikrognathie, Gaumenspalte, Makroglossie
- Versteifung der Halswirbelsäule, Spondylitis ankylosans oder Klippel-Feill-Syndrom
- tumorösen oder entzündlichen Veränderungen von Epiglottis, Kehlkopf und Trachea

- großen Strumen, Peritonsillarabszeß
- Verletzungen im Intubationsbereich
- mandibulofazialen Fehlbildungen, Mundbodenkarzinom.

Die Relaxation zur Intubation in Allgemeinanästhesie darf nur dann durchgeführt werden, wenn Maskenbatmung gesichert ist. Die Lagerung des Kopfes soll in verbesserter *Schnüffelstellung* unter Bereitlegung verschiedener Laryngoskop-Spatel- und Tubusgrößen durchgeführt werden (s. Abschn. 2. 8. 3, S. 74). Ein Tubus mit biegsamem Einführungsstab ist vorzubereiten, vom Hilfspersonal kann auf den Kehlkopf gedrückt werden, um den Intubationsvorgang zu erleichtern.

Für die Praxis einer **absehbar erschwerten Intubation** empfiehlt sich folgendes Vorgehen:

(1) *Voruntersuchung*: Öffnen des Mundes, Feststellen des Zahnstatus, der HWS-Beweglichkeit sowie eine möglichst ausgedehnte, mehrere Minuten andauernde Präoxygenierung.

(2) Bei *möglicher Maskenbeatmung* Intubationsversuch unter Verwendung kurzwirkender Hypnotika und Relaxanzien.

(3) Versuch der Intubation in Allgemeinanästhesie unter erhaltener oder wieder ingangkommender Spontanatmung (alternativ kann unter Schleimhautanästhesie beim wachen Patienten mit blindnasaler Technik oder über ein fiberoptisches Bronchoskop intubiert werden)

(4) Alternativ wird über eine liegende *Kehlkopfmaske* fiberoptisch intubiert.

In **Notfällen** kann auch die *retrograde Intubation* durchgeführt werden: In Lokalanästhesie wird mit einer Periduralkanüle das Lig. cricothyreoideum punktiert, ein Periduralkatheter nach oben geschoben und über die Epiglottis in den Pharynx eingeführt. Dieser Katheter ist Leitschiene für den Tubus, nachdem er durch den Mund herausgezogen wurde.

Koniotomie. Ultima ratio bei unmöglicher Intubation und unzureichender Maskenbeatmung ist die Koniotomie nach Inzision des Lig. conicum (Lig. cricothyreoideum).

Schwierige Intubationen unter Notfallbedingungen:
- Beachtung aller Hinweiszeichen, in diesen Fällen strengste Indikation
- keineswegs primär Muskelrelaxanzien verwenden, Maskenbeatmung und Absaugmöglichkeit sichern, ausreichende Präoxygenation über Maske
- optimale Lagerung und Hilfestellung: Kopffixierung, Ausgleich der anatomischen Achsen, Kehlkopfdruck
- keine Panik, keine Gewalt
- wenn Epiglottis sichtbar: „Hockeyschlägertrick“ durch Umbiegen eines weichen Führungsstabes am Ende des Endotrachealtubus
- nach geglückter endotrachealer Intubation Überprüfung der korrekten Lage durch Auskultation, Pulsoxymetrie und CO_2-Monitoring.

10.3.5 Perioperative arterielle Hypertonie

Bluthochdruck während der Allgemeinanästhesie ist stets ein Alarmsymptom.

10.3.5.1 Ursachen

Ätiologisch kommen in Frage:

- unzureichende vegetative Abschirmung gegenüber Schmerz und anderen exogenen Stimuli wie Intubation, Hautinzision, Zug am Mesenterium
- Hyperkapnie/respiratorische Azidose führen zu Sympathikusstimulation mit Tachykardie, Schwitzen und Gesichtsrötung
- Hypoxämie verursacht auch unter einer Anästhesie Blutdruckanstieg
- Hypothermie führt über periphere Vasokonstriktion zu hypertonen Dysregulationen
- (maligne) Hyperthermie kann in der Anfangsphase Blutdruckanstiege herbeiführen
- Harnblasenüberdehnung kann auch intraoperativ zu hypertensiven Reaktionen führen, nach Entleerung der Blase kann eine Hypotension resultieren
- lokal applizierte Sympathomimetika können einen erhöhten Blutdruck nach sich ziehen, besonders wenn deren Resorption gesteigert ist (z. B. bei Augenoperationen in Lokalanästhesie)
- nach kontrollierter Hypotension mit Nitroprussidnatrium und Nitroglycerin kann es insbesondere unter NLA zu teilweise exzessiven Rebound-Hypertonien kommen
- erhöhter intrakranieller Druck oder operative Manipulationen in Hirnstammnähe können Hochdruckursache sein
- Abklemmen der Aorta bei Gefäßeingriffen führt zur Hypertonie mit Abfall des HZV und Bradykardie
- intraoperative Manipulationen an hormonaktivem Gewebe oder Tumoren können eine Hypertonie verursachen: Phäochromozytom, Nebennierenrindentumor, Schilddrüsentumor, Insulinom, Magentumor
- Eklampsie (heute besser: hypertensive Erkrankung in der Schwangerschaft) in der Spätschwangerschaft tritt oft mit extremen Blutdruckanstiegen in Erscheinung
- beim TUR-Syndrom (Einschwemmung von Spülflüssigkeit bei transurethralen Prostataresektionen durch eröffnete Prostatavenen) kann die Hypertonie ein Begleitsymptom sein, das zusammen mit Hypervolämie, Hämolyse und Hyponatriämie auftritt.

Besondere Formen intraoperativer Hypertonien, die nicht behandelt werden dürfen sind:

- Hypertonie bei Aortenklappeninsuffizienz: hoher systolischer, niedriger diastolischer Druck
- Hypertonie bei Aortenistmusstenose: hier herrscht in der oberen Körperhälfte ein erhöhter Blutdruck; um neurologische und renale Komplikationen wie Paraplegie und Oligo-/Anurien zu vermeiden, muß auch in der unteren Körperhälfte ein ausreichender Systemdruck aufrechterhalten werden
- totaler AV-Block: hoher systolischer, niedriger diastolischer Wert.

10.3.5.2 Therapie

Vor Antihypertensiva-Applikation überprüfen:

- *autonomes Nervensystem*: Vertiefung der Narkose, Analgetikagabe, Temperaturkontrolle, Harnblasenkontrolle
- *Respiration*: Sicherung ausreichender Oxygenierung und Ventilation, Ausgleich metabolischer Störungen
- *Volumensituation*: Volumenmangel oder -überlastung, Volumenausgleich vornehmen bzw. Ausscheidung kontrollieren.

Antihypertensiva sind auch erforderlich, wenn präoperativ keine Hypertonie bestand; man geht wie folgt vor:

Urapidil. Bei hypertonen Reaktionen unter normaler Herzfrequenz, auch bei vorgeschädigten Patienten, ist Urapidil (Ebrantil®) anwendbar: Ampullen zu 25 mg (5 ml) oder 50 mg (10 ml), langsam i. v. in Dosierungsschritten von 10 mg bis zu einer maximalen Dosis von 1,5 mg/kg KG applizieren.

Hinweis: Urapidil ist das einzige Antihypertensivum, das auch bei erhöhtem intrakraniellen Druck anwendbar ist.

Nifedipin (Adalat pro infusione®) 5 mg Infusionsflasche, muß über Perfusor angewendet werden und wird in einer Dosis von 1–1,5 mg/Std. appliziert.

Betablocker. Bei Hypertonie mit Tachykardie und -arrhythmie können Betablokker, z. B. *Metoprolol* (Beloc®) 1–2–5 mg langsam i. v. bis zu einer Maximaldosis von 0,1 mg/kg KG appliziert werden. Alternativ ist auch *Sotalol* (Sotalex®) anwendbar, wegen seiner besonders kurzen Halbwertzeit eignet sich auch *Esmolol* (Brevibloc®) 1 mg/kg KG.

Nitroglycerin. Bei Hypertonie unter hoher Vorlast, bei Bradykardie oder Normofrequenz wird Nitroglycerin (Perlinganit o. ä.) zunächst in einer Dosis von 0,1–0,3 mg i. v. als Bolus und anschließend über Perfusorgabe appliziert.

Nitroglycerin ist kontraindiziert bei erhöhtem intrakraniellen Druck.

Nitroprussidnatrium (NPN) kann in einer Dosis von 2–8 µg/kg/min über Perfusor bei therapierefraktärer Hypertonie bei hoher Vor- und Nachlast angewendet werden. Die Substanz muß lichtgeschützt appliziert werden, bei Absetzen oder Dosisreduktion können schwere Rebound-Hypertonien auftreten, kontinuierliche arterielle Blutdruckmessung ist obligat

Furosemid (in speziellen Situationen): Hypertonie *bei Hypervolämie*: Furosemid 10–20–40 mg i. v. und **Verapamil** bei *Hypertonie mit tachykarden Vorhofarrhythmien*: Isoptin 5 mg/2 ml (Dosis 2,5–5 mg langsam i. v.)

Häufige Ursachen **postoperativer Hypertonie** sind: Schmerzen, Hypoxämie, Hyperkapnie, Blasenüberdehnung, Hypervolämie, Wirkungsverlust präoperativ verabreichter Antihypertensiva.

10.3.6 Maligne Hyperthermie (MH)

Die maligne Hyperthermie ist eine schwere Komplikation der Anästhesie mit einer Mortalität von bis zu 60%. Sie tritt mit einer Häufigkeit von 1 : 15 000 bei Kindernarkosen und 1 : 50 000 bis 1 : 100 000 bei Erwachsenennarkosen auf.

Das Syndrom ist gekennzeichnet durch eine enorme Steigerung des Stoffwechsels, übermäßige Produktion von Wärme, CO_2 und Laktat. Begleitsymptome sind Tachykardie, Arrhythmie, Blutdruckschwankung, Zyanose, fleckige Hautrötung, starkes Schwitzen und Muskelrigidität.

Ursache. Die MH kann durch alle Anästhetika und Muskelrelaxanzien, Lokalanästhetika vom Amidtyp, andere Pharmaka und durch Streß getriggert werden. Potente Inhalationsanästhetika und Succinylcholin scheinen ein deutlich erhöhtes Triggerpotential zu besitzen.

Als relativ sicher gelten die zur NLA verwendeten Pharmaka, andere Opioide, nichtdepolarisierende Muskelrelaxanzien und Lokalanästhetika vom Estertyp.

10.3.6.1 Symptomatik

Leitsymptome der MH sind:

Rigor: Keine Muskelrelaxierung nach Succinylapplikation, besonders betroffen ist die Kiefermuskulatur, so daß die Intubation erschwert oder gar unmöglich sein kann

Atmung: abnorme Erwärmung und Verfärbung des Atemkalks durch sprunghaften Anstieg der CO_2-Produktion und des PCO_2 sowie Zyanose

Kreislauf: ausgeprägte Kreislaufinstabilität mit Tachykardie und Herzrhythmusstörungen

Temperatur: krisenhafter Temperaturanstieg bis über 42 °C; kann verzögert auftreten und in die postoperative Phase fallen, bzw. dort erneut auftreten

Labor: In der Blutgasanalyse zeigen sich neben einer deutlicher Hyperkapnie eine kombinierte respiratorische und metabolische Azidose mit pH-Werten bis 7,0 und negativem Basenüberschuß > 20. Kalium, Calcium, GOT, GPT, CK-MB sind deutlich erhöht, die Gerinnungswerte sind pathologisch, Myoglobinurie, Nierenversagen.

10.3.6.2 Therapie

Die MH ist ein **medizinischer Notfall**:

- *Hyperventilation* (bis zu 15–20 l/min) im halboffenen System mit häufigem Austausch des Absorberkalkes, Beatmung mit 100% Sauerstoff)
- sofortige *Beendigung von Anästhesie und Operation*, Beatmungsschläuche und Narkosegerät müssen gewechselt werden
- *Dantrolen*: 1–10 mg/kg KG i. v. (Durchschnittsdosis 5 mg/kg KG).

Dantrolen soll die Calciumfreisetzung aus dem sarkoplasmatischen Retikulum der Muskelzelle hemmen.

- *Natriumbicarbonat*: Azidoseausgleich, Hyperkaliämieverminderung durch Einstrom von Kalium in die Zelle
- *aktive Kühlung*: Infusion kalter Ringer-Laktat-Lösung, Eiswasserspülung von Magen, Rektum, Blase, Peritonealhöhle bzw. eröffnetem Bauchraum mit eiskalter Elektrolytlösung
- *Diuretika*: Furosemid erhöht besonders bei großzügiger Flüssigkeitszufuhr die Urinausscheidung
- *20%ige Glukose mit Insulin* i. v. als exogene Energiequelle, durch die Zucker und Kalium in die Zelle transferiert werden.
- *Calciumantagonisten* können von Wert sein, weil sie die kardialen Symptome positiv beeinflussen
- Kortikosteroide i. v. gleichen die relative Nebennierenrindeninsuffizienz aus.

Präanästhesiologische Warnhinweise der malignen Hyperthermie sind:
- habituelle Schulter- und Hüftluxationen, Kyphosen, Lordosen, Kyphoskoliosen, Klumpfuß
- rezidivierende Hernien, Osteogenesis imperfecta
- Myasthenia gravis, Multiple Sklerose
- unklare Narkosezwischenfälle im Verwandtenkreis.

10.3.6.3 Prophylaxe

Bei Prädisposition (s. o.) ist folgende Prophylaxe angezeigt (**Allgemeinanästhesie**):
- *Dantrolen* 24 Std. präoperativ per os verabfolgen: 4 mg/kg KG, verteilt auf 3–4 Dosen
- ausreichende bis hochdosierte Prämedikation mit *Tranquilizern* (Benzodiazepine)
- *Atropin* i. v. unmittelbar vor der Narkose
- *Monitoring*: EKG: Blutdruck, Körpertemperatur, endexpiratorische CO_2-Messung und arterielle Blutgase.

Kontraindiziert sind Barbiturate, Inhalationsanästhetika, Succinylcholin und Anästhetika vom Amidtyp.

Indiziert sind Etomidat, Opiate, Dehydrobenzperidol, Benzodiazepine, nichtdepolarisierende Muskelrelaxanzien wie Vecuronium und Atracurium.

Bei geplanter **Regionalanästhesie**: Lokalanästhetika vom Estertyp verwenden!

Treten während der Narkose Temperaturanstieg, Zyanose oder Muskelrigidität sowie Extrasystolie und Tachyarrhythmie auf, ist Dantrolene (2–4 mg/kg KG i. v.) zu verabfolgen und die Narkose zu vertiefen.

Spätkomplikationen der MH sind: Verbrauchskoagulopathie, akutes Nierenversagen, MH-Rezidiv postoperativ, neurologische Störungen.

10.3.7 Totale Spinalanästhesie

Die totale Spinalanästhesie ist eine lebensbedrohliche Komplikation der rückenmarknahen Lokalanästhesietechniken mit rasch aufsteigender sensibler und motorischer Blockade, die auf die Interkostalmuskulatur und das Zwerchfell übergreift und zu einer vollständigen Sympathikusblockade einschließlich der Nn. accelerantes führt, die das Herz versorgen.

Erreicht das Anästhetikum das Gehirn, werden lebenswichtige medulläre Zentren gelähmt: Bradykardien, Blutdruckabfall, periphere Ateminsuffizienz und -lähmung sowie sensible Blockade bis oberhalb der Brustwarzen mit Taubwerden von Fingern und Armen. Schließlich treten Bewußtseinsverlust mit weiten Pupillen, Kreislaufzusammenbruch durch Hypoxie und irreversible Asystolie ein.

Therapie. Sauerstoffbeatmung, zunächst über eine Maske, möglichst rasch über einen Endotrachealtubus unter Gabe von Analgetika und Sedativa. Eine Barbituratanästhesie kann der gesteigerten Krampfneigung entgegenwirken. Man verabfolgt Atropin und Vasopressoren, sorgt für Volumensubstitution, ggf. kardiopulmonale Reanimation.

Differentialdiagnostischer Hinweis: Durch die zentrale Wirkung des Lokalanästhetikums können die Pupillen auch nach Kreislaufstabilisierung und guter Oxygenierung zunächst weit bleiben – Vorsicht vor der Fehldiagnose „Hirntod“.

> Die **Prophylaxe** einer totalen Spinalanästhesie läßt sich durch sorgfältige *Aspiration* bei Periduralanästhesie, eine *Testdosis* und ständigen *verbalen Kontakt* mit dem Patienten erreichen. Alle Patienten mit rückenmarknahen Blockaden müssen ausreichend lange überwacht werden; eine Beobachtungszeit von 30–45 Min. nach Anlegen einer rückenmarknahen Regionalanästhesie gilt als Minimum.

Selten perforiert ein länger liegender Periduralkatheter sekundär die Dura, wobei Nachinjektion eine totale Spinalanästhesie verursachen kann.

10.3.8 Herz-Kreislauf-Stillstand in Narkose

10.3.8.1 Ursachen

Ein Herzstillstand während der Narkose wird verursacht:

(1) **Medikamentenwirkung**: Alle Allgemein- und Lokalanästhetika können einen Herz-Kreislauf-Stillstand auslösen: Barbiturate, Inhalationsanästhetika, Opiate, Relaxanzien.

Besonders aggravierend wirken:
- Überdosierung von Lokalanästhetika
- gleichzeitige Gabe von Inhalations- und Lokalanästhetika
- fehlerhafte Technik, z. B. intravasale Injektion
- Hypoxie unter Lokalanästhetikaanwendung

Die Schädigung des Herzmuskels erfolgt durch:
- direkte Myokarddepression (Barbiturate, Halothan)
- Vagotonie, Sympathikusreizung, Histaminfreisetzung
- Hypotonie, besonders bei Patienten, die das Herzminutenvolumen nicht erhöhen können, wie z. B. bei schweren Klappenstenosen oder Pericarditis constrictiva
- Hypoxie und Hyperkapnie durch Atemdepression.

(2) **Vagale Reflexmechanismen** werden besonders bei Manipulation an folgenden Strukturen ausgelöst: Uterus, Zervix, Rektum, Rachen, Glottis und Bronchialraum, Blase und Urethra, Peritoneum, Mesenterium sowie durch Zug an den äußeren Augenmuskeln (okulokardialer Reflex).

(3) **Hypoxie oder Anoxie**: Verlegung der Atmung (Zunge, Güdel-Tubus, Maske) oder mechanische Atembeeinträchtigung, unzureichende Sauerstoffzufuhr im Frischgas, Atemdepression oder Apnoe, beeinträchtigte Organperfusion (Anämie, Blutverlust, Shunt).

Die Hypoxie führt zu Tachykardie und Blutdruckanstieg, die in Bradykardie und schließlich Asystolie übergeht. Gleichzeitig wird Kalium aus allen Geweben freigesetzt.

(4) Die **Hyperkapnie** kann bei hohem Sauerstoffanteil ohne Hypoxie einhergehen. Die Folgen sind: Katecholaminanstieg (Arrhythmien, Kammerflimmern), Serumkaliumanstieg, sowie Depression des Reizleitungssystems und der Kontraktilität.

Eine rasch nach Hyperkapnie einsetzende *Hypokapnie* als Folge von Hyperventilation ist sehr gefährlich, da sie zu Hypotonie und zu Kammerflimmern führen kann.

(5) **Elektrolytveränderungen** (Kalium, Calcium): *Kaliumanstieg* führt zu einer Absenkung der Reizschwelle für Vagusreize, es kann zu einem diastolischen Herzstillstand kommen.

Kaliumanstieg ist typisch bei Anurie, Dehydratation, diabetischer Ketose, Süßwasserertrinken, ausgedehntem Gewebeabbau und Hypoxie. Medikamentös kann ein Kaliumanstieg akut durch Succinylcholin verursacht werden.

Calciumanstieg: erhöhte Kontraktilität, Verlängerung der Systolen- und Verkürzung der Diastolendauer, u. U. mit systolischem Herzstillstand; besonders gefährlich bei digitalisierten Patienten.

(6) **Erhöhte Katecholaminspiegel:** Adrenalin wirkt positiv inotrop, bathmotrop, chronotop, dromotop und erhöht die ventrikuläre Arrhythmieneigung. Ursache ist die Sensibilisierung des Herzens gegenüber Adrenalin, die besonders bei Verwendung von Halothan, Myokardhypoxie, größerem Blutverlust, Schock und Nebennierentumoren vorkommt.

(7) **Sonstige Medikamente**: Digitalis, Chinidin, Röntgenkontrastmittel, Betablokker können unabhängig vom eingesetzten Anästhesieverfahren zum Herz-Kreislauf-Stillstand führen.

(8) **Luftembolie.** Luft kann über jede Vene in den Kreislauf gelangen, meist bei Kopfhochlage über verletzte Halsvenen oder bei Kopftieflage bei verletzten Beckenvenen. Die Entleerung des rechten Ventrikels wird verhindert, die Aa. pulmonales werden verschlossen, und es kommt zum akuten Kreislaufstillstand. Vor der Herzmassage muß die Luft aus dem rechten Ventrikel abgesaugt werden, da sie sonst in das pulmonale Gefäßbett gelangt, aus dem sie nicht mehr zu entfernen ist: Kopftieflage bei Linksseitenlage wird empfohlen.

Gefahren: Lungen-, Koronar-, Hirnembolie.

(9) **Massiver Blutverlust** kann ebenfalls einen Herz-Kreislauf-Stillstand durch Verminderung des Perfusionsdrucks in den Koronararterien auslösen.

(10) **Seltene Herzerkrankungen**:

- akute Behinderung des Kreislaufs durch ein *Vorhofmyxom*, einen Ventilthrombus bei Lagewechsel oder lockere endokarditische, septische Auflagerungen im Klappenbereich
- bei niedrigem HZV und Unvermögen des Herzens, einen durch Anästhesie aufgetretenen Abfall des peripheren Widerstandes zu kompensieren: enge *Klappenstenose, Pericarditis constrictiva, schwere pulmonale Hypertonie, Herztamponade.*
- *Kardiomyopathie* und *Septikämie* bei schweren Infektionen.

(11) **Koronararterienverschluß, Herzinfarkt.** Als Folge eines Ungleichgewichtes zwischen der elektrischen Aktion des Herzens und der mechanischen Herzaktion kommt es zum Kreislaufstillstand. Dieses Ereignis ist nicht unbedingt abhängig von der Größe des infarzierten Bezirkes. Kann die Behandlung des meist begleitenden Kammerflimmerns sofort einsetzen, ist die Prognose relativ günstig.

10.3.8.2 Diagnostik

Zur Diagnostik des Herzstillstandes werden herangezogen:

- **Puls**: nicht mehr tastbarer Puls an zentralen Arterien: A. carotis oder A. femoralis
- **EKG**: Asystolie, Kammerflimmern, Hyposystolie oder elektromechanische Entkoppelung, zeigen einen Kreislaufstillstand an
- **Pupillen**: Pupillenerweiterung tritt nach 60–90 Sek. bestehendem Herz-Kreislauf-Stillstand auf, kann aber durch Hypoxie und Medikamente maskiert sein.
- **alle anderen Zeichen** wie Blässe, Zyanose, Apnoe sind keine sicheren Zeichen. Eine Zyanose wird z. B. erst manifest, wenn das reduzierte Hämoglobin > 5 g% ist – sie kann bei schwerer Anämie daher fehlen.

10.3.8.3 Prophylaxe des Herzstillstandes

Die Verhütung eines Herz-Kreislauf-Stillstandes umfaßt folgende Maßnahmen:

- genaue präoperative Beurteilung und Wahl des Narkoseverfahrens: Allergien, Herz- oder Lebererkrankungen, Elektrolytstörungen und Atemstörungen müssen bekannt und ggf. behandelt sein.
- Prämedikation mit Atropin 0,1 mg/ 10 kg KG i. v.

- Gerätewartung und -überwachung
- Kennzeichnung von Medikamenten, auch nach Zuführung in die Infusion
- Monitoring bei jeder Anästhesie in Abhängigkeit von der Ausdehnung des geplanten operativen Eingriffes und der Vorschädigung des Patienten; auch bei Lokal- und Regionalanästhesieverfahren müssen Überwachungsgeräte verfügbar sein.

> Am häufigsten tritt ein Herz-Kreislauf-Stillstand während der Narkoseeinleitung, am Ende der Operation und 30–90 Min. postoperativ ein.

Insbesondere vor dem Einsatz von *Antiarrhythmika* und *Antihypertensiva* sind differentialdiagnostisch *extrakardiale Ursachen* von Hypertonie und Rhythmusstörungen auszuschließen: zu flache Narkose, Hypoxie/Hyperkapnie, Elektrolytstörungen, (Hypokaliämie) erhöhter intrakranieller Druck, Interaktion zwischen Inhalationsanästhetikum und Adrenalin, Digitalistherapie, Beta-Rezeptoren-Stimulation, z. B. durch Bronchospasmolytika oder durch Wehenhemmer, Betablokkade, trizyklische Antidepressiva, Volumenmangel.

10.3.8.4 Peri- und postoperative Pharmakotherapie

(1) **Antiarrhythmika.** Behandlungsbedürftige intra- und postoperative Herzrhythmusstörungen sind:

- extreme Tachykardien > 130/min, Tachyarrhythmien
- extreme Bradykardien (< 50/min), Bradyarrhythmien
- gehäufte supraventrikuläre oder ventrikuläre Extrasystolen.

Vor der Behandlung von Herzrhythmusstörungen sind extrakardiale Ursachen auszuschließen: zu flache Narkose, Hypoxie oder Hyperkapnie, Elektrolytstörungen, Volumenmangel.

Tachykarde Herzrhythmusstörungen: verdünnte *Betablocker*, z. B. Metroprolol (Beloc®) 1–3–5 mg, bei gleichzeitiger Hypertonie *Verapamil* (Isoptin®) verdünnt und langsam i. v.

Nebenwirkungen von Betablockern: Blutdruckabfall, Bradykardie, AV-Blockierung und Erhöhung des Atemwegswiderstandes bei obstruktiven Bronchialerkrankungen (Bronchospasmus).

Ventrikuläre Tachykardien und gehäufte *ventrikuläre Extrasystolen*: Lidocain (Xylocain) 50–100 mg langsam i. v. oder Ajmalin (Gilurytmal®) 15–25 mg langsam i. v.

Bradykarde Herzrhythmusstörungen: *Atropin* ausreichend hoch dosieren (0,5–2 mg) langsam i. v. Wegen der kurzen Halbwertzeit muß bei Therapieerfolg ggf. nachinjiziert werden.

Alternativ wird *Orciprenalin* (Alupent®) 1:10 verdünnt und sehr langsam i. v. in einer Dosierung von 0,05–0,1 mg verabfolgt. Da diese Substanz Herzfrequenz und Sauerstoffverbrauch des Myokards erhöht, ist eine optimale Beatmung besonders wichtig.

(2) **Antihistaminika.** Antihistaminika (*H_1-Antagonisten*) sind indiziert, um allergischen Reaktionen (anaphylaktischer Schock) vorzubeugen (Röntgenkontrastmittel, Medikamente oder Implantate), die – selten – auch im Verlauf einer Allgemeinanästhesie vorkommen.

H_2-Antagonisten hemmen die Magensäuresekretion und tragen so zur Aspirationsprophylaxe bei. Bei allergischer Diathese sollen die H_2-Antagonisten zusammen mit H_1-Antagonisten prophylaktisch verabreicht werden.

Wichtige H_1-Antagonisten sind: Tavegil (Clemastil), Fenistil (Dimetinden). Die bekanntesten H_2-Antagonisten sind Cimetidin (Tagamet®), Clemastil (Tavegil®), Dimetinden (Fenistil®), Ranitidin (Zantic®, Sostril®) und Famotidin (Pepdul®).

(3) **Antihypertensiva.** Wie bei den Antiarrhythmika müssen vor Applikation extrakardiale Ursachen ausgeschlossen werden: zu flache Narkose, Hypoxie/Hyperkapnie, Volumenmangel.

Folgende Antihypertensiva haben sich in der Anästhesiologie bewährt:
- *Urapidil* (Ebrantil®) blockiert die Alpha-Rezeptoren und wirkt zentral sympthatikolytisch: Dosierung: 25–50 mg langsam i. v.
- *Nifedipin* (Adalat®) oder *Nitrendipin* (Bayotensin akut®) können vorteilhaft sublingual appliziert werden und führen zu langsamer und protrahierter Resorption und Wirkung
- *Nitroglycerin* (Nitrolingual®, Perlinganit®, Trinitrosan®) führt, über Perfusor oder Infusomat verabreicht, zu einer Erweiterung der venösen Gefäßkapazität und damit zu einer Vorlast- und Blutdrucksenkung

Vor anderen Antihypertensiva wie Clonidin (Catapresan), Dihydralazin (Nepresol) oder Diazoxid (Hypertonalum) muß gewarnt werden, da für anästhesiologische Belange entweder die Wirkung zu lange anhält oder zu stark ausgeprägt ist, oder deutliche Nebenwirkungen entstehen können.

Aktueller Stand der medikamentösen Hochdrucktherapie. Von Hypertonie spricht man bei systolischen Blutdruckwerten > 160 mm Hg und diastolischen Blutdruckwerten > 95 mm Hg. Die *Grenzwerthypertonie* betrifft systolische Blutdrucke zwischen 140 und 160 mm Hg und diastolische Werte zwischen 90 und 95 mm Hg. Von *hypertensiver Krise* spricht man bei einer anfallsweisen extremen Blutdrucksteigerung mit vitaler Bedrohung, wobei die sich meist zerebral und kardial manifestierende Symptomatik, nicht jedoch die absoluten Blutdruckwerte entscheidend sind.

Die *Ursachen* der arterielle Hypertonie bleiben in 90% der Fälle unbekannt (essentielle Hypertonie). Die restlichen 10% der Fälle haben renale, medikamentöse (Ovuationshemmer), endokrine (Hyperthyreose), neurogene (Hirndruck), vaskuläre (Aorteninsuffizienz) oder sonstige Ursachen, z. B. temporäre Blutdruckanstiege in der Schwangerschaft.

Hauptursachen für die intraoperative Hypertonie sind: inadäquate Anästhesie, Hypoxie oder Hyperkapnie, volle Blase, Intubationsreiz, Überinfusion/Übertransfusion, schmerzhafte Stimulationen, Hirndruck, Phäochromozytom und Hyperthyreose.

Die *Pharmakotherapie* beruht auf 6 anerkannten Substanzgruppen: Betablocker (vornehmlich beta-1-selektive Rezeptorenblocker), *Diuretika* (Schleifendiuretika vom Furosemidtyp bzw. Thiaziddiuretika), *Calciumantagonisten* (unterschieden werden solche vom Verapamil- und Nifedipintyp), *ACE-Hemmer*, *Sympathikolytika*, direkte *Vasodilatanzien*.

– **Betarezeptorenblocker.** Abnahme von Herzzeitvolumen und Herzfrequenz münden in einen Blutdruckabfall. Beta-1-selektive Blocker (Atenolol, Metoprolol) haben eine relativ lange Halbwertzeit. Das Präparat *Esmolol* (Brevibloc®) hat nur noch eine Halbwertzeit von 20–40 Min. und ist daher für Anästhesiezwecke besonders geeignet.

Nebenwirkungen: Bradykardie, Verschlechterung einer vorbestehenden Herzinsuffizienz, Bronchospasmus, Benommenheit, Müdigkeit, Hypoglykämieneigung und Verschlechterung der peripheren Durchblutung.

Kontraindikationen sind manifeste Herzinsuffizienz, kranker Sinusknoten, AV-Block II. und III. Grades, Asthma bronchiale und AVK.

– **Diuretika** (Furosemid). Die Hemmung der Natriumrückresorption im distalen Tubulus führt zu einer Verminderung der intrazellulären Natriumkonzentration und damit zu einer verminderten Ansprechbarkeit der glatten Gefäßmuskulatur gegenüber vasopressorischen Reizen (Katecholamine). Durch den herabgesetzten Gefäßwiderstand kommt es zu einer Blutdrucksenkung. Am häufigsten angewendet wird das Furosemid.

Nebenwirkung: Dyselektrolytämie mit Abfall der Natrium-, Kalium- und Magnesiumkonzentration, eine Hypovolämie mit erhöhter Thromboseneigung sowie Stoffwechselstörungen und reversible Hörverluste.

Kontraindikationen sind schwere Elektrolytstörungen, sowie schwere Leber- und Nierenfunktionsstörungen.

– **Calciumantagonisten** hemmen den Einstrom von Calcium aus dem Extrazellulärraum in die Zellen und wirken somit indirekt vasodilatatorisch und senken die Nachlast. Außerdem kommt es am Herzmuskel zur Abnahme von Kontraktionskraft und Herzfrequenz. Es werden Calciumantagonisten mit antiarrhythmischer Wirkung (z. B. Verapamil, Diltiazem) und ohne antiarrhythmische Wirkung (z. B. Nifedipin, Nitrendipin, Nisoldipin) unterschieden. Die Calciumantagonisten vom *Verapamiltyp* wirken am Herzen im Vorhofbereich antitachykard und am AV-Knoten überleitungsverzögernd und sind daher auch bei supraventrikulären tachykarden Herzrhythmusstörungen anwendbar. Die Calciumantagonisen vom *Nifedipintyp* haben keine Wirkung auf Reizleitung und Kontraktionskraft des Herzens und werden deshalb bevorzugt zur Behandlung der chronischen Hypertonie oder der hypertensiven Krise eingesetzt. *Nebenwirkungen*: Kopfschmerzen, Flush-Phänomene, pektanginöse Beschwerden.

– **ACE-Hemmer** verhindern die Umwandlung von Angiotensin I in das stark vasokonstriktorisch wirksame Angiotensin II durch Hemmung des converting enzyme. Hierdurch nehmen die Konzentrationen von Angiotensin II und Aldosteron ab. Durch verminderten Abbau vasodilatativer Prostaglandine beruht der blutdrucksenkende Effekt der ACE-Hemmer auf einer Abnahme des peripheren Gefäßwiderstandes, während Herzzeitvolumen und -frequenz unverändert bleiben.

Die meisten ACE-Hemmer sind prodrugs, die erst durch Umbau zur Wirksubstanz werden. Lediglich Captopril (Lopirin) ist auch sublingual verabreicht wirksam.

– **Sympathikolytika.** *Clonidin* stimuliert zentrale postsynaptische Alpha-2-Rezeptoren, wodurch der periphere Katecholaminspiegel gesenkt wird. Nach i. v. Injektion kommt es zunächst zu einer kurzfristigen Blutdrucksteigerung, die von einer 3–6 Std. anhaltenden Blutdrucksenkung abgelöst wird. Bradykardie, Sedierung, Mundtrockenheit, Obstipation und Potenzstörungen sind

Nebenwirkungen von Clonidin: Ein plötzliches Absetzen kann durch gesteigerte Noradrenalinfreisetzung zu einem krisenhaften Blutdruckanstieg führen.

Die postsynaptischen Alpha-1-Rezeptorenblocker wie z. B. das *Urapidil* führen zu einer dosisabhängigen, kontrollierten Hypotension.

Nebenwirkungen: Kopfschmerzen, Übelkeit.

– **Direkte Vasodilatanzien.** *Dihydralazin* (Nepresol)und *Minoxidil* (Lonolox®) führen durch direkte Wirkung an der Gefäßmuskulatur zu einer selektiven Erweiterung der Arteriolen. Der periphere Strömungswiderstand sinkt, während Herzfrequenz und Schlagvolumen reflektorisch ansteigen (Sympathikusaktivierung).

Praxishinweis: Die intraoperative Hypertonie behandelt man am besten mit *Urapidil* und *Calciumantagonisten* vom Nifedipintyp. Bei gleichzeitiger Tachykardie wird erfolgreich auf beta-1-selektive Rezeptorenblocker wie z. B. *Metoprolol* (Beloc®) oder *Atenolol* (Tenormin®) zurückgegriffen. Auch das sehr kurz wirkende *Esmolol* ist geeignet.

(4) **Digitalisglykoside** Digoxin (Lanicor®, Novodigal®), Methyldigoxin (Lanitop) und Digitoxin (Digimerck) sind in der Anästhesie wenig gebräuchlich: Bei manifester Herzinsuffizienz, Tachyarrhythmie, bei Vorhofflimmern und supraventrikulärer Tachykardie kann ihre Anwendung erwogen werden. Kontraindikationen sind Digitalisunverträglichkeit, bereits vorbestehende Digitalisierung mit unklarem Plasmaspiegel, Elektrolytstörungen, besonders Hypokaliämie und Hyperkalzämie.

(5) **Kortikosteroide.** Für die Kortikosteroidanwendung in der Anästhesie mangelt es weniger an Empfehlungen, als am tatsächlichen Wirkungsnachweis. Heute gelten folgende Indikationen:

– *Schock* (kardiogener, anaphylaktischer, traumatischer, septischer): Prednisolon (Solu-Decortin H®) oder Methylprednisolon (Urbason®) 1–2 g initial i. v. oder Dexamethason (Fortecortin): 100–300 mg.
– *Status asthmaticus*: Prednisolon und Methylprednisolon 250–1 000 mg oder Dexamethason 40–80 mg
– *akutes Hirnödem*, besonders perifokales Ödem: Prednisolon und Dexamethason in den o. a. Dosierungen
– *akute Nebenniereninsuffizienz*: Cortisol (Hydrocortison) wird in einer Dosierung von 100 bis 300 mg appliziert, alternativ Dexamethason (Fortecortin®) 8–16 mg oder Methylprednisolon (Urbason®) 250–500 mg.

Cortisonschema. Patienten unter Cortisondauermedikation (bis etwa ein halbes Jahr vor Operation), muß ein Cortisonschema appliziert werden, um einer intra- und postoperativen Nebennierenrindeninsuffizienz vorzubeugen:

Am Vorabend der Operation 100–200 mg Cortisol (Hydrocortison), am Operationstag 100 mg Cortisol zur Prämedikation, 100 mg intra- und 100 mg postoperativ. Hydrocortison wird während der ersten 3 postoperativen Tage, jeweils auf die Hälfte reduziert, weitergegeben.

(6) **Puffersubstanzen.** Mit Natriumbicarbonat kann eine metabolische Azidose ausgeglichen werden. Die Bedeutung dieser Substanz hat in den letzten Jahren abgenommen, da man erkannt hat, daß die Gefahren höher als der Nutzen sind. Auch nach intraoperativem Herz-Kreislauf-Stillstand ist Natriumbicarbonat nicht mehr indiziert.

Mit Agininhydrochlorid oder verdünnter Salzsäure können metabolische Alkalosen ausgeglichen werden. Auch diese Pufferung soll intraoperativ nur im Extremfall (z. B. bei Basenüberschuß > 10) erfolgen.

(7) **Katecholamine.** Die für die Anästhesie wichtigen Katecholamine sind *Adrenalin, Noradrenalin, Dopamin, Dobutamin, Isoproterenol* und *Orciprenalin.*

– **Adrenalin** ist ein endogenes, sympthatikomimetisches Amin, das sowohl Alpha- als auch Betarezeptoren stimuliert. Adrenalin bewirkt durch Betastimulation am Herzen eine Zunahme der Myokardkontraktilität und der Herzfrequenz. Es erhöht die Reizbarkeit des Herzmuskels, daher können Tachykardien und Arrhythmien auftreten. Auf die periphere Gefäßmuskulatur wirkt Adrenalin alpha- und betaadrenerg. Bei *niedrigen Dosierungen* kommt es durch Vasodilatation (Effekt auf Beta-2-Rezeptoren) zu einem Blutdruckabfall. Deren Stimulation verursacht darüber hinaus eine Bronchodilatation.

Mit *höheren Dosierungen* läßt sich eine periphere Vasokonstriktion mit Blutdruckanstieg durch Alphastimulation erreichen.

Adrenalin ist besonders hilfreich einzusetzen bei Herzinsuffizienz mit Blutdruckabfall und vermindertem Herzzeitvolumen.

Dosierung: 0,1–0,4 µg/kg/min per infusionem.

Adrenalin wird unverdünnt in Einzeldosierungen von 0,5–1 mg, gelegentlich auch deutlich höher, zur *Reanimation* angewendet, da es besonders gut geeignet ist, die spontane Herzaktion wieder herzustellen und zu einem ausreichenden diastolischen Aortendruck beizutragen, wodurch die Koronarperfusion gesichert wird.

– **Noradrenalin** wirkt vornehmlich auf die alphaadrenergen Rezeptoren und besitzt nur eine geringe betastimulierende Eigenschaft. In der *niedrigen Dosierung* von 0,1–0,2 µg/kg/min vermag Noradrenalin die Kontraktilität des Myokards und damit auch das Herzzeitvolumen zu steigern, ohne daß sich dabei der periphere Gesamtwiderstand nennenswert ändert. Bei *Dosierungen > 0,3 µg/kg KG/min* bleibt das HZV unverändert oder nimmt ab.

Peripherer und Widerstand im Lungenkreislauf nehmen beträchtlich zu und führen zur erheblicher Belastung von linkem und rechtem Ventrikel. Die ausgeprägte periphere Vasokonstriktion vermindert die Perfusion von Nieren, Muskulatur und Leber, es kommt ferner zu einer Zunahme der rechtsventrikulären Nachlast und damit zu einer weiteren Verschlechterung der Rechtsherzfunktion. Bei dopaminresistentem Low-output-Syndrom stellt Noradrenalin manchmal die letzte Therapiemöglichkeit dar.

– **Dopamin** ist ein endogenes Katecholamin, unmittelbare Vorstufe von Noradrenalin. Es besitzt dosisabhängige Wirkungen auf dopaminerge, Beta- und Alpharezeptoren. In einer *Dosierung von 1–2 μg/kg KG/min* bewirkt Dopamin eine Vasodilation von Nieren- und Mesenterialgefäßen. Diese Wirkung kann man sich bei Anästhesien unter großen Blut- und Volumenverschiebungen zunutze machen, da eine organprotektive Wirkung auf die Nieren und auf die Darmwand erreicht wird: Die gefürchtete Translokation von Bakterien und Endotoxinen bei Darmwandischämie wird verhindert.

In der *Dosierung von 2–5 μg/kg/min* kommt zu der erwähnten dopaminergen Wirkung eine Beeinflussung der Beta-1-Rezeptoren mit Steigerung der Herzkraft und der Herzfrequenz hinzu, ebenso wie eine marginale Alpha-Rezeptorenstimulation schon bei diesen mittleren Dosierungen nachweisbar ist.

In Dosisbereichen > 6 μg/kg/min überwiegt die Alpharezeptorenstimulation, die einen Anstieg des peripheren sowie des Widerstandes im Pulmonalkreislauf bewirkt. Bei *extremen Dosierungen* können Koronararterienspasmen oder ischämische Hautnekrosen auftreten. Bei eingeschränkter myokardialer Reserve begünstigt Dopamin ein Linksherzversagen in höherer Dosierung durch Vorlaststeigerung. Hypoxämische Patienten sind durch Zunahme des intrapulmonalen Shunts besonders gefährdet.

– **Dobutamin** (Dobutrex) ist ein synthetisches Katecholamin, das im Gegensatz zu Dopamin hauptsächlich auf Beta-1-Rezeptoren wirkt und hierdurch das Herzzeitvolumen, in geringem Maße auch die Herzfrequenz steigert. Mit zunehmender Dosierung kann der Blutdruck aufgrund einer Abnahme des peripheren Gefäßwiderstandes sogar sinken, im Gegensatz zu Dopamin kommt es unter Dobutamin zu keiner Mehrdurchblutung von Nieren- und Mesenterialgefäßen. Dobutamin scheint weniger Arrhythmien durch heterotope Reizbildung zu verursachen und den Sauerstoffbedarf des Myokards weniger zu steigern, als die übrigen Katecholamine. Über einen *Dosisbereich von 2–12 μg/kg KG/min* ist eine deutliche positive Inotropie bei geringer Herzfrequenzzunahme und geringer Blutdruckbeeinflussung nachzuweisen.

Eine **Kombinationsbehandlung** von *Dopamin* und *Dobutamin* scheint sehr sinnvoll zu sein, da es dabei zu einer Durchblutungssteigerung von Nieren- und Mesenterial- sowie Koronarkreislauf kommt, andererseits Nebenwirkungen wie Herzfrequenzerhöhung und Zunahme des Sauerstoffverbrauchs, die unter alleiniger Dopamintherapie auftreten können, weniger zu beobachten sind.

Ebenfalls günstig sind Kombinationsbehandlungen von Dopamin oder Dobutamin mit einem Vasodilatator, wie z. B. *Nitroglycerin*, da 2 Mechanismen, die die Herzfunktion verbessern, wirksam werden: *Inotropiezuwachs* (Absinken der Vorlast), *Abnahme des peripheren Widerstandes* (Absinken der Nachlast).

– **Isoproterenol** ist ein reiner Betarezeptorenstimulator, der einen deutlichen Anstieg von Herzfrequenz und -zeitvolumen bewirkt, während es den arteriellen Blutdruck steigern, senken oder unverändert lassen kann. Der Sauerstoffverbrauch des Herzens steigt, der pulmonalvaskuläre Widerstand sinkt. Isoproterenol kann bei Bradykardie und erniedrigtem Herzzeitvolumen von Nutzen sein. *Dosierung* (äußerst vorsichtig dosieren, da Tachykardien, Herzrhythmusstörungen und Hypotensionen drohen): 2–10 µg/min per infusionem.

– **Orciprenalin** führt zu einer Beta-1- (positiv inotrop, chronotrop und dromotrop) und Beta-2-Stimulation (Blutdruckabfall durch Vasodilatation, Bronchodilatation). *Indikationen:* bradykarde Herzrhythmusstörungen, Asthma bronchiale. *Nebenwirkungen*: Blutdruckabfall, Tachykardie, Herzrhythmusstörungen.

10.3.9 Blutdruckabfall unter der Narkose

Die Hypotonie im Narkoseverlauf ist ernst zu nehmen, wenn eine klinisch erkennbare globale oder regionale Minderperfusion resultiert. Koronar- und Zerebralsklerose verstärken die ungenügende Blutversorgung von Herzmuskel und Gehirn.

Ursachen:

– **Prämedikation**: relative oder absolute Überdosierung, insbesondere von Barbituraten

– **Anästhetika**: absolute oder relative Überdosierung von Hypnotika, Analgetika, Sedativa, Relaxanzien

– **Operationsbedingt**: Lagerungen, die den venösen Rückstrom beeinträchtigen und damit zum Blutdruckabfall führen: sitzende Stellung, Bauchlagerung, Nukleotomielagerung (Knie-Ellenbogen-Lage), Seitenlagerung, Lagerung für Gallen- und Nierenoperationen.

– **Hypovolämie**, wobei es sich um absolute oder relative Hypovolämien handeln kann, die z. B. bei manifester oder okkulter Blutung oder bei Verlusten in den Dritten Raum auftreten. Hypovolämie erhöht die Empfindlichkeit auf Anästhetika

Durch Zunahme des peripheren Widerstandes kann der arterielle Blutdruck bei intakter Kreislaufregulation bis zu einem intravasalen Volumenverlust von 20–25% unverändert bleiben.

Manipulationen die die Herzfunktion stören, kommen vor allem bei *Oberbaucheingriffen* durch Kompression der V. cava inferior und bei *Thoraxeingriffen* durch Kompression des Herzens oder der großen Gefäße vor.

Durch *Umlagerung und Transport* nach Operationsende, z. B. durch Herunterdrehen der Beine nach Trendelenburg-Lagerung, wird oftmals ebenfalls ein Blutdruckabfall, ggf. mit Bradykardie, verursacht.

– **Vena-cava-inferior-Syndrom**: Das aortokavale Kompressionssyndrom in der Spätschwangerschaft führt zum Abfall des Herzzeitvolumens und des arteriellen Druckes infolge Kompression der V. cava inferior durch den graviden Uterus in Rückenlage.

Begünstigende Faktoren sind Hypovolämie und Sympathikusblockade bei Regionalanästhesien. Auch große Bauchtumoren können zum Vena-cava-inferior-Syndrom führen. *Linksseitenlage* beugt dem Syndrom vor.

– **Myokardinsuffizienz, akutes Myokardversagen**: Die anästhetikabedingte Dämpfung verschiedener Kompensationsmechanismen des Sympathikus und des Renin-Angiotensin-Aldosteron-Systems (RAAS) kann erhebliche Abfälle des Systemblutdrucks und des Herzminutenvolumens zur Folge haben. Das Pumpversagen bei akuter oder chronischer Myokardischämie manifestiert sich entweder als Rückwärtsversagen mit Lungenödem, hohem Beatmungsdruck und Halsvenenstauung oder als Vorwärtsversagen mit niedrigem arteriellen Blutdruck, kalten marmorierten Akren und Oligurie. Bei *Rückwärtsversagen* soll Nitroglycerin, zunächst als Bolus 0,2 mg–0,4 mg i. v. sowie anschließend 2–4 mg/h als Dauertropf sowie Furosemid gegeben werden. Oberkörperhochlagerung kann von Vorteil sein, ebenso sollte eine PEEP-Beatmung durchgeführt werden.

Bei *Vorwärtsversagen* verabfolgt man Dopamin und Dobutamin 4–8 μg/kg/min

– **Herzrhythmusstörungen** senken ggf. Herzzeitvolumen und Blutdruck.

Generell werden bradykarde Herzrhythmusstörungen besser toleriert als tachykarde; so ist bei Sinusbradykardie bis zu einer Frequenz von 40–45/min meist kein arterieller Druckabfall zu erwarten.

– **Respiratorische Faktoren.** Eine Hyperventilation mit respiratorischer Alkalose reduziert das Herzminutenvolumen. Die Beatmung mit hohem intrathorakalen Druckanstieg (PEEP-Beatmung, hoher inspiratorischer Spitzendruck) vermindert den venösen Rückstrom. Durch einen Spannungspneumothorax werden Herz und zentrale Gefäße disloziert und der intrathorakale Druck einseitig erhöht, woraus eine schwere Hypotonie entstehen kann.

– **Polytrauma.** Perioperative Blutdruckabfälle beim Polytrauma legen den Verdacht auf bisher nicht erkannte oder unterschätzte Verletzungen nahe. Die Ursachen können in peritonealen oder retroperitonealen Blutungen, Blutungen in den Thoraxraum und das Becken sowie Extremitätenblutungen liegen. Eine direkte Verletzung des Herzens, z. B. eine perforierende Verletzung mit Herzbeuteltamponade oder ein stumpfes Trauma mit Myokardkontusion können ebenfalls einen Blutdruckabfall verursachen.

– **Neurochirurgisch.** Manipulation am Hirnstamm, Eingriffe in der hinteren Schädelgrube und zur zervikalen Laminektomie vermindern den Blutdruck, was durch eine sitzende Lagerung verstärkt wird.

– **Endokrinologisch.** Ein Blutdruckabfall ist zu erwarten nach Abklemmung der zuführenden Arterien und abführenden Venen beim Phäochromozytom, bei Manipulation an einem Karzinoid, nach Exstirpation eines endokrin aktiven Nebennierenrindenadenoms sowie durch eine akute postoperative Nebennierenrindeninsuffizienz.

– **Endotoxinschock.** Chirurgische Manipulation an septischen Herden, bzw. an Organen mit einem hohen Potential vasoaktiver Substanzen können ebenfalls zum erheblichen Blutdruckabfall führen. Ein Beispiel stellt die nekrotisierende hämorrhagische Pankreatitis dar.

– **Öffnen einer Blutsperre.** Bei Eröffnung der Aortenklemme nach der Resektion von Bauchaortenaneurysmen oder längerer Abklemmung der Femoral- oder Iliakalgefäße ist ein Blutdruckabfall möglich. Nach Öffnen einer Blutsperre kann es ebenso durch Einschwemmung sauerer Metaboliten oder Mediatoren und durch plötzliche periphere Widerstandssenkung zu einem Blutdruckabfall kommen.

10.3.10 Akute Myokardischämie in der Narkose

Die entscheidenden Faktoren des myokardialen Sauerstoffbedarfs sind *Herzfrequenz, Kontraktilität* und *myokardiale Wandspannung.*

Herzfrequenz: Tachykardie erhöht die Herzarbeit und begrenzt gleichzeitig die für die koronare Durchblutung wirksame Diastolendauer. Das Ergebnis ist ein vermindertes Sauerstoffangebot bei erhöhtem Sauerstoffbedarf.

Kontraktilität: Die Herzarbeit wird weiterhin durch jede Kontraktilitätszunahme, z. B. durch Digitalisglykoside und endogene oder exogene Katecholaminzufuhr gesteigert.

Die **myokardiale Wandspannung** ist der Ventrikelgröße und dem Ventrikeldruck direkt proportional.

Die entscheidenden Faktoren des **myokardialen Sauerstoffangebotes** sind Koronardurchblutung und Sauerstoffgehalt des arteriellen Blutes. Die Koronardurchblutung ihrerseits ist vom koronaren Perfusionsdruck als Differenz des diastolischen Aortendruckes minus linksventrikulär-enddiastolischem Druck (LVEDP) abhängig. Auch eine verminderte Diastolendauer durch Herzfrequenzzunahme senkt das myokardiale Sauerstoffangebot.

10.3.10.1 Diagnostik

Die typische **Angina pectoris** bei Myokardischämie ist beim narkotisierten Patienten naturgemäß nicht zu erwarten. Das EKG ist für die Diagnostik richtungsweisend: ST-Streckenveränderungen und Rhythmusstörungen sind typische Zeichen der Ischämie.

Vor allem *ST-Streckenveränderungen* in Ableitung II und den präkordialen Ableitungen V_{4-6} (Versorgungsgebiete der linken Koronararterie) weisen zuverlässig auf akute Durchblutungsstörungen hin. Sowohl ST-Hebungen, als auch ST-Senkungen in den Brustwandableitungen sind pathologisch.

Rhythmusstörungen beim KHK-Patienten demaskieren regionale Myokardischämien. Besonders häufig sind ventrikuläre Arrhythmien, seltener Schenkelblockbilder und supraventrikuläre Extrasystolen. Ein plötzliches Umschlagen von Sinusrhythmus in eine absolute Arrhythmie bei Vorhofflimmern kann Hinweis auf eine akute Überdehnung des linken Vorhofs sein.

LVEDP-Anstieg. Ein frühes Zeichen akuter myokardialer Ischämie ist ein Anstieg des linksventrikulären enddiastolischen Drucks (LVEDP) bzw. des pulmonalkapillären Verschlußdrucks.

Das **Reinfarktrisiko** ist relativ streng korreliert mit dem Zeitintervall zwischen Operation und vorausgegangenem Infarkt:
- bei einem Intervall < 3 Monaten tritt in 6–25% ein Reinfarkt auf
- bei einem Intervall von 3–6 Monaten in 2,5–10%
- bei einem Intervall > 6 Monate erleiden 1–5% aller Patienten einen Reinfarkt.

Liegt der Myokardinfarkt weniger als 3 Monate zurück, soll jeder elektive Eingriff verschoben werden!

Durch Hypertonie und Tachykardie unter Narkose sind insbesondere KHK-Patienten gefährdet. Die hyperdyname Reaktion bei der Intubation ist durch ausreichend hohe Dosierung von Analgetika und Hypnotika, durch Relaxation mit Succinylcholin, Vecuronium oder Atracurium sowie eventuell durch eine Betablockade, z. B. Metoprolol (Beloc) 2–5 mg i. v. oder durch Clonidin (0,075–0,15 mg i. v.) zu unterbinden.

10.3.10.2 Therapie

Die **intraoperative Myokardischämie** ist wie folgt zu behandeln:
- Normalisierung von Herzfrequenz und arteriellem Blutdruck. Beides geschieht durch Modifikation der Anästhesie, also Vertiefung oder Verflachung der Narkose
- Überprüfung der Beatmung, Normokapnie anstreben, Hypoxämien vermeiden
- Korrektur von Hyper- oder Hypovolämie
- medikamentöse Behandlung: Nitroglycerin (0,1–0,2–0,3 mg i. v.) als Bolusinjektion, anschließend 0,5–1 µg/kg/min über Perfusor

Bei Sinustachykardie mit Normo- bis Hypotension helfen Betablocker, z. B. Metoprolol (Beloc®)1-2-5 mg i. v. Bei vasospastischer Komponente ist Nifedipin (Adalat®) i. v.wirksam.

Der **intraoperative Myokardinfarkt** mit drohendem Pumpversagen soll in folgender Weise behandelt werden:
- möglichst rasche Beendigung der Operation
- Modifikation des Anästhesieverfahrens zugunsten nicht-myokarddepressiver Anästhetika; ein FiO_2 von 0,5 soll nicht unterschritten werden, nach Möglichkeit auf Lachgas verzichten.
- Optimierung des Säure-Basen-Haushaltes und Normoventilation
- Anheben von Serumkalium auf 4,5–5 mmol/l und -magnesium auf 1,2 mmol/l (am besten durch Kaliummagnesium-Aspartat (z. B. Inzolen)
- Therapie mit Vasodilatanzien, Volumenersatz und Katecholaminen
- Glukose-Insulin-Infusionen, z. B. 50 ml 40%ige Glukose + 50 I. E. Insulin
- Heparin 5 000 E als Bolus, 25 000 E/24 H über Perfusor, ASS 500 mg i. v.
- intraoperative Lysetherapie ggf. einleiten, Vor- und Nachteile abwägen.

Intraoperative Myokardinfarkte sind selten.

Postoperativ ist die **Reinfarkthäufigkeit** viel höher, besonders in den ersten beiden *postoperativen Tagen.*

10.3.11 Gerinnungsstörungen

Lebensbedrohliche Komplikationen entstehen durch *erhöhte* (disseminierte intravasale Gerinnung, venöse Thromboembolie) oder verminderte Gerinnbarkeit (Hämophilie, Lebererkrankung, Therapie mit gerinnungsaktiven Pharmaka, Transfusionen).

10.3.11.1 Pathophysiologie

3 Faktoren sind an der Blutgerinnung beteiligt: *Gefäße, Thrombozyten, plasmatische Gerinnungsfaktoren.*

Das Gefäßsystem bewirkt den unmittelbaren mechanischen Verschluß des verletzten Gefäßes am Ort des Traumas und die oberflächengebundene Aktivierung von Gerinnungsvorgängen an der verletzten Stelle. Thrombozyten und plasmatische Gerinnung führen zur Formation des Thrombus und damit zum definitiven Gefäßverschluß.

Über getrennt ablaufende Gerinnungskaskaden kommt es dann entweder durch Gewebsthromboplastin oder durch Aktivierung des Faktors XII zur Bildung des aktivierten Faktors X. In der zweiten Phase der Gerinnung entsteht Thrombin, das in Phase III zur Bildung von Fibrin führt, das unter Mitwirkung von Thrombozyten den Abscheidungsthrombus bildet.

Gleichzeitig mit der Bildung des Thrombus erfolgt u. a. durch Thrombin die Plasminaktivierung und induziert eine sekundäre Fibrinolyse. Hierdurch wird das Gleichgewicht zwischen Blutgerinnung und Gerinnungshemmung erreicht.

Verminderte Gerinnung. Die Gerinnungszeit kann durch folgende Faktoren verlängert sein:
- Störungen der Gefäßkontraktilität
- thrombozytäre Dysfunktion: Massivtransfusionen, Urämie, Thrombozytenaggregationshemmer (Salicylate), HIT (heparininduzierte Thrombozytopathie)
- plasmatische Gerinnungsstörung: Hämophilie, Leberschädigung, Vit.-K-Mangel, Massivtransfusionen führen zu einer primären, die disseminierte intravasale Gerinnung (DIC) zu einer sekundären Fibrinolyse.

Diagnostik von intraoperativen Gerinnungsstörungen:
- *Anamnese*: frühere Operationen, Verletzungen oder Wunden mit verstärkten Nachblutungen
- *klinische Untersuchungen*: Hämatome, Leber- und Milzvergrößerung, Petechien
- *Laboruntersuchungen. Blutungszeit* (normal bis 5 Min.), *Thrombozytenzahl* (normal 150 000–350 000/mm^3, *Prothrombinzeit* (Quickwert) normal 70–120%, *partielle Thromboplastinzeit* (PTT) normal 35–45 Sek., *Thrombinzeit* (TZ) normal 12–22 Sek., *Fibrinogengehalt*, Normalwert 200–400 mg/dl

Bei einer Allgemeinanästhesie können Gerinnungsstörungen durch verminderte *Gefäßkontraktilität*, Dysfunktion von *Thrombozyten* und *plasmatischen Gerinnungsfaktoren* auftreten.

10.3.11.2 Vasokontraktilität, Thrombopenie

Kontraktilität. Nitroglycerin und andere Vasodilatanzien führen zu einer Verlängerung der Blutungszeit durch herabgesetzte Gefäßkontraktilität.

Thrombopenie. Spontane Blutungen entstehen bei Thrombopenien (Thrombozyten < 30 000/mm^3).

Bei chirurgischen Eingriffen oder nach Traumata sind zur ausreichenden Blutstillung höhere Thrombozytenzahlen notwendig, die zwischen 40 000 und 50 000 mm^3 liegen müssen. Thrombopenien ergeben sich durch verminderte Produktion, vermehrte Zerstörung, z. B. durch Autoantikörper bei der ITP (idiopathische thrombopenische Purpura), durch Verdünnung oder Verlust (DIC, Dilutionsthrombopenie bei Massivtransfusionen). Auch als Folge allergischer Reaktionen kann eine Thrombopenie auftreten, HIT I und II.

Die **Therapie der symptomatischen Thrombopenie** ist die Thrombozytentransfusion, wobei 1 Einheit die Thrombozytenzahl um etwa 10 000/mm^3 anhebt.

Bei der Thrombozytentransfusion besteht ein hohes Risiko allergischer Reaktionen durch antithrombozytäre Antikörper. Einige Thrombopenieformen sprechen auf Steroidtherapie (100 mg Prednison/die) an.

> Plasmaexpander, besonders Dextrane, vermindern die Thrombozytenaggregation infolge eines Antithrombineffektes. Durch Hydroxyäthylstärke (HÄS) werden ähnliche Reaktionen nicht ausgelöst. Thrombozytenaggregationshemmer, wie Acetylsalicylsäure oder Dipyridamol, verlängern die Blutungszeit durch Veränderung der Thrombozytenoberfläche.

So kann eine Acetylsalicylsäure-Dauertherapie noch nach 5–7 Tagen eine Verlängerung der Blutungszeit hervorrufen, da sich erst neue, nicht in ihrer Oberfläche veränderte Thrombozyten bilden müssen.

10.3.11.3 Defizit plasmatischer Gerinnungsfaktoren

Hämophilie: Bei der *Hämophilie A* fehlt der Faktor VIII, die *Hämophilie B* beruht auf einem Faktor-IX–Mangel. Spontanblutungen treten erst bei Konzentrationen < 5 % auf. Perioperativ oder posttraumatisch sind jedoch höhere Werte (40–80%) notwendig.

Andere isolierte Faktoren-Mangelzustände sind Raritäten, bei ihnen ist der Ausgleich vom Ausmaß der geplanten Operation, von Vorschädigungen des Patienten und von der Abwägung des Gefährdungspotentials, z. B. durch PPSB-Substitution, abhängig.

Prothrombinkomplexkonzentrate (PPSB) enthalten die Faktoren II, VII, IX und X. Sie können, in Abhängigkeit von der Präparateherstellung, aktivierte Gerinnungsfaktoren enthalten, so daß sie ohne simultane Heparingabe eine DIC auszulösen vermögen.

Mit Ausnahme der Faktoren VII und XII werden alle Gerinnungsfaktoren in der Leberzelle synthetisiert. Ein Leberversagen führt daher zu einem Mangel an Gerinnungsfaktoren, welches die Substitution mit Frischplasma (FFP – tiefgefrorenes Frischplasma) erfordert.

Heparin, Kumarine, Thrombozytenaggregationshemmer, Streptokinase, Urokinase und andere zur therapeutischen Lyse verwendete Substanzen verstärken die intra- und postoperative Blutungsneigung.

Für die meisten gerinnungsaktiven Pharmaka existieren **Antidota**:

- *Protaminsulfat* ist das Antidot zu *Heparin*,
- *Vit. K* und das Prothrombinkomplexkonzentrat *PPSB* sind Antidota für *Kumarine*
- *Strepto-* und *Urokinase* können durch *Epsilonaminocapronsäure* und durch Proteinaseninhibitoren (*Aprotinin*) zumindest zum Teil neutralisiert werden
- für Plasmaexpander (Dextrane) und Thrombozytenaggregationshemmer (Acetylsalicylsäure) existieren *keine* Antidota.

Im hämorrhagischen Schock kommt es durch Verdünnungsthrombopenie und -koagulopathie zu deutlichen Gerinnungsstörungen, die durch disseminierte intravasale Gerinnung, Plasmaexpander, Verminderung von Antithrombin III und verminderte Synthese von Gerinnungsfaktoren noch verstärkt werden.

10.3.11.4 Disseminierte intravasale Gerinnung (DIC)

Eine gefürchtete intraoperative Gerinnungsstörung ist die DIC, besonders bei septischen Erkrankungen, protrahiertem Schock sowie geburtshilflichen Komplikationen: vorzeitige Plazentalösung oder Sepsis.

Multiple Thrombosierungen in der Mikrostrombahn verursachen disseminierte Infarkte mit Funktionsverlust lebenswichtiger Organe wie Lunge, Niere, Gehirn, Herz, Darm und Leber sowie einem fortschreitenden Verbrauch von Gerinnungsfaktoren, woraus schließlich die völlige Ungerinnbarkeit resultiert. Reaktiv entwickelt sich eine sekundäre Fibrinolyse, die der weiteren Thrombosierung entgegengerichtet ist. Die Symptomatik ist durch Mikrothrombosierung an Haut und Akren (Marmorierung, Hautblutungen) sowie multiples Organversagen gekennzeichnet. Profuse Blutungen aus Injektionsstellen , Schleimhäuten, Harnblase und Darm sowie aus dem Bronchialsystem und der Lunge sind die Regel. Die *Laborparameter* zeigen eine Thrombopenie (Thrombozyten $< 50\,000/mm^3$), PTZ, PTT und TZ sind pathologisch, das Fibrinogen ist vermindert und Fibrinogenspaltprodukte sind vorhanden bzw. erhöht.

Die **DIC-Therapie** setzt zunächst die wirksame Behandlung der Grundkrankheit voraus. Insbesondere ist eine Schocktherapie Grundvoraussetzung für die Besserung der Gerinnungssituation, ebenso wie die chirurgische Blutstillung. Vorher ist kein Heparin zu verabfolgen.

Wenn trotz dieser Maßnahmen die Verbrauchskoagulopathie weiterschreitet, soll die intravasale Gerinnung blockiert werden:

- *initial* wird *Heparin* in einer Dosierung von 50 I. E./kg KG langsam und verdünnt i. v. injiziert, danach werden 200–500 I. E./h unter Berücksichtigung des AT-III-Spiegels appliziert.
- Substitution von *Gerinnungsfaktoren* als tiefgefrorenes Frischplasma (FFP)
- *Thrombozytensubstitution*, sofern deren Konzentration $< 50\,000/mm^3$ ist und Blutungen beobachtet werden.

11. Grundbegriffe des EKG in der Anästhesie

Der Anästhesist soll im EKG *Elektrolytveränderungen* und *Herzerkrankungen* erkennen: KHK, Herzmuskelhypertrophie bei pulmonaler und arterieller Hypertonie, einen akuten Myokardinfarkt, Rhythmusstörungen.

Grundbegriffe des EKG sind:

- *P-Welle:* Vorhofkontraktion, normal bis 0,11 Sek.
- *AV-Zeit:* Vorhofkontraktion bis Kammererregung, PQ-Zeit, normal bis 0,20 Sek.
- *ST-Strecke:* Erregungsrückbildung
- *T-, U-Welle:* Formveränderung bei Elektrolytstörungen, besonders bei Kalium- und Calciumdysbalancen.

	Elektroatriogramm (EAG)		Elektroventrikulogramm (EVG)			
Bezeichnung	P-Zacke	PQ-Strecke	QRS-Komplex	ST-Strecke	T-Zacke	U-Welle
Abmessungen	≦ 0,11 sec ≦ 0,20 mV	0 mV	≦ 0,11 sec	0 mV	> 1/7 von R	

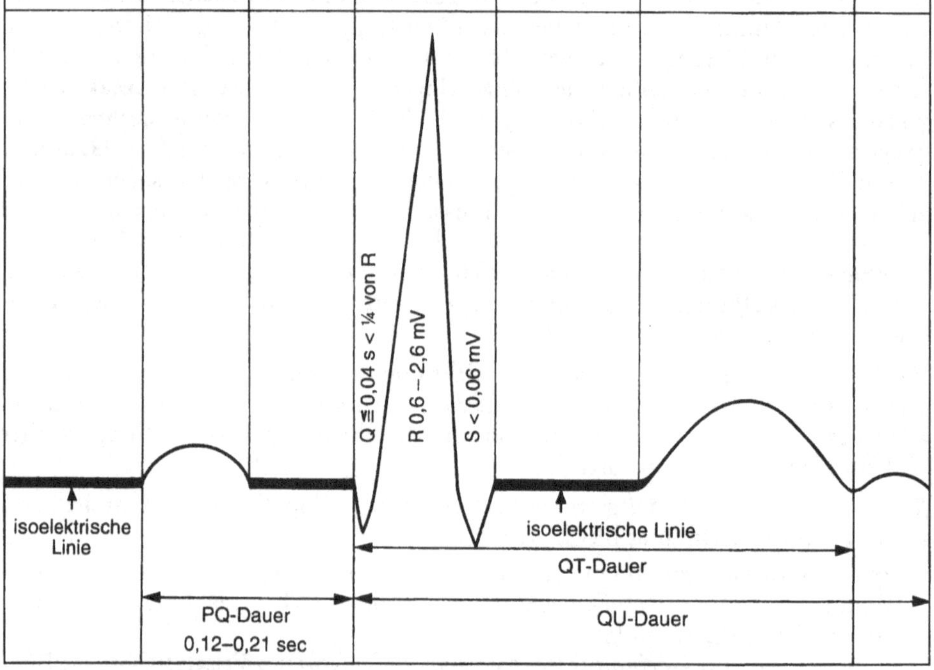

Abb. 11-1: Normales Elektrokardiogramm im zeitlichen (Abszisse) und Spannungsverlauf (Ordinate) unterteilt in Vorhof- (EAG) und Kammer- (EVG) Ventrikulogramm

11.1 Pathologisches EKG

P-Welle. *P-pulmonale* (dextroatriale): Belastung des rechten Vorhofes, spitze und hohe P-Welle in Ableitung II, *P-mitrale* (sinistroatriale): Belastung des linken Vorhofes, P-Welle breit und zweigipflig in Ableitung II, tiefe P-Welle in V_1.

P-biatriale: beidseitige Vorhofbelastung, breite und hohe P-Welle in Ableitungen II und V_1.

Hypertrophiezeichen (Abb. 11-2). *Rechtshypertrophie*: hohe R-Zacke in V_2, tiefe S-Zacke in V_5, jeweils > 1,05 mV.

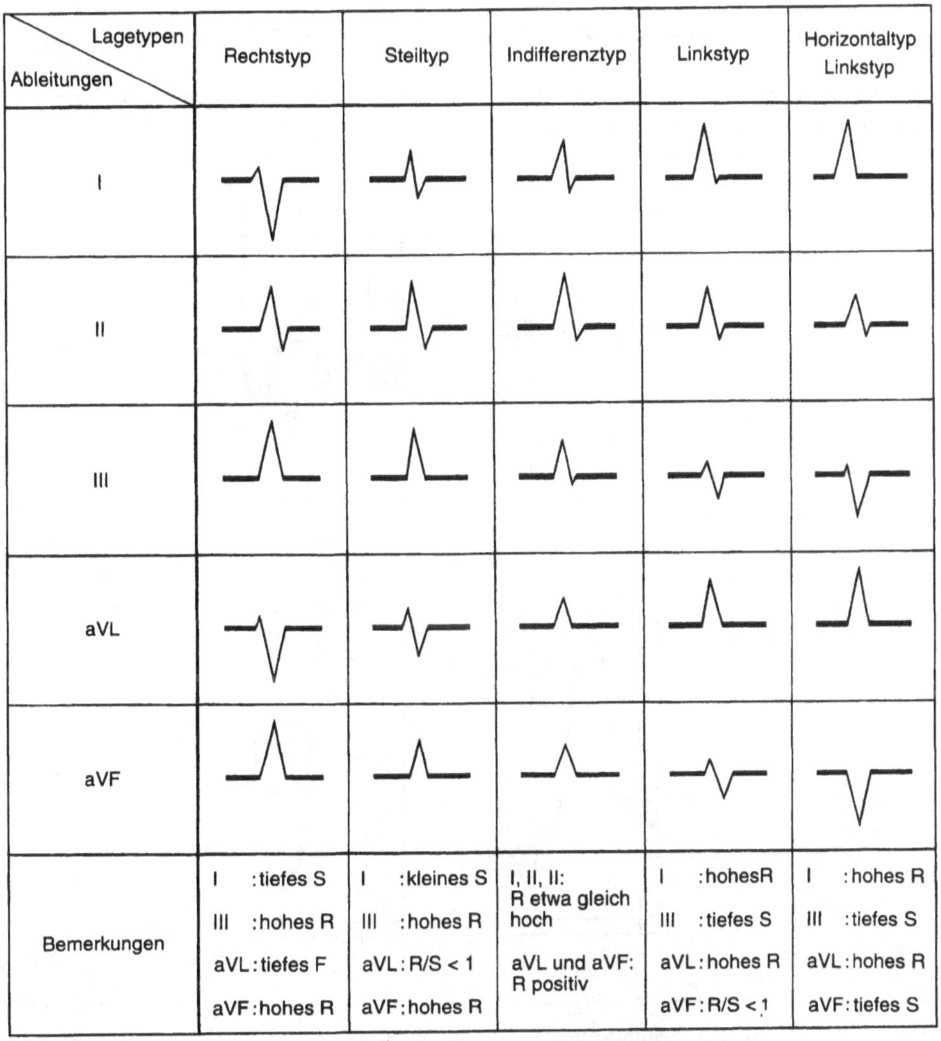

Abb. 11-2: Lagetypen im EKG, definiert durch die Ableitungen I–III, aVL, aVF

Linkshypertrophie (Sokolow-Index): tiefes S in V_2, hohes R in V_5, jeweils > 3,5 mV. ST-Streckensenkung rechts bzw. links präkordial.

Erregungsrückbildungsstörungen. ST-Strecke absteigend (deszendierend) gesenkt oder horizontal gesenkt = Ischämie (kein Ischämiezeichen bei WPW-Syndrom, Links- oder Rechtsschenkelblock, Schrittmacher, Digitalis).

Akzessorische Bahnen. *WPW-Syndrom*: AV-Zeit < 0,12 Sek., Delta-Welle, ST-Senkung. *LGL-Syndrom*: AV-Zeit < 0,12 Sek., Tachykardieneigung.

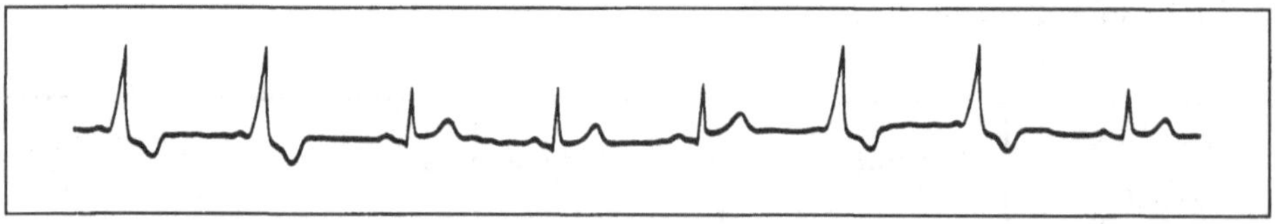

Abb. 11-3: Wolff-Parkinson-White-Syndrom

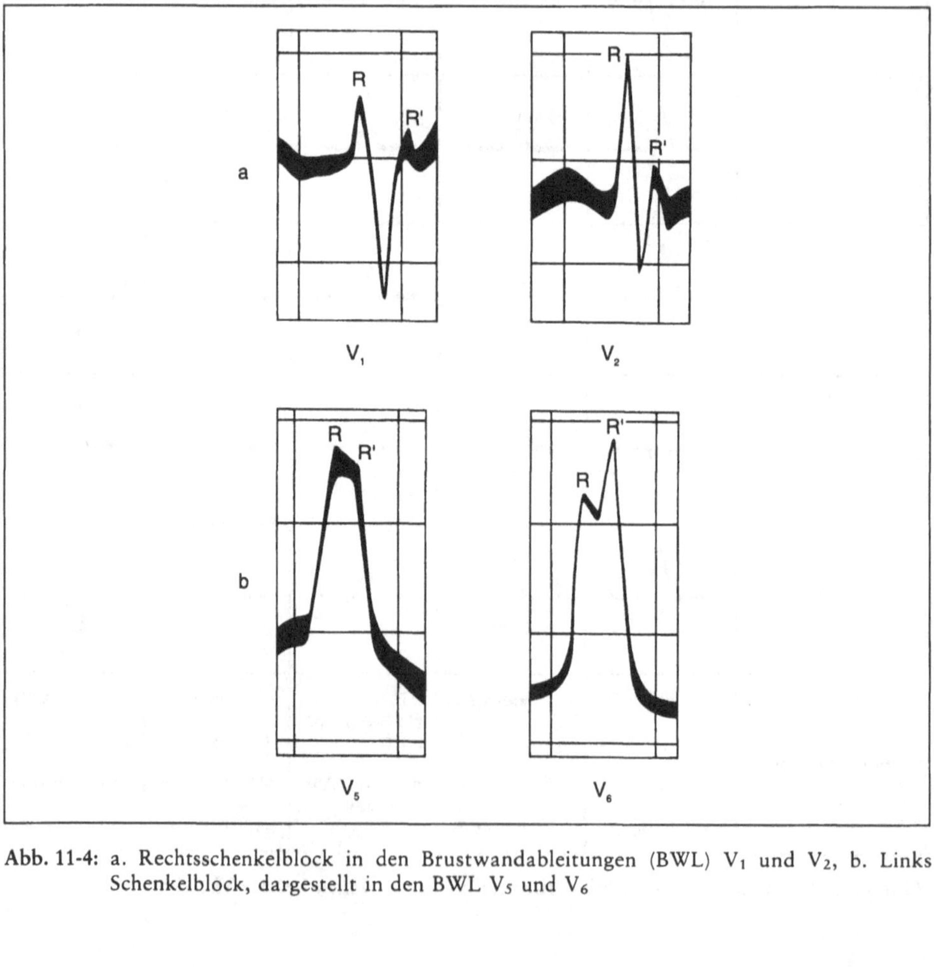

Abb. 11-4: a. Rechtsschenkelblock in den Brustwandableitungen (BWL) V_1 und V_2, b. Links Schenkelblock, dargestellt in den BWL V_5 und V_6

11.1.1 Rechts- und Linksschenkelblock, Myokardinfarkt

Rechtsschenkelblock (RSB, Abb. 11-4 a): *Inkompletter* Rechtsschenkelblock, QRS-Komplex nicht verbreitert, M-Form (z. B. rSr) kann physiologisch sein.

Kompletter RSB: QRS in V_{1-3} verbreitert > 0,12 Sek.; QRS zeigt M-Form; ST-Senkung in V_{1-3}.

Linksschenkelblock (LSB, Abb. 11-4 b): *Kompletter* Linksschenkelblock, QRS in V_{4-6} verbreitert > 0,12 Sek., ST-Senkung in V_{4-6}.

Linksanteriorer Hemiblock: überdrehter Linkstyp, tiefes S in $V_{4,5}$. *Linksposteriorer Hemiblock*: Rechtstyp, bi- bzw. trifaszikulärer Block.

Herzinfarktzeichen (Abb. 11-5 bis 7). *Frischer Herzinfarkt*: ST-Hebung, spitze zeltförmige T-Welle, *frischer Infarkt im Folgestadium*: ST-Hebung und beginnende T-Negativierung, negatives Q.

Alter Herzinfarkt: negatives Q, eventuell T-Negativierung.

Direkte Herzinfarktzeichen:

- Vorderwandspitzeninfarkt: ST-Hebung in I, V_{1-4}
- anteroseptaler Vorderwandinfarkt: ST-Hebung in V_{2-5}
- Posterolateralinfarkt: ST-Hebung in Ableitungen III, V_{4-6}
- Hinterwandinfarkt: ST-Hebung in Ableitungen II, III. aVF.

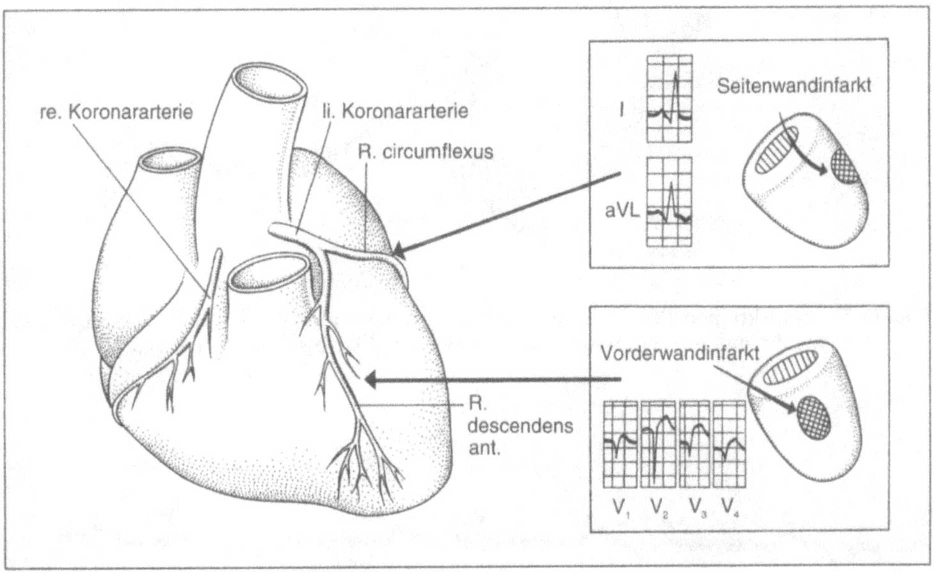

Abb. 11-5: Gefäßversorgung des Myokards und Prädilektionsstellen beim Seitenwand- (Ableitung I, aVL) und Vorderwandinfarkt (gut dargestellt in den Ableitungen V_1-V_4)

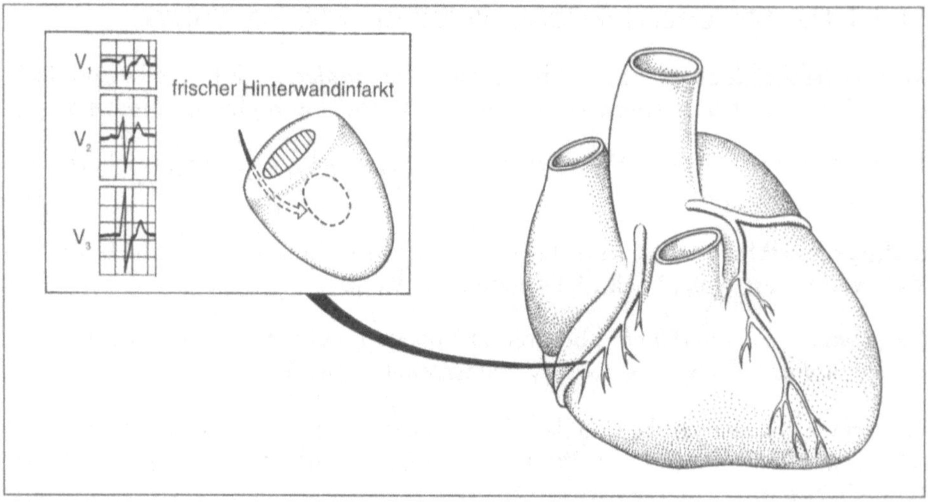

Abb. 11-6: Prädilektionsstelle des Hinterwandinfarktes und Manifestation in den Brustwandableitungen V_1-V_3

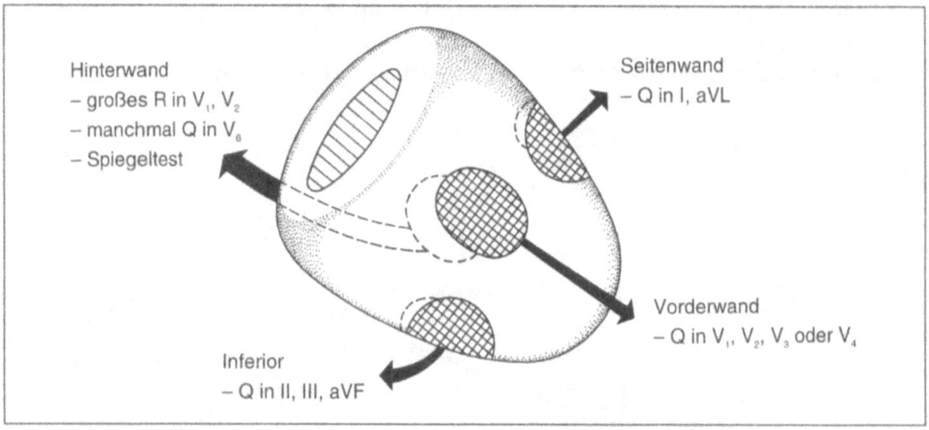

Abb. 11-7: Prädilektionsstellen von Hinterwand-, Seitenwand-, Vorderwand- und inferiorem Myokardinfarkt mit Manifestation in den jeweils typischen Ableitungen

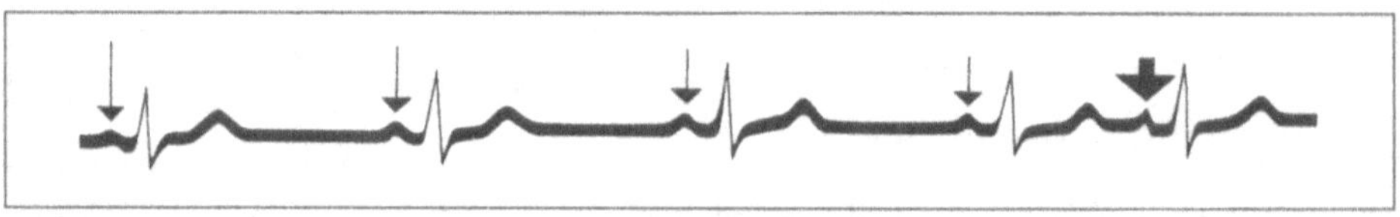

Abb. 11-8: Supraventrikuläre Extrasystolie (→ Vorhofaktion)

11.1.2 Herzrhythmusstörungen

Extrasystolen (ES). *Supraventrikuläre* ES (SVES, Abb. 11-8): Ursprung im Vorhof, immer normaler QRS-Komplex

Sinusknoten-ES: normale P-Welle

Vorhof-ES: unterschiedliche Formen der P-Welle

AV-Knoten-ES: P-negativ oder im QRS-Komplex.

Ventrikuläre Extrasystole (VES). Ursprung im Kammermyokard, QRS-Komplex immer verbreitert > 0,12 Sek., links- oder rechtsschenkelblockartige Deformierung: VES mit kompensatorischer Pause VES interponiert.

Monotope ES = gleiche Gestalt, gleicher Ursprung

Polytope ES = verschiedene Gestalt, verschiedener Ursprung.

Bigeminus: N-VES-N-VES-N-VES-N

2:1 Extrasystolie: N-N-VES-N-N-VES-N-N-VES

3:1 Extrasystolie: N-N-N-VES-N-N-N-VES

Couplet: N-VES-VES-N-N-N

Triplet: N-VES-VES-VES-N-N-N

Salve: N-VES-VES-VES-VES-VES-N-N (Abb. 11-9 e).

Vorhofflimmern, -flattern. *Vorhofflimmern*: keine P-Wellen erkennbar, unregelmäßige Überleitung auf die Kammern: Absolute Arrhythmie mit Vorhofflimmern.

Vorhofflattern: sägezahnartiges Aussehen, keine Grundlinie erkennbar, oftmals regelmäßige Überleitung auf die Kammern.

11.1.3 Erregungsausbreitungsstörungen, Blockbilder

AV-Block (atrioventrikulärer Block), Überleitungsstörungen (Abb. 11-10):
– AV-Block I. Grades (Abb. 11-10 a): AV-Zeit > 0,20 Sek.
– AV-Block II. Grades (Abb. 11-10 b): *Typ Wenckebach*: zunehmende Ermüdung der AV–Überleitung, AV-Zeit wird immer länger, bis eine Überleitung auf die Kammer ausfällt. *Typ Mobitz* (Abb. 11-10 c): jede 2. oder 3. Überleitung auf die Kammern fällt aus
– AV-Block III. Grades (Abb. 11-10 d): keine Überleitung vom Vorhof auf die Kammern, niedrige Kammerfrequenzen, QRS-Komplex > 0,12 Sek., Adam-Stokes-Syndrom.

SA-Block (sinuatrialer Block, Abb. 11-11). SA-Blockierungen führen zum Ausfall einer Herzaktion innerhalb einer Reihe von normalen Vorhof- und Kammererregungen.

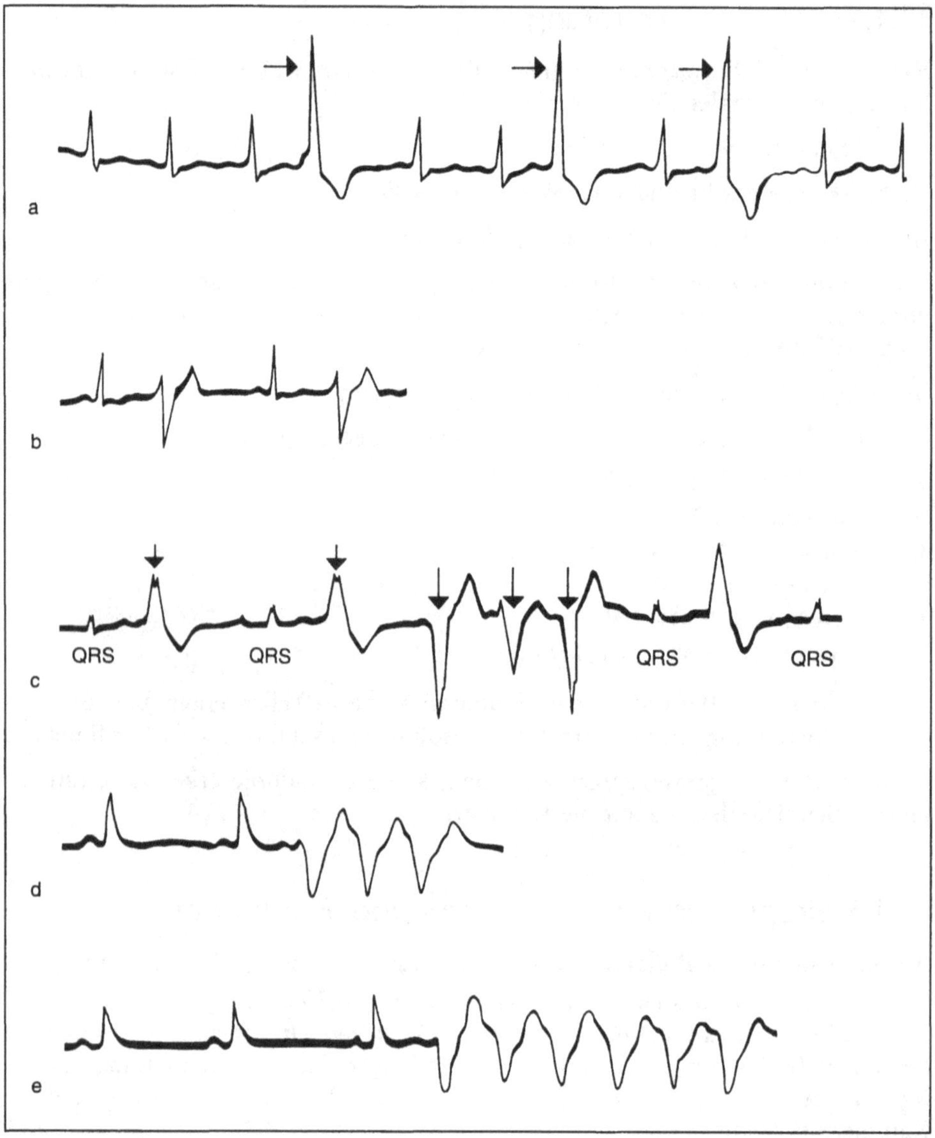

Abb. 11-9: Ventrikuläre Extrasystolie (a), b. Bigeminus (jede normale Herzaktion wird von einer ventrikulären Extrasystole abgelöst), c. Polytope ventrikuläre Extrasystolen (→), d. Triplets, e. Salvenartige ventrikuläre Extrasystolen

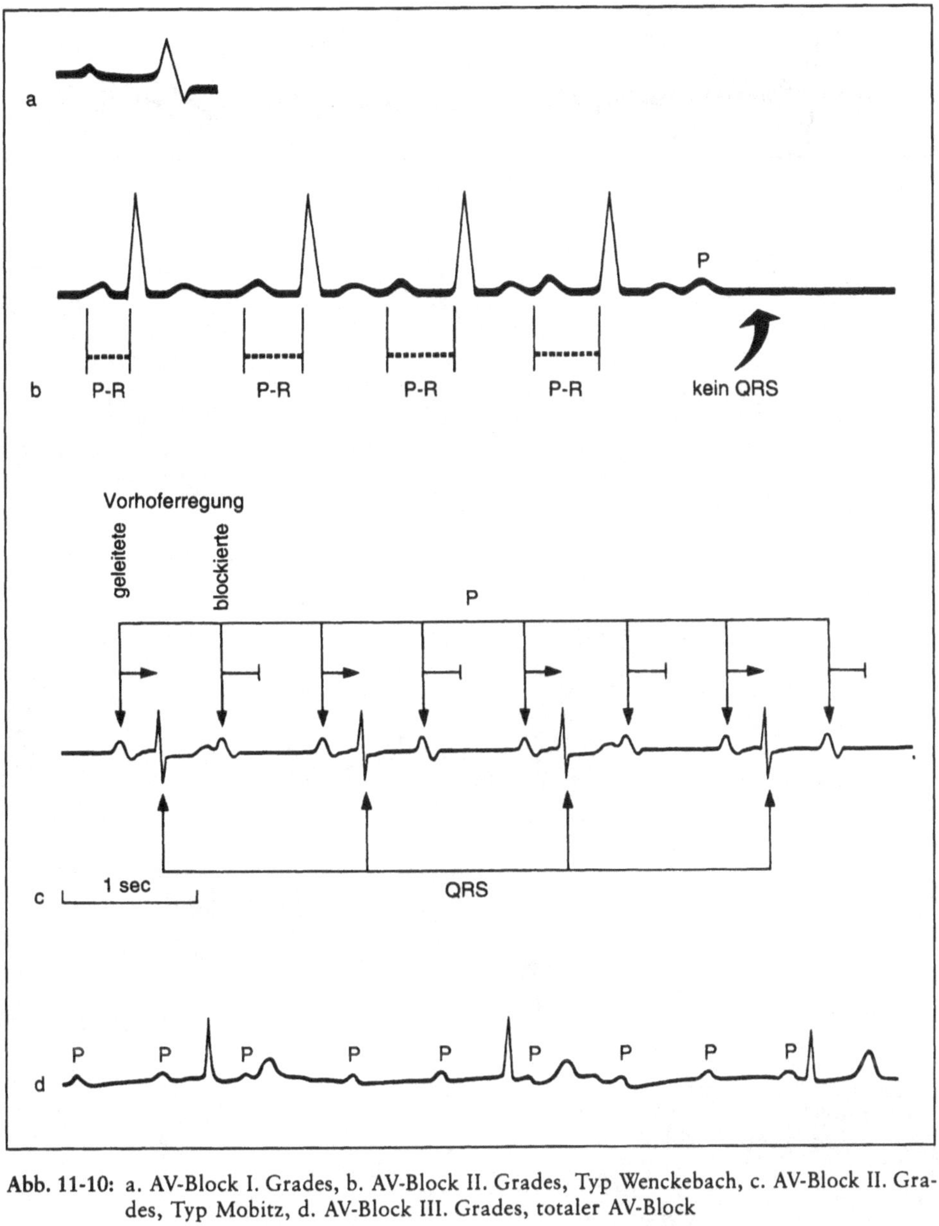

Abb. 11-10: a. AV-Block I. Grades, b. AV-Block II. Grades, Typ Wenckebach, c. AV-Block II. Grades, Typ Mobitz, d. AV-Block III. Grades, totaler AV-Block

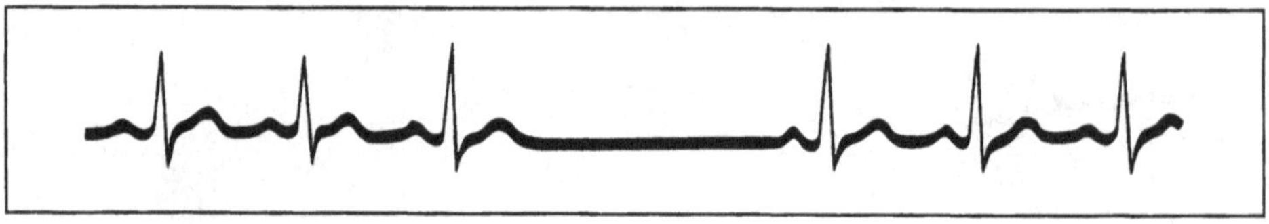

Abb. 11-11: Sinusarrest

12. Herzrhythmusstörungen in der Anästhesiologie

Herzrhythmustörungen sind häufig und nur im Zusammenhang mit klinischen Erscheinungen zu beurteilen:

> Die meisten Herzrhythmusstörungen, z. B. eine langbestehende normofrequente absolute Arrhythmie bei Vorhofflimmern, sind nicht behandlungsbedürftig.
>
> Akute Rhythmusstörungen können hämodynamische Auswirkungen haben und sind deshalb zu therapieren.
>
> Rhythmusstörungen können extrakardiale Erkrankungen anzeigen, die zunächst zu behandeln sind: z. B. Hyperthyreose, Elektrolytstörungen (Abb. 12-1).

Für den Anästhesisten existieren 2 Kategorien von Herzrhythmusstörungen, die sich durch den Zeitpunkt ihrer Diagnosestellung unterscheiden: *bekannte* und *intraoperativ* neu auftretende Arrhythmien.

12.1 Präexistente Herzrhythmusstörungen

Hiermit sind Rhythmusstörungen gemeint, die der Patient bereits vor Krankenhausaufnahme hatte, mit denen sich der Anästhesist also durch Anamnese, Untersuchungen und insbesondere die EKG-Befundung anläßlich der Prämedikationsvisite erstmalig auseinandersetzt.

Ist die Rhythmusstörung bisher nicht therapiert, muß geklärt werden, ob eine Vorbehandlung erforderlich ist. Wahleingriffe müssen für diesen Zweck verschoben werden, Noteingriffe erfordern rasche Behandlung mit Antiarrhythmika. Ist der Patient bereits antiarrhythmisch eingestellt, so gibt die Rezidivprophylaxe Aufschluß über die Art der Herzrhythmusstörungen. Das EKG kann unauffällig sein. Bei den gängigen Anästhesieverfahren sind gefährliche Interaktionen mit Antiarrhythmika nicht beschrieben worden. Es muß jedoch beachtet werden, daß durch die meisten Antiarrhythmika die spontane Erregungsbildung am Herzen gehemmt und so tendenziell Bradykardie und Hypotonie gefördert werden.

Wichtige Interaktionen betreffen z. B. betablockierende Medikamente. Wegen des synergistischen negativ inotropen Effektes von Betablockern und Anästhetika wurden erstere früher 48 Std. vor einer geplanten Operation abgesetzt. Heute vertritt man den gegenteiligen Standpunkt: Patienten mit koronarer Herzkrankheit sollten perioperativ vor sympathomimetischen Nebenwirkungen und Streß geschützt werden, wozu Betablocker ideal geeignet sind.

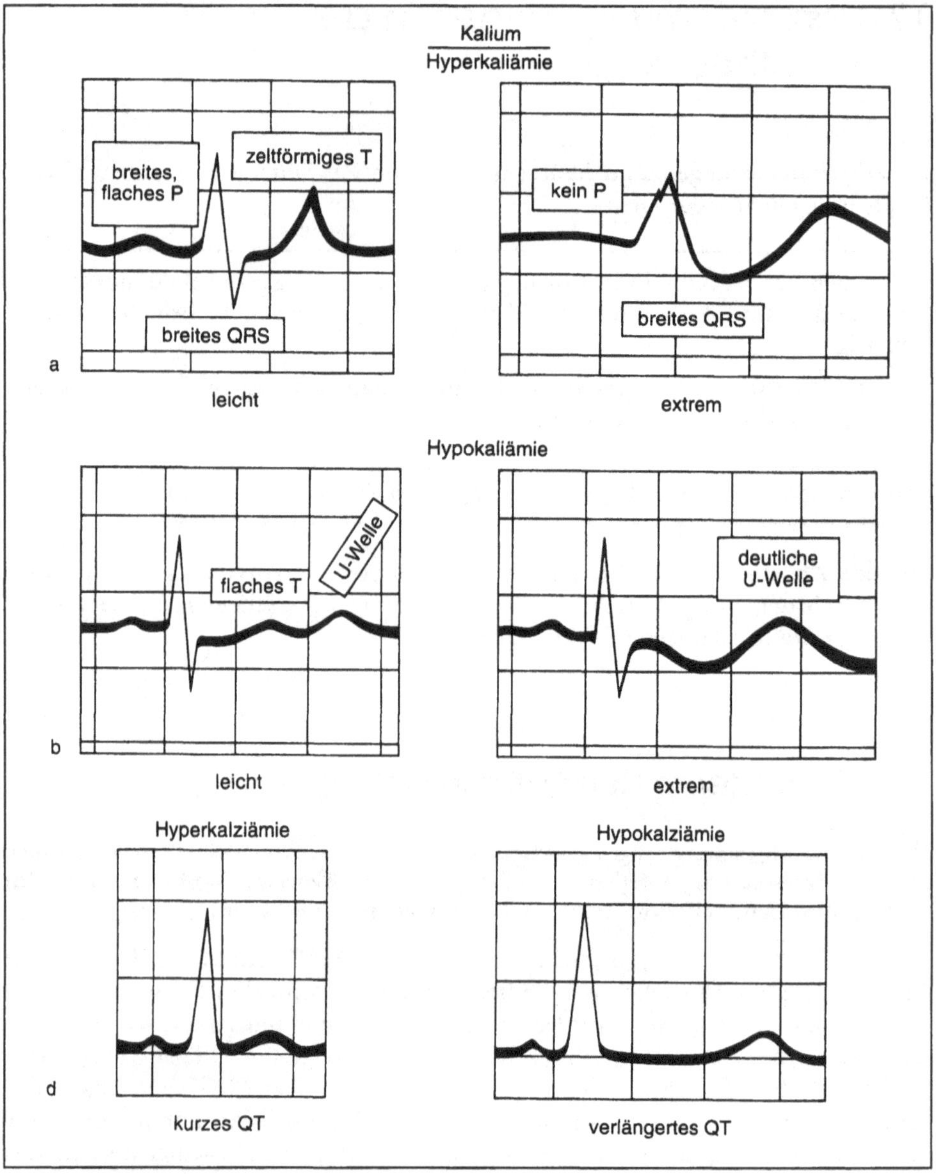

Abb. 12-1: EKG bei den wichtigsten Elektrolytveränderungen, a. Hyperkaliämie – EKG bei leicht und extrem erhöhtem Kaliumspiegel, b. Hypokaliämie – EKG bei leichtem und extremem Kaliummangel, d. Hyper- und Hypokalziämie-EKG

12.2 Perioperative Herzrhythmusstörungen

Hierunter fallen Herzrhythmusstörungen, die erstmalig präoperativ oder während der Narkose als kardiale oder extrakardiale Komplikation auftreten.

Gefährliche, unmittelbar behandlungsbedürftige Rhythmusstörungen sind u. a. (Abb. 12-2): ventrikuläre mono- und polytope Tachykardien, Kammerflimmern, -flattern (beachte die unterschiedliche Amplitude).

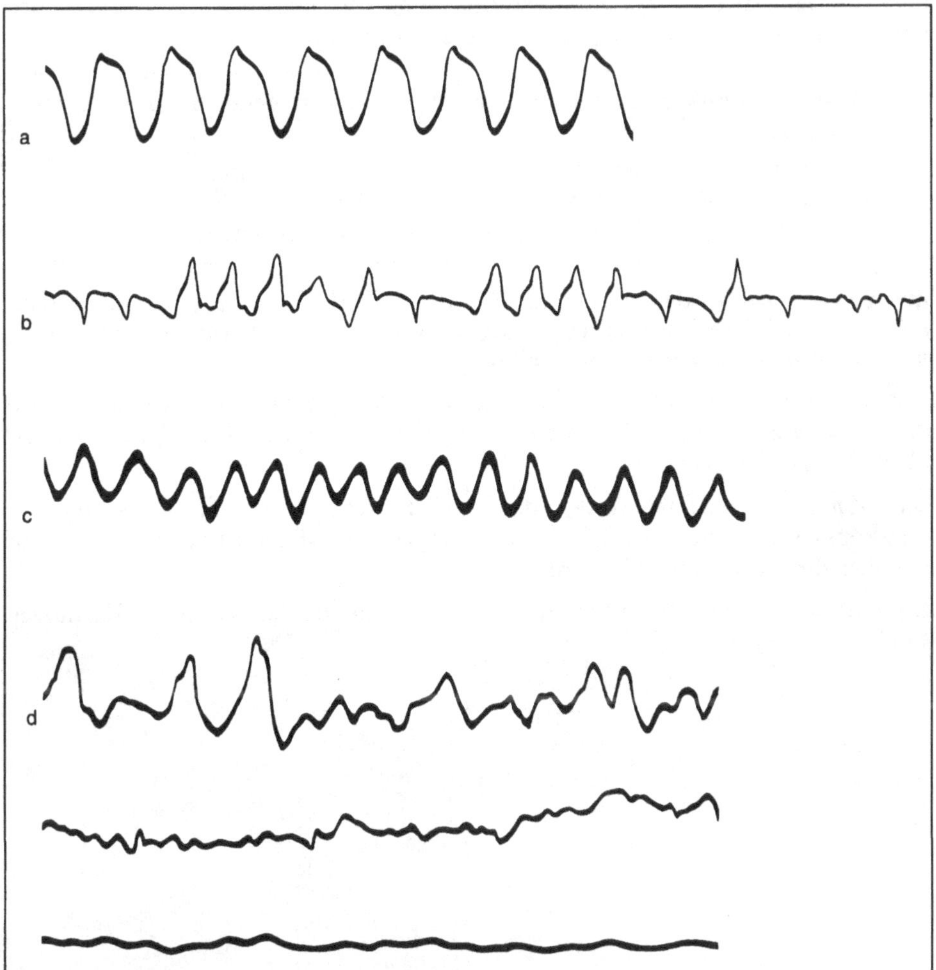

Abb. 12-2: Tachykarde Herzrhythmusstörungen, a. Ventrikuläre Tachykardie (monosystolisch), b. Ventrikuläre Tachykardie (polysystolisch), c. Kammerflattern, d. Kammerflimmern mit großer (oben), mittlerer und kleiner (unten) Amplitude

Während sich der prämedizierende Anästhesist in Ruhe mit der Identifizierung, Therapiebedürftigkeit und -wahl einer Herzrhythmusstörung befassen kann, muß der im Notdienst tätige oder intraoperativ mit einer Herzrhythmusstörung Konfrontierte schnell die Relevanz, sowie die potentielle und tatsächliche Gefährlichkeit einer Herzrhythmusstörung einschätzen und die richtigen Maßnahmen ergreifen.

Herzrhythmusstörungen treten bei 13–63% aller Allgemein- und Lokalanästhesien auf. Ein EKG-Monitoring gehört daher zur Standardüberwachung jeder Narkose. Die Häufigkeit von Herzrhythmusstörungen ist von dem präoperativen Zustand des Patienten und von der Art des operativen Eingriffs abhängig; weniger Einfluß haben die Anästhesietechniken und die angewandten Narkosemittel. Spezifische Anästhesieumstände wie Katecholaminausschüttung bzw. -anwendung bei Halothannarkosen sowie die Verabreichung von Succinylcholin bei Hyperkaliämie können ebenfalls Auslöser für Herzrhythmusstörungen sein.

Ein **Antiarrhythmikum** ist nur gerechtfertigt, wenn folgende Situationen ausgeschlossen sind:
- inadäquates Analgesieniveau und Volumenmangelzustand
- ungenügende Ventilation mit Hypoxie oder Hyperkapnie
- Störungen im Säure-Basen- oder Wasser- und Elektrolythaushalt.

Alle Antiarrhythmika haben einen mehr oder weniger stark ausgeprägten negativ inotropen Effekt (Vorsicht bei geschädigtem Herzmuskel) und wirken negativ chronotrop auf primäre und sekundäre Reizbildungszentren (Sinus-, AV-Knoten).

Aus diesem Grunde sollte man bei einer i. v. Soforttherapie zunächst die Hälfte der Einzeldosis unter EKG-Kontrolle injizieren und erst nach 2–3 Min. weitere kleine Bolusgaben verabfolgen.

Schließlich muß beachtet werden, daß alle Antiarrhythmika selber arrhythmogen sein können; dies umso stärker, je ausgeprägter das Myokard geschädigt ist und je höher die Dosen gewählt werden.

Bei stärkerer Myokardschädigung wird primär elektrotherapeutisch (Kardioversion) vorgegangen.

13. Anästhesie bei Suchtkranken

Drogenabhängige und Suchtkranke stellen den Anästhesisten vor besondere Probleme, weil Wechselwirkungen von Anästhetika und Suchtmitteln vorkommen. Das Mißbrauchspotential der zur Sucht führenden Drogen besteht in
- schwerer psychischer und physischer Abhängigkeit: Alkohol, Barbiturate, Opiate, Sedativa und Tranquilizer
- starker psychischer bei fraglicher physischer Abhängigkeit durch Opioide, z. B. Pentazocin, Tilidin
- ausschließlicher psychischer Abhängigkeit: ZNS-Stimulanzien wie Kokain, Weck-, Amphetamine.

Häufig verwendete Suchtmittel sind:
- Alkohol, ggf. kombiniert mit: Hypnotika/Sedativa, Barbiturate, mit Methaqualon, Difenhydramin, Bromureide, Kombinationen aus vorgenannten Stoffen, Psychopharmaka wie Benzodiazepine, Neuroleptika etc.
- Opioide wie Heroin, Morphin, Pethidin
- Psychostimulanzien wie Amphetamine, Kokain, Ecstasy, Hallozinogene (Marihuana, LSD), Schnüffeldrogen, aromatische Kohlenwasserstoffe in Klebstoffen, Farben, Lacken, Fleckentfernern, Haarspray, Reinigungsspray, Verdünner, Schuhspray.

Mißbrauch ist eine Abweichung im Verhalten in kausaler und quantitativer Sicht (Beispiel Valium).

Sucht bezeichnet den unwiderstehlichen Drang zur Drogeneinnahme; Dosiserhöhung zum Erreichen der gewünschten Wirkung ist erforderlich (Toleranz), Entzugssymptome beim Weglassen der Substanzen und schließlich mögliche Persönlichkeitsveränderungen, wenn die Droge und der durch sie erlebte Rauschzustand zum Lebensinhalt wird.

Häufig vorkommende Eingriffe an Suchtkranken sind:
- Notoperationen nach Gewalteinwirkung wie Schlag-, Stich-, Schußverletzung
- gynäkologische Eingriffe (Abrasio bis Not-Sectio)
- Abszeßspaltungen, Amputationen, Wundversorgungen
- Verbrennungsbehandlungen
- Magenperforationen, Dünn- und Dickdarmeingriffe.

13.1 Prämedikation

Die Art der Prämediktion bei Suchtkranken wird durch 3 Fragen bestimmt:
- Besteht eine momentane Abhängigkeit?
- Wann wurde das Suchtmittel zuletzt eingenommen?
- Welche Therapie wurde bereits in der Klinik eingeleitet?

Wenn **momentan keine Droge** eingenommen wird, ist eine Prämedikation mit Benzodiazepinen sinnvoll. Wegen des Sedierungspotentials ist eine i. m. Prämedikation mit Dipidolor möglich, auf Morphin, Pethidin oder andere Opioide soll verzichtet werden.

Bei ehemaligen **Opiatabhängigen** sind *Opiate kontraindiziert.* Benzodiazepine wie Midazolam oder Barbiturate dürfen i. v. oder i. m. verabreicht werden.

Bei **Heroinabhängigen** wird mit Methadon (Polamidon C) oder Morphin prämediziert und die Entgiftung postoperativ vorgenommen.

Bei **Alkoholabhängigen,** auch in Kombination mit Barbituraten und anderen Psychopharmaka, dürfen *Benzodiazepine,* ggf. auch mit Opiaten kombiniert gegeben werden. Es empfiehlt sich, bereits bei der Prämedikation Clonidin oral oder auch intramuskulär zu geben.

Prämedikation-Kontraindikation: Atem- oder Kreislaufdepression, Sectio, letzte Drogeneinnahme < 3 Std.

> Generell gilt für Suchtkranke: Lokal-, Leitungs- oder Regionalanästhesieverfahren sind vorzuziehen.

13.2 Praktische Tips bei Sucht

13.2.1 Alkoholabhängigkeit

Bei Alkoholikern liegt oft eine *Enzyminduktion* vor, wodurch erhöhte Einleitungsdosen für Hypnotika und ein erhöhter Verbrauch an Opiatanalgetika und an Relaxanzien zu beobachten sind.

Andererseits kann infolge gestörter Leberfunktion eine Hypalbuminämie vorliegen, weshalb das Induktionshypnotikum dann niedriger zu dosieren ist.

> Akut Alkoholisierte sind wie Patienten mit „vollem Magen“ zu behandeln, da die Magen-Darm-Passage über die 5 Std.-Grenze hinaus verzögert ist.

Die *alkoholische Kardiomyopathie* kann die Sicherheitsbreite aller verwendeten Anästhesiemittel herabsetzen. Besonders ausgeprägt ist dies bei Barbituraten, Inhalationsanästhetika und bei Betablockern der Fall.

Weiterhin besteht oft eine relative oder absolute Nebennierenrindeninsuffizienz: daher bei der Anästhesieeinleitung 50–100 mg Prednisolon (Solu-Decortin H) geben. Häufig gesellen sich hinzu: Anämie, Elektrolyt-, Gerinnungsstörungen und Mangelernährung.

Ein gutes Narkoseinduktionsmittel ist *Etomidat*. Die günstigste Anästhesieform sind die *NLA* und *balancierte Anästhesie*, wobei zusätzlich ein Inhalationsanästhetikum, z. B. Enfluran oder Isofluran verabfolgt wird. Die Relaxation erfolgt mit Vecuronium oder Atracurium.

In der postoperativen Phase manifestiert sich fast regelmäßig das lebensbedrohliche Abstinenzsyndrom mit deliranter Symptomatik: Tachykardie, Fieber und Schwitzen, grobschlägiger Tremor, Hyperreflexie, Übelkeit und Erbrechen bis zum Status epilepticus. Ein solches Delir kann 2–8 Tage dauern und endet in der Regel mit einem tiefen Nachschlaf (Terminalschlaf).

Die **Therapie** mit *Clomethiazol* (Distraneurin) ist wegen der Kreislauf- und Atemdepression und des substanzeigenen Suchtpotentials problematisch. Empfohlen wird eine Sedierung mit *Haloperidol* (Haldol) in hoher Dosierung (4-8-12 Ampullen/die). Kausal wirksam ist die kontinuierliche Gabe von Clonidin (Catapresan, Paracefan) in einer Erfordernisdosierung, die zwischen 4 und 20 Ampullen/die (0,6–3 mg/24 h) liegen kann. In Einzelfällen sind Clonidindosierungen bis zu über 100 Ampullen/die beschrieben und notwendig. Mit Kreislaufnebenwirkungen ist trotz dieser Dosierung nicht zu rechnen, lediglich bei jungen Patienten kann es zu Bradykardieneigung kommen.

13.2.2 Barbiturat-, Opioid-, Amphetamin- und Kokainsucht

Barbituratsucht. Meist werden barbiturat- und nichtbarbiturathaltige Substanzen gemischt. Die genaue Anamnese ist deshalb wichtig. Die Wirksamkeit von Induktions- und Inhalationsanästhetika ist durch die Barbiturate deutlich verringert. Die Sicherheitsbreite ist in Bezug auf das Herz-Kreislauf-System dagegen deutlich niedriger, so daß es zu schweren Kreislaufdepressionen bei normaler Dosierung kommen kann. Diese Problematik ist bei Benzodiazepinabhängigkeit weniger deutlich ausgeprägt. Bei Carbromal und Metaqualon ist die sehr lange Halbwertzeit, ebenso wie bei einigen Benzodiazepinen, zu berücksichtigen.

Postoperativ kann sich auch hier ein Entzugssyndrom mit Kopfschmerzen, Zittern, Unruhe und Erbrechen etwa 24–48 h nach Absetzen der Substanzen einstellen. Ein eventueller Grand Mal muß kupiert werden (möglichst kein Barbiturat): Clonazepam (Rivotril) 1–2 mg oder Etomidat 20 mg. Auch für die Entzugssymptomatik nach chronischer Barbiturateinnahme ist Clonidin in den o. a. Dosierungen geeignet.

Opioidsucht. Es besteht keine Kreuztoleranz zu volatilen Anästhetika. Opiate und Opioide sind nur in äußerst starken Dosierungen wirksam. Postoperativ sollten möglichst keine Opiatantagonisten gegeben werden, da es zu akuten Entzugssyndromen mit erheblichen physischen und vegetativen Nebenwirkungen kommen kann.

Das bei Inhalationsanästhesien *intraoperativ* vorkommende akute Entzugssyndrom mit Blutdruckabfall, Tachykardie und Schwitzen wird durch Opiatgabe sofort behoben.

Postoperativ kann sich 4 Std. bis 10 Tage nach dem Eingriff eine Entzugssymptomatik mit Mydriasis, Zittern, Muskel- und Knochenschmerz sowie Tachykardie, Hypertonie und Schwitzen entwickeln. Bei Fehlen von Mydriasis und warmer Haut ist nach anderen Ursachen zu fahnden. Zur Therapie dieser Abstinenzsymptomatik kann ebenfalls Clonidin in der o. a. Dosierung angewendet werden.

Amphetamin- und Kokainsucht. Stets muß bei diesen Patienten mit deutlich erhöhtem Anästhetikabedarf gerechnet werden, da Vigilanzsteigerung durch sympathomimetische Wirkung mit erhöhter zentraler Noradrenalinfreisetzung eintritt. Bei chronischem Mißbrauch ist durch Entleerung der zentralen Noradrenalinspeicher ein verminderter Anästhetikabedarf möglich. Postoperativ auftretende Abstinenzsymptome sind nicht therapiebedürftig, da es nur zu lang dauernden Schlafzuständen kommen kann. Allerdings können durch den chronischen Amphetamin- und Kokainmißbrauch myokardiale, hepatische und endokrine Defektzustände eingetreten sein, die eine postoperative Therapie notwendig machen.

14. Anästhesien in den operativen Fachgebieten

Bei allen operativen Eingriffen ist eine „komplette" Narkose erforderlich, für die alle Risiken gelten. Parallel zu einer „kleinen Operation" von einer „kleinen Narkose" zu sprechen, kann für Patient und Anästhesist verhängnisvoll sein. Das nachstehende Beispiel mag dies veranschaulichen:

Bei einer Herzoperation z. B. der Anlage eines aortokoronaren Bypasses (ACB) trifft der Anästhesist auf einen optimal voruntersuchten Patienten. Ein solchermaßen krankes Koronarsystem kann aber auch jeder andere Patient haben (und er hat es in Wirklichkeit auch häufig), der sich z. B. einem kurzen urologischem Eingriff oder einer ähnlichen Operation unterziehen muß. Die bestehende KHK bedeutet hier für die Narkose das gleiche, wahrscheinlich ein deutlich erhöhtes Risiko.

14.1 Anästhesie in der Allgemeinchirurgie

Kopfnahe Operationen, z. B. im Schulter- oder Halsbereich erfordern einen *Spiraltubus*, der zur gegenüberliegenden Seite abgeleitet wird. Bei Operationen an den oberen und unteren **Extremitäten** sind Blutleere-Zeiten (Obergrenze ca. 90–120 Min.) sowie die Druckwerte der Blutleeremanschette zu dokumentieren. Als

Richtwerte für die Oberarmblutleere: max. 200–250, für die Oberschenkelblutleere 250–300 mm Hg.

Bei ausgedehnteren **Laparotomien** sollten ähnlich wie bei großen Operationen an der Wirbelsäule und Extremitäten in Absprache mit dem Operateur Erythrozytenkonzentrate gekreuzt bzw. im OP verfügbar sein. Hier empfiehlt sich die vorherige klinikinterne Absprache, welche Vorgehensweise hinsichtlich Vorkreuzen und Vorhandensein von Blutersatz im Operationssaal sinnvoll ist. Auf die Möglichkeiten der Eigenblutspende (s. S. 50 ff.) sei hier nochmals hingewiesen. Anhaltspunkte für die Bereitstellung von Blutersatz können die an der eigenen Klinik bestehenden Regeln der verschiedenen Fachgebiete geben.

Oberbaucheingriffe, auch die unkomplizierte Cholezystektomie, erfordern, insbesondere bei laparoskopischem Vorgehen, unbedingt das intraoperative Legen einer Magensonde, die bei Operationsende eventuell wieder entfernt werden kann.

Die *Flüssigkeits-* und *Blutverluste* durch Verdunstung und Absorption in Bauchtüchern und Tupfern sind manchmal schwer meßbar, ganz besonders bei Verwendung trockener Bauchtücher und Tupfer.

Pro Bauchtuch können 100–150 ml Flüssigkeit aufgenommen werden. Aus dem freiliegenden Darm bzw. aus dem Peritoneum gehen pro Stunde ca. 700–1000 ml Flüssigkeit verloren, die neben dem normalen Flüssigkeitsbedarf zu ersetzen sind.

Bei ausgedehnten Bauchoperationen ist besonders vor *Auskühlung* zu schützen. Die kontinuierliche Temperaturmessung erleichtert die Entscheidung zur postoperativen Nachbeatmung.

14.2 Anästhesie in der Gefäßchirurgie

Für den Anästhesisten sind besonders Operationen an der *Aorta* und den großen *Beingefäßen* sowie an der *A. carotis* von Bedeutung.

Aorta. Operationen an der Aorta können zu sehr großen Blutverlusten führen, Blutkonserven müssen im OP verfügbar sein, auf die Rückgewinnung von intraoperativ verlorenem, eigenem Blut über Cell-Saver-Systeme ist Rücksicht zu nehmen. Besondere Gefahrenmomente entstehen neben den Volumenverlusten und der Auskühlung bei langer Operationsdauer besonders beim Abklemmen der Aorta, wodurch es zum plötzlichen Blutdruckanstieg und zur Herzmehrbelastung kommt. Hier sind blutdrucksenkende Medikamente mit kurzer Halbwertzeit, z. B. Urapidil (Ebrantil) indiziert. Auch beim Wiederfreigeben des Blutstromes mit Blutdruckabfall und Einschwemmazidose, die von der Abklemmzeit abhängig ist, kann es zu intraoperativen Problemen kommen. Der gefährliche Blutdruckabfall kann verhindert werden durch rechtzeitiges Absetzen blutdrucksenkender Medikamente, ausreichende Volumengabe und das Bereitstellen von Katecholaminen wie Dopamin und Dobutamin.

Arteria carotis. Indikationen sind Lumeneinengungen, sowie Gefäßfehlbildungen.

Folgen für den Patienten sind:

- TIA – transitorische, ischämische Attacken: neurologische Ausfälle von einigen Min. bis Std. mit reversibler Symptomatik
- PRIND – prolongierter ischämischer Insult: neurologische Ausfälle, deren Symptome längere Zeit bestehen bleiben.

Die Einteilung der neurologischen Risikogruppen (I–IV) ist für den Anästhesisten wichtig:

I: neurologisch stabil, keine größeren Ausfälle

II: neurologisch stabil, jedoch deutliche Veränderungen in der Angiographie nachweisbar (Stenosen, schlechter Kollateralkreislauf)

III: neurologisch stabil, wesentliche allgemeine Risiken mit und ohne angiographische Veränderungen

IV: neurologisch instabil und allgemeine bzw. angiologische Risiken.

Möglichst frühzeitig, ab Stadium II sollte der Blutdruck während der Narkose direkt gemessen werden. Ebenso ist die Registrierung des endexspiratorischen CO_2 erforderlich, da Hyperventilation zur zerebralen Vasokonstriktion führen kann.

Zum Narkose-Set gehören vorbereitete Perfusorspritzen mit Katecholaminen (Dopamin, Dobutamin). Bei Narkoseeinleitung und -durchführung ist auf gute Oxygenierung und Vermeidung von Blutdruckabfällen zu achten. Husten und Pressen sind zu vermeiden. Während der Abklemmphase der A. carotis soll mit erhöhten Sauerstoffkonzentrationen beatmet werden. Methohexital als kurzwirkendes Barbiturat oder Etomidat werden zur Hirnprotektion appliziert, die Dosen entsprechen denen bei Narkoseeinleitung. Diskutiert wird auch die positive Wirkung von Calciumantagonisten, z. B. Nifedipin.

14.3 Anästhesie in der Thoraxchirurgie

Für thoraxchirurgische Eingriffe bieten sich 2 Narkoseverfahren an:

- *NLA* und *balancierte Anästhesie* mit Inhalationsanästhetika
- *Kombinationsverfahren* aus Intubationsnarkose und Katheterperiduralanästhesie

Bei größeren Eingriffen müssen Erythrozytenkonzentrate im OP verfügbar sein. Wenn kein Doppellumentubus zum Einsatz kommen muß, soll ein Spiraltubus verwendet werden.

Nach Eröffnung des Thorax soll die inspiratorische Sauerstoffkonzentration entsprechend den blutgasanalytischen Befunden eingestellt werden, in den meisten Fällen ist 50% Sauerstoffanteil erforderlich. Vor Verschluß des Thorax müssen die Lungen manuell gut gebläht, die eingelegte Thoraxdrainage, besonders beim Umlagern gesichert werden, wobei sie bei Beatmung nicht abgeklemmt werden darf (Gefahr eines Spannungspneumothorax).

Wird eine **Einlungenanästhesie** notwendig, muß eine Lunge mit einem Doppellumentubus beatmet werden, um die andere Lunge ruhig zu stellen. Die Indikationen hierzu sind massive einseitige Blutungen, eine einseitige Zyste oder die Infektionsprophylaxe für die gesunde Seite bei Abszessen o. ä. Erkrankungen. Relative Indikationen zur Einlungenanästhesie aus operativen Gründen stellen die Pneumonektomie, die Lobektomie und die Ösophagusresektion dar. Die Einlungenanästhesie-Phase soll möglichst kurz sein. Es soll dann nach Beenden dieser Operationsphase eine Umintubation auf einen nasalen Tubus erfolgen.

Der *Doppellumentubus* ermöglicht die seitengetrennte Beatmung, und damit die Ruhigstellung einer Lunge, mit je einer Öffnung für Trachea sowie rechten oder linken Hauptbronchus. Einige Tuben haben einen Sporn zur besseren Plazierung des Tubus an der Bifurkation. Der Doppellumentubus für die linksbronchiale Intubation, bei der die rechte Lunge ruhiggestellt wird, ist der *Carlens-Tubus*, seltener ist der Doppellumentubus für die rechtsbronchiale Intubation gebräuchlich, bei der die linke Lunge ruhiggestellt wird: *Wright-Tubus*. Hier ist die Beatmung des rechten Oberlappens problematisch, weswegen man die rechtsbronchiale Intubation selten durchführt. Die Intubation mit dem Doppellumentubus erfolgt stets oral.

Die Überprüfung der Tubuslage ist bei Intubation mit dem Doppellumentubus besonders wichtig. Nach der Intubation wird zunächst der tracheale Cuff geblockt: Beide Lungen müssen seitengleich belüftet sein. Anschließend wird das tracheale Tubuslumen abgeklemmt; nach Blockung des endotracheal gelegenen Cuffs darf nur noch die endobronchial intubierte Lunge allein beatmet sein. Nach Öffnen des trachealen Lumens und Abklemmen des bronchialen Anteils soll nur die über das tracheale Tubuslumen versorgte Lunge allein belüftet sein. Anschließend sollen beide Tubuslumina wieder freigegeben und beatmet werden, wobei beide Lungen belüftet sein müssen.

Nach jeder Lageänderung muß die Beatmung – wie oben beschrieben – überprüft werden, da Tubusdislokationen häufig vorkommen.

14.4 Anästhesie in der Neurochirurgie

Die besondere Problematik für den Anästhesisten stellt bei Operationen am Gehirn die Tatsache dar, daß Anästhesist und Operateur am gleichen Organ tätig werden. Zentrale Aufgabe des Anästhesisten ist es, den Hirndruck und damit die zerebrale Perfusion auf Normalwerten zu erhalten. Der Hirndruck beträgt höchstens 15 mm Hg, gilt bei Werten 15–30 mm Hg als mäßig und > 30 mm Hg als stark erhöht.

Klinische Zeichen eines erhöhten Hirndrucks sind Bewußtseinstrübung, Übelkeit, Erbrechen, Kopfschmerzen und Nackensteifigkeit.

Ein erhöhter Hirndruck tritt besonders bei intrakraniellen Raumforderungen (Tumor, Blutungen), bei Schädel-Hirn-Traumen mit Hirnödem, bei Liquorabflußstörungen im Sinne eines Hydrozephalus oder bei venösen Abflußbehinderungen im Halsbereich auf.

Gefährliche *Hirndrucksteigerungen* verursachen: Husten, Pressen, Hypoventilaton mit PCO_2-, Blutdruckanstieg, Kopftieflage, Hyperthermie, Azidose, Unruhezustände. Inhalationsanästhetika, Ketamin, Lachgas und vor allem Opiatantagonisten steigern den Hirndruck ebenfalls.

Eine **Hirndrucksenkung** erreichen: Barbiturate, Etomidat, Propofol, Benzodiazepine, Osmotherapeutika, z. B. Mannit.

Werden *Barbiturate* zur Hirndrucksenkung kontinuierlich appliziert, so müssen sie separat über einen zentralen Zugang, am besten über einen mehrlumigen zentralen Venenkatheter, appliziert werden: Bei Vermischung mit anderen Medikamenten oder Infusionslösungen flocken sie aus.

Bei *perifokalem Hirnödem* kann Dexamethason gegeben werden. Außerdem vermag der Anästhesist den Hirndruck auf Normalwerte zu senken durch: Hyperventilation auf einen $PaCO_2$-Wert von 30–35 mm Hg, Oberkörperhochlagerung, Azidosekorrektur, Normovolämie und Blutdrucksenkung.

Bei *eröffneter Dura* ist die Messung des Hirndrucks über epidurale oder Ventrikeldrucksonden nicht mehr möglich; hier muß die Beurteilung nach klinischen Gesichtspunkten durch den Operateur erfolgen.

Komplikationen können durch spezielle Lagerungen verursacht sein. So werden Eingriffe in der hinteren Schädelgrube und im HWS-Bereich häufig im Sitzen durchgeführt, wobei beim Aufsetzen ein erheblicher orthostatischer Blutdruckabfall droht. Dieser Abfall kann durch vorherige Volumengabe und schrittweises Aufsetzen unter arterieller Blutdruckmessung begrenzt werden.

Wegen einer drohenden Luftembolie ist ein im rechten Vorhof plazierter und lagekontrollierter zentralvenöser Katheter erforderlich, der über einen Dreiwegehahn mit einer aufgesetzten 50 ml Spritze ein sofortiges Absaugen von eventuell in den Kreislauf eingedrungener Luft ermöglicht. Präkordial soll eine Ultraschall-Dopplersonde verwendet werden, die PCO_2-Messung in der Exspirationsluft ist obligat, abrupter Abfall zeigt eine Luftembolie an.

Bei nachgewiesener **Luftembolie** muß sofort mit 100% Sauerstoff beatmet, eine Linksseitenlage vorgenommen und die eingedrungene Luft möglichst rasch über den Dreiwegehahn abgesaugt werden.

Eine paradoxe Luftembolie über ein offenes Foramen ovale (nachzuweisen bei 20% der Bevölkerung!) kann eine Hirnembolie verursachen.

14.5 Anästhesie in der Urologie

Die zumeist älteren Patienten weisen eine Reihe allgemeiner Risikofaktoren auf: allgemeine Arteriosklerose, Zerebralsklerose, koronare Herzkrankheit, Hypertonie, Diabetes mellitus, Herzinsuffizienz, relative Volumenmangelzustände, Dehydratation, obstruktive oder restriktive Ventilationsstörungen.

14.5.1 Transurethrale Prostataresektion (TUR-P)

Die TUR der Prostata wird häufig durchgeführt und ist mit Begleitwirkungen vergesellschaftet:

Die *Steinschnitt-* in Verbindung mit einer Kopftieflage kann eine Einschränkung der Atmung zur Folge haben. Man soll daher zusätzlich Sauerstoff via Nasensonde applizieren, wenn eine Regionalanästhesie vorgesehen ist.

> Die Regionalanästhesie ist auch zu bevorzugen, um ein **TUR-Syndrom** frühzeitig zu erkennen, das mit Wasserintoxikation und hypotoner Hyperhydratation einhergeht. Ursache sind eröffnete Prostatavenen, über die die elektrolytfreie Spülflüssigkeit eingeschwemmt wird.

Hochlagerung der Beine in Steinschnittlage verursacht ggf. eine Volumenüberlastung bei bestehender Herzinsuffizienz, beim Aufheben der Lagerung kann es zu Blutdruckabfällen kommen.

Eine weitere Komplikation besteht in *großen Blutverlusten*, die durch die Dauerspülung schwer abschätzbar sind.

Die Hämatokritmessung in der Spülflüssigkeit ermöglicht nur eine grobe Schätzung des Blutverlustes.

Das **TUR-Syndrom** tritt in 4 Stadien in Erscheinung:

- *Stadium I* (Natrium 125–135 mmol/l, ZVD normal): Unruhe, Zittern, Verwirrtheit, Gähnen, Übelkeit, Müdigkeit.

– *Stadium II* (Natrium 120–125 mmol/l, ZVD erhöht): Symptome wie bei Stadium I, zusätzlich Hyper- oder Hypotonie, Herzrhythmusstörungen, Angina pectoris, Kopfschmerzen.
– *Stadium III* (Natrium < 120 mmol/l, ZVD hoch): Symptome wie bei Stadium I, II, zusätzlich beginnendes Lungenödem, Oligurie, kardiogener Schock.
– *Stadium IV* (Natrium < 110 mmol/l, ZVD hoch): Bewußtlosigkeit, tetanische Krämpfe.

Prophylaxe des TUR-Syndroms: Die Resektionszeit sollte auf 1 Stunde begrenzt werden. *Faustregel*: pro Stunde Resektionszeit wird ca. 1 l Spülflüssigkeit eingeschwemmt. Zusätzlich soll Vollelektrolytlösung gegeben werden, z. B. Ringer-Laktat-Lösung pro Stunde 1 000 ml, sowie Furosemid 20 mg i. v. gegen Ende der Resektion.

Therapie des TUR-Syndroms: Im *Stadium I, II* Sauerstoffapplikation über Nasensonde, forcierte Diurese mit Furosemid unter Zusatz von Natriumkonzentraten (z. B. NaCl 20%) zur laufenden Elektrolytlösung, intensive postoperative Überwachung im Aufwachraum mit Kontrollen des Natriumhaushaltes und der Urinausscheidung.

Stadium III. IV: Intubation und Beatmung obligat, weitere Therapie soll wie im Stadium I, II durchgeführt werden.

14.5.2 Transurethrale Blasentumorresektion

Bei dieser Operation stehen schwer abschätzbare **Blutverluste**, weniger die Einschwemmung von Spülflüssigkeit im Vordergrund.

Eine Blasenperforation macht sich durch plötzliche Abdominalschmerzen, Bauchdeckenspannung, Blässe, Übelkeit und Erbrechen bemerkbar. Besonders früh treten diese Symptome bei Patienten unter Regionalanästhesie auf. Diese Komplikation erfordert eine Laparotomie unter Vollnarkose.

3-in-1-Block: Bei der Resektion von Tumoren an der seitlichen Blasenwand wird bei Kontakt mit dem Resektoskop ein Adduktorenspasmus durch direkte Reizung des N. obturatorius ausgelöst, der zu einer Blasenperforation durch das Resektoskop führen kann. Dieser Spasmus, der auch bei gut sitzender Regionalanästhesie sowie in tiefer Allgemeinnarkose auftreten kann, wird am günstigsten durch einen 3-in-1-Block und damit durch eine Blockade des N. obtoratorius ausgeschaltet.

14.5.3 Weitere urologische Operationen

Nephrektomien, Zystektomien, Lymphadenektomie oder **transvesikale Prostatektomien** werden am günstigsten in einer Kombination aus Vollnarkose und Regionalanästhesie (Katheterperiduralanästhesie) vorgenommen. Diese erleichtert die postoperative Schmerzbehandlung und fördert das Ingangkommen der Darmperistaltik.

Die genannten Operationen gehen häufig mit höheren Blutverlusten einher, weshalb präoperativ eine ausreichende Zahl von *Blutkonserven* zur Verfügung stehen soll.

14.6 Anästhesie in der Gynäkologie und Geburtshilfe

Bei den **vaginalen** und **abdominalen Operationsverfahren** gelten die gleichen Grundsätze, wie in der Abdominalchirurgie.

Bei einer **Laparoskopie** muß immer eine Intubationsnarkose durchgeführt werden, da durch die Kopftieflage eine Regurgitation und Aspiration von Mageninhalt möglich ist. Durch insuffliertes CO_2 kann es zum Anstieg des Beatmungsdruckes (erhöhter abdominaler Druck) sowie zur Diffusion zur CO_2 in die Blutbahn kommen.

14.6.1 Abrasio, Interruptio

Bei der Ausräumung von Plazentaresten in der Gebärmutter nach einer Entbindung muß eine Intubationsnarkose durchgeführt werden, da die Patientin als nicht nüchtern zu betrachten ist. Bei diesem Eingriff sind größere Blutverluste möglich, die sich auf den normalen Blutverlust bei einer vaginalen Entbindung von ca. 300–500 ml Blut addieren können. Die Abrasio stellt immer eine Indikation zur i. v. Kurznarkose mit Maskenbeatmung oder unter Spontanatmung dar, wenn das Nüchterngebot eingehalten wurde.

Eine Verpflichtung, bei einer Interruptio zu narkotisieren bzw. bei der Narkose zu assistieren, besteht weder für den Anästhesisten, noch für das Pflegepersonal, wenn sie dies aus religiösen oder ethischen Gründen ablehnen. Eine Ausnahme stellt die vitale Gefährdung der Mutter dar (medizinische Indikation).

14.6.2 Vaginale Entbindung

Die vaginale Entbindung wird bei einem relativ hohen Prozentsatz der Patientinnen unter *Katheterperiduralanästhesie* durchgeführt. Zu den Besonderheiten der **geburtshilflichen Regionalanästhesie** gehören:
– *Niedrigere Anästhetikadosen.* Das Verteilungsvolumen des Anästhetikums ist durch die Einengung des Periduralraums (Zunahme der Blutfülle in den Venenplexus) und den gesteigerten intraabdominalen Druck durch den schwangeren Uterus vermindert.
– *Bupivacain* wird in einer Konzentration von 0,125–0,25%, in Ausnahmefällen 0,375% in Linksseitenlage appliziert. Bupivacain kann als Einzelinjektion (8–12 ml) verabfolgt werden, wobei weitere Bolusinjektionen folgen oder über eine Infusionspumpe kontinuierlich zugeführt werden können.

14.6.3 Sectio caesarea

In Rückenlage droht der Schwangeren ein Vena-cava-inferior-Syndrom mit Blutdruckabfall, Bradykardie und eventueller Bewußtlosigkeit. Die Patientin soll durch Kippen des Tisches in Linksseitenlage gebracht werden, Sauerstoff und

Volumen sind zuzuführen. Vor Anästhesiebeginn müssen alle Maßnahmen zur Versorgung des Neugeborenen einschließlich Reanimation vorbereitet sein; eine intakte Absauganlage muß bereitstehen.

Der Kaiserschnitt kann sowohl in Allgemein- als auch in Regionalanästhesie (Katheterperiduralanästhesie oder Spinalanästhesie) erfolgen.

Die Allgemeinanästhesie ist immer eine Intubationsnarkose. Die Narkosezeit bis zum Abnabeln des Kindes sollte so kurz wie möglich gehalten werden. Die Narkoseeinleitung erfolgt daher erst bei Operationsbereitschaft, nachdem das Operationsgebiet bereits desinfiziert und abgedeckt worden ist und die Operateure gewaschen bereitstehen. Vor der Einleitung der Narkose muß ausreichend präoxygeniert werden.

Opiate dürfen vor der Entwicklung des Kindes nicht gegeben werden, der inspiratorische Sauerstoffanteil soll mindestens 50% betragen und es sollen außer dem Einschlafmittel (Etomidat 0,2–0,3 mg/kg KG oder Ketamin 1–1,5 mg/kg KG) nur die übliche Konzentration von Inhalationsanästhetika wie z. B. Enfluran (bis 0,8 Vol.%) oder Isofluran (bis 0,5 Vol.%) gegeben werden.

Eine mäßige *Hyperventilation* ist zu emfphehlen. Ab Inzision des Uterus bis zum Abnabeln sollen 100% Sauerstoff verabreicht, nach dem Abnabeln des Kindes kann die Narkose wie bei einem bauchchirurgischen Eingriff, auch unter Verwendung von Opiaten, weitergeführt werden.

Zur *Uteruskontraktion* werden Syntocinon 10 I. E. i. v. sowie eine Ampulle Methergin i. v. gegeben, zusätzlich wird ein Syntocinon-Tropf mit 20 I. E. angehängt. Kommt eine Regionalanästhesie zur Anwendung, wird bei einer *Periduralanästhesie* Bupivacain 0,5%ig (12–20 ml), bei der *Spinalanästhesie* ebenfalls 0,5%iges isobares Bupivacain verwendet: 2,5–4 ml.

Die Spinalpunktion erfolgt mit einer 25 oder 26 G-Nadel. Ein Vasopressor (z. B. Akrinor®) wird bereitgehalten, da es nicht selten zu Blutdruckabfällen kommt.

14.7 Anästhesie in der Hals-Nasen-Ohren-Heilkunde

In diesem Fachgebiet konkurrieren Anästhesist und Operateur durch die engen topographischen Verhältnisse: Operationsbereich versus Beatmung.

Tubusfehllagen. Manipulation am Kopf (Kopfumlagerung, Drehen des Kopfes) können zu Tubusfehllagen führen: Nach jeder Lageveränderung muß eine Beatmungskontrolle durch Auskulatation beider Lungen in der *mittleren Axillarlinie* erfolgen. Die Intubation soll immer mit einem Spiraltubus durchgeführt werden, wobei die Intubation meist oral, nur selten nasal erfolgt.

Mittelohroperationen: Nach Verschluß des Trommelfelles und Fixierung eines Implantats kann *Lachgas* zu einem Druckanstieg im Mittelohr führen, welches Trommelfell oder Implantat gefährdet. Hier soll man auf *lachgasfreie Narkosen* übergehen.

Enorale Operation. Bei allen enoralen Eingriffen, Tonsillektomien oder Adenotomien, ist vor der Extubation sorgfältig der Mund-Rachen-Raum von Blut und Speichel abzusaugen. Nach der Extubation ist stabile Seitenlage erforderlich, damit ein besserer Abfluß von Speichel, Sekret und Blut aus dem Mund gewähleistet ist. Patienten mit Nachblutungen nach Tonsillektomie gelten grundsätzlich als nicht nüchtern, da sie oft größere Mengen Blut verschluckt haben. Präoperativ sind Hb und Hk zu kontrollieren und gekreuzte Erythrozytenkonzentrate bereit zu stellen.

Nasenoperationen. Hier ist der Anästhesist aufgerufen, einen Aspirationsschutz durch Tamponade des Mund-Rachen-Raumes z. B. mit einer angefeuchteten Binde zu gewährleisten. Diese Tamponade soll manuell am intubierten Patienten eingeführt werden. Das Ende der Tamponade wird gut sichtbar an der Wange fixiert, vor der Extubation muß diese entfernt werden.

Larynx-Operationen. Bei der Mikrolaryngoskopie und bei mikrochirurgischen Eingriffen im Larynxbereich muß die Beatmung über einen sehr dünnen Tubus (bei Erwachsenen Ch. 26 oder 28) erfolgen, um eine bessere Übersicht für den Operateur zu gewährleisten.

Gegebenenfalls kann eine high frequency jet ventilation über eine nasal eingelegt Spezialsonde durchgeführt werden. Hierbei muß aber alles für eine notfallmäßige Beatmung über Endotrachealtubus bereitstehen.

Tumorchirurgische Eingriffe. *Neck dissection* oder *Laryngektomie* sind blutungsgefährdete Eingriffe. Arterielle Blutdruckmessung, rektale Temperaturüberwachung und genaueste Bilanzierung sind notwendig. Laseranwendung im HNO-Operationsbereich erfordert Metalltuben wegen der Brandgefahr. Nach Laseranwendung neigt das operierte Gewebe besonders zu postoperativem Anschwellen.

14.8 Anästhesie in der Mund-Kiefer-Gesichts-Chirurgie

Wie bei otorhinolaryngologischen Eingriffen hat der Anästhesist keinen Sichtkontakt zum Patienten und keinen Zugang zum Kopf.

Bei **enoralen Eingriffen** sollen daher immer *Spiraltuben* verwendet werden, die Auskultation des Atemgeräusches soll über ein präkordiales Stethoskop nach jeder Kopfumlagerung erfolgen. Bei Tumoroperationen gelten die gleichen Kriterien wie in der HNO-Heilkunde (s. o.) Hinzukommen häufig Intubationsprobleme, so daß die Intubation beim Spontanatmenden oder als bronchoskopische Intubation erfolgt. Ggf. kann eine präoperative Tracheotomie in Lokalanästhesie erforderlich sein.

Bei **Zahnextraktionen** an hirngeschädigten Kindern oder psychisch sehr empfindlichen Erwachsenen soll die nasale Intubation bevorzugt werden. Hirngeschädigte Kinder sind sehr empfindlich und reagieren teilweise übersteigert auf normale, dem Körpergewicht entsprechende Anästhetikadosen. Gerade bei diesen Patienten ist streng nach Wirkung zu injizieren, um mit einem Minimum an Anästhetika auszukommen. *Paracetamol*, als Suppositorium präoperativ appliziert, kann intra- und postoperative Schmerzen unterdrücken.

Frakturen. Bei der Versorgung von *Unter-, Oberkiefer-* und *Mittelgesichtsfrakturen* ist die Intubation in manchen Fällen durch eine Kieferklemme erschwert. Weiterhin kann durch Blutung im Mund- und Rachenraum die Sicht beeinträchtigt sein. Falls postoperativ eine intermaxilläre Verdrahtung des Mundes vorgesehen ist, muß am Bett eine Drahtschere vorhanden sein, um bei Erbrechen die Drähte sofort wieder öffnen zu können.

14.9 Anästhesie beim Polytrauma

Unter einem Polytrauma versteht man gleichzeitig entstandene Verletzungen mehrerer Körperregionen oder Organsysteme, wobei wenigstens eine Verletzung oder die Kombination mehrerer Verletzungen lebensbedrohlich ist. Die Schwere und die Prognose polytraumatischer Verletzungsmuster erfassen sog. *Scores.*

Die Versorgung Polytraumatisierter wird in 6 *Stufen* eingeteilt:

– *Reanimationsphase* (Minuten bis Stunden): Sicherung der Vitalfunktionen durch Intubation und kontrollierte Beatmung, Volumenersatz und Herz-Kreislaufunterstützung
– *Notoperationsphase* (Stunden): massive pulmonale oder abdominale Blutung, Ruptur großer Gefäße, akutes sub- oder epidurales Hämatom,
– *Stabilisierungsphase* (Stunden bis wenige Tage): definitive Schockbehandlung, Feineinstellung der Beatmung, organerhaltene Behandlung: Hirndrucksenkung, Erhaltung von Nierenfunktion und Gerinnungssystem durch Katecholaminbehandlung und Gerinnungstherapie
– *verzögerte Primäroperation* (Tage): Osteosynthesen u. ä.
– *Erholungs- und Konsolidierungsphase* auf der Intensiv- bzw. Intermediärstation (Tage bis Wochen): ggf. notwendige Sekundäroperationen.

Gerade die Versorgung Polytraumatisierter erfordert ein zielgerechtes Vorgehen, da die deletären Auswirkungen von zu spät oder nicht behandelten Schock- und Schmerzzuständen auf verschiedene Organsysteme gut bekannt sind. Die sympathoadrenergen Reaktionen im Anschluß an Schmerz, Streß und Hypovolämie durchlaufen gesetzmäßig verschiedene Kaskaden, wobei besonders das pulmonale Gefäßsystem und damit die Lungenfunktion geschädigt werden können. Das *akute Lungenversagen* ist eine gefürchtete Komplikation im Rahmen eines Polytraumas, das nur durch zielgerechtes Handeln zu verhindern ist.

14.10 Anästhesie bei Verbrennungen

Anästhesien an Schwerverbrannten sind bis weit in die Restitutionsphase hinein Risikonarkosen. Bei jedem durch eine schwere Brandverletzung ausgelösten Krankheitsbild liegt eine universelle Schädigung des Gesamtorganismus vor. Dabei steht nicht nur das primäre pathogenetische Geschehen um die Verbrennungswunde, der Flüssigkeitsverlust und dessen hämodynamische Auswirkung im Vordergrund, sondern auch die Prophylaxe von Sekundärschädigungen anderer Organe.

In der Primärphase während der ersten 36–48 Std. ist die **Schocktherapie** beherrschend: instabile Kreislaufverhältnisse und eine primäre oder sekundäre Hypoxie durch Abnahme des Herzzeitvolumens, Anstieg des Sauerstoffverbrauchs und verminderte Kapillardurchblutung. In dieser Zeit ist eine Narkose kontraindiziert, es sei denn, daß lebensbedrohliche Begleitverletzungen zu einer Anästhesie zwingen.

Die erste operative Versorgung ist zeitlich festgelegt:
- bis 20% verbrannte Körperoberfläche nach 6–12 Std., bei 20–40% nach 24–36 Std.
- > 40% verbrannte Körperoberfläche nach 2–3 Tagen.

Auch nach Ablauf dieser Zeit ist beim Schwerstbrandverletzten noch längst nicht mit stabilen hämodynamischen Verhältnissen zu rechnen. Erst etwa 12–14 Tage nach einem ausgedehnten Verbrennungsgeschehen sind die *Volumenverschiebung* und die im Sinne einer *Verbrauchskoagulopathie* veränderte Gerinnung, normalisiert. Allerdings drohen zu diesem Zeitpunkt oft *septische Komplikationen.*

Bei Schwerverbrannten kommen folgende 3 Anästhesiearten zur Anwendung:
- *Kurznarkosen* (Dauer bis 30 Min.) in häufiger, täglicher Wiederholung, für schmerzhafte Verbandswechsel, Nekrosenabtragung und diagnostische Eingriffe
- *Intubationsnarkosen* für längerdauernde Verbandwechsel, Nekrosenabtragungen sowie im Rahmen der plastischen Versorgung
- *Narkosen* bei Schwerstverbrannten (> 40% der Körperoberfläche drittgradig verbrannt), in der Frühphase nach dem Verbrennungsereignis.

Kurznarkoseverfahren. Kombinationen Fentanyl/Propofol mit Sauerstoff- oder Luftbeatmung sowie Alfentanil/Etomidat mit Sauerstoff- oder Luftbeatmung.

Alternativ zu Fentanyl und Alfentanil können auch Sufentanil bzw. Ketamin angewendet werden.

Bei diesen Kurznarkoseverfahren kann, wenn Maskenbeatmung aus anatomischen Gründen nicht möglich ist, auch unter Spontanatmung mit Sauerstoffinsufflation gearbeitet oder eine Larynxmaske angewendet werden.

Anästhesien in der Frühphase nach ausgedehnter Verbrennungskrankheit sind ungleich problematischer und risikoreicher, als die beschriebenen Kurznarkosen, die in aller Regel bereits nach einer gewissen Konsolidierung durchgeführt werden.

Pathophysiologische Charakteristika:
- gestörter Flüssigkeits- und Elektrolythaushalt in Abhängigkeit vom zeitlichen Ablauf der Verbrennungskrankheit
- gestörte Atemfunktion durch Flüssigkeitsretention oder Inhalationstrauma mit entsprechender Beatmungspflichtigkeit

- Stoffwechseltätigkeit bis auf das 3fache gesteigert, ebenso Sauerstoffverbrauch und Beatmungsvolumen unter Narkosebedingungen
- negativ inotrope Wirkung durch Verbrennungstoxine oder Hämokonzentration
- Mikrozirkulationsstörungen mit Auswirkungen auf Organfunktionen: Lungen, Nieren, Leber, Gerinnungssystem
- Wärmeverlust durch ausgedehnte Wundflächen
- Steigerung der Anästhetikawirkung durch Hypoproteinämie und Verkleinerung des zentralen Kompartimentes
- Kontamination der Wunden durch unsteriles Arbeiten, rasche Infektion der Verbrennungswunde, die in eine Sepsis münden kann
- langdauernde Minderdurchblutung geschädigter Hautpartien durch Lagerung, Blutdruckmanschetten, Tubusfixation.

Leitungs- oder Lokalanästhesien sind wegen der Gegenwart infizierter Wunden selten bei Schwerstbrandverletzten möglich.

Neben den geschilderten pathophysiologischen Gegebenheiten treten technische Probleme für die Narkosedurchführung auf, da ausgedehnte chirurgische Versorgung mit Wundreinigung, Nekrosenabtragen und Hauttransplantationen unter ständigem Lagerungswechsel durchgeführt werden müssen, was hohe Anforderungen an die Kreislaufindifferenz des Anästhesieverfahrens, aber auch an die Flexibilität des Anästhesisten stellt. Bei Eingriffen an Schwerstverbrannten ist darüber hinaus stets mit schweren kardiozirkulatorischen Veränderungen zu rechnen.

Regel: Je 1% verbrannter Körperoberfläche, die exzidiert wird, ist mit einem Blutverlust von 100 ml zu rechnen. Bei der Versorgung der oberen Extremität gehen also etwa 1 000 ml, bei der unteren Extremität etwa 2 000 ml Blut verloren. Exzision des stark durchbluteten Gesichtes braucht mindestens 2 000 ml Blutersatz.

Die Grenzen der operativen Intervention sind für einen Blutverlust von 4 000 ml pro Eingriff definiert, wobei beim Blutersatz darauf zu achten ist, daß mindestens im Verhältnis 1:1 pro Erythrozytenkonzentrat auch Frischplasma gegeben wird.

Neben einer konventionellen NLA lassen sich auch kombinierte totalintravenöse *Anästhesieverfahren* (TIVA) beispielsweise mit Fentanyl bzw. Alfentanil und Propofol unter Intubation und kontrollierter Beatmung durchführen, wobei beide Bestandteile möglichst über Perfusor kontinuierlich appliziert werden sollten. Außer der intraoperativen Analgesie und Hypnose ist die rasche postoperative Ansprechbarkeit von besonderer Bedeutung, da hierdurch eine bei Beatmeten wichtige rasche Kooperationsfähigkeit ermöglicht wird.

Eine Interferenz mit anderen im Rahmen der intensivmedizinischen Versorgung verabreichten Analgetika und Sedativa ist bei diesen intravenösen Anästhesieverfahren nicht festzustellen, ebenso keine Tachyphylaxie, die zu einer Dosissteigerung bei Mehrfachnarkosen führen würde.

Bei **pulmonal geschädigten Patienten** ist ein völliger *Verzicht auf Lachgas* nötig. Da Schwerverbrannte möglichst früh enteral ernährt werden sollten, ist die fehlende negative Beeinflussung der Darmtätigkeit und die geringere Rate an postoperativer Übelkeit bei intravenösen Anästhesieverfahren besonders wichtig. Die Vorteile der kombinierten TIVA sind:

- nachhaltige postoperative Analgesie
- rasche Ansprechbarkeit, auch bei beatmeten Patienten
- mögliche Normalisierung präoperativ pathologischer Kreislaufparameter
- Blutverlust um ca. 20% niedriger, als bei vergleichbaren Anästhesieverfahren (Inhalationsanästhesie, NLA)
- keine organtoxischen Wirkungen
- keine Verschlechterung der Darmtätigkeit
- keine Behinderung enteraler Nahrungsaufnahme
- keine Interferenz mit anderen Medikamenten
- keine orthostatischen Reaktionen beim Lagerungswechsel.

15. Anästhesie bei seltenen Krankheiten und Syndromen

Name und Beschreibung erfolgt in alphabetischer Auflistung.

Adrenogenitales-Syndrom (AGS): Synthesestörung von Hydrocortison oder Aldosteron; Salzverlust.

Anästhesiologische Besonderheiten: Hydrocortisongabe intraoperativ und postoperativ erforderlich, engmaschische Elektrolytkontrolle und ggf. Elektrolytersatz erforderlich.

Amyotrophe Lateralsklerose: Degeneration der Motoneurone.

Anästhesiologische Besonderheiten: keine nichtdepolarisierenden Muskelrelaxanzien verwenden; Vorsicht bei depolarisierenden Muskelrelaxanzien, Thiopental oder Opiaten, da die Gefahr postoperativer Ateminsuffizienz besteht.

Apert-Syndrom: Synostosen des Schädels mit eventuell erhöhtem intrakraniellen Druck, hypoplastischem Oberkiefer und Exophthalmus, Handfehlbildungen, Herzfehler möglich.

Anästhesiologische Besonderheiten: kardiologische Diagnostik erforderlich, Ausschluß von Hirndruckzeichen, Intubationsprobleme häufig, daher spezielle Vorkehrungen treffen, erhebliche Blutverluste möglich, postoperative Nachbeatmung erforderlich, häufiges starkes Auskühlen der Patienten.

Bartter-Syndrom: Überproduktion von Prostaglandin E mündet in Hypokaliämie, -chlorämie und metabolische Alkalose.

Anästhesiologische Besonderheiten: Elektrolyt- und Säure-Basen-Kontrolle prä- und intraoperativ erforderlich, Unempfindlichkeit auf Katecholamine.

Cri-du-Chat-Syndrom: Hydrozephalus, geistige Retardierung, Fehlbildung an Herz, Ohren, Larynx und Epiglottis, charakteristisches katzenähnliches Schreien.

Anästhesiologische Besonderheiten: Intubationsprobleme, erhöhten intrakraniellen Druck ausschließen, kardiologische Diagnostik.

Crouzon-Syndrom: Kraniostenose, hypoplastischer Oberkiefer, Gesichtsdysmorphie, Dysostosis craniofacialis.

Anästhesiologische Besonderheiten: extreme Intubationsschwierigkeiten möglich, erhöhten intrakraniellen Druck ausschließen.

Down-Syndrom (Trisomie 21): geistige Retardierung, kleiner nasopharyngealer Raum, große Zunge. Hypotonieneigung, oft angeborene Herzfehler mit Herzinsuffizienz, manchmal Duodenalatresie.

Anästhesiologische Besonderheiten. Atemwegprobleme: Kleiner Mund, große Zunge, Gefahr des Laryngospasmus vor allem bei der Extubation, Gefahr kardialer Arrhythmien, Verzicht auf Barbiturate, großzügige Antibiotikaprophylaxe bei ausgedehnten Operationen wegen besonderer Infektanfälligkeit.

Duchenne-Krankheit: progressive Muskeldystrophie (Bulbärparalyse) mit Myokardbeteiligung.

Anästhesiologische Besonderheiten: kardiologische Diagnostik erforderlich, kein Succinylcholin verwenden, Vorsicht mit nichtdepolarisierenden Muskelrelaxanzien und Opiaten, Gefahr postoperativer Ateminsuffizienz.

Edwards-Syndrom (Trisomie 18): angeborene Herzfehler, Mikrognathie, Nierenfehlbildungen.

Anästhesiologische Besonderheiten: Intubationsschwierigkeiten, Herzfehler ausschließen, präoperative Antibiotikaprophylaxe, Vorsicht mit Medikamenten, die über die Nieren ausgeschieden werden, bzw. nephrotoxisch sind. (Verzicht auf Enflurane).

Ehlers-Danlos-Syndrom: Erkrankung des Bindegewebes mit Hyperelastizität, Aneurysma dissecans der Aorta ascendens möglich. Oft Lungen- oder Magen-Darm-Fehlbildungen sowie Störungen der Blutgerinnung.

Anästhesiologische Besonderheiten: kardiologische Diagnostik, Beatmungsprobleme durch Spontanpneumothorax, Thrombozytenersatz erforderlich

Epidermolysis bullosa hereditaria: vererbbare Dermatose mit Neigung zu Erosionen und Blasenbildung nach geringfügigen Traumen, auch Schleimhautbefall möglich.

Anästhesiologische Besonderheiten: Verlegung der Luftwege durch orale Verletzungen oder Verklebungen, Vermeiden von Intubation, wann immer möglich: wenn die Intubation unvermeidlich ist, besondere Vorsicht vor Traumatisierung der Schleimhaut, gut gepolsterte Masken verwenden, kein Pflaster, Hautverletzungen können Eintrittspforte für Infektionen sein.

Fanconi-Abderhalden-Syndrom (Cystinose): Defekt der Nierenfunktion, vor allem im proximalen Tubulus, Azidose, Kaliumverlust, Dehydratation.

Anästhesiologische Besonderheiten: Elektrolyt- und Säure-Basen-Kontrolle, Vorsicht mit Medikamenten, die über die Nieren ausgeschieden werden (kein Enflurane verwenden).

Favismus (Bohnenkrankheit): Glukose-6-Phosphatdehydrogenase-Mangel, anfallsweise hämolytische Anämie.

Anästhesiologische Besonderheiten: alle methämoglobinbildenden Substanzen vermeiden (Lokalanästhetika, Nitroprussidnatrium), Vermeidung von Substanzen, die Hämolyse hervorrufen (Acetylsalicylsäure, Phenacetin, Sulfonamide, Chindin, Methylenblau), Korrektur der Anämie.

Glykogenosen: durch Enzymdefekte gestörter Metabolismus von Glykogen und anderen Zuckern, pathologische Speicherung in Leber, Nieren, Herz und ZNS. Hypoglykämieneigung durch Störungen der Glykogenmobilisation.

Anästhesiologische Besonderheiten: Organmanifestation beachten: Herz, Leber, Muskeln, Niere, Wärmeproduktion gestört, Auskühlung muß perioperativ verhindert werden, präoperativ Glukoseinfusionen bei Hypoglykämieneigung erforderlich, intra- und postoperativ häufige Blutzuckerkontrollen (Hypoglykämieneigung).

Guillain-Barré-Syndrom: akute, virusbedingte Polyneuropathie mit aufsteigender Lähmung; wenn C_4-Höhe überschritten wird, muß beatmet werden.

Anästhesiologische Besonderheiten: Succinylcholin nach Ende der Erkrankung noch für mindestens 4 Monate kontraindiziert.

Jervell-Lange-Nielsen-Syndrom (kardioauditives QT-Syndrom): Überleitungsdefekte im Myokard (bes. QT-Intervall) mit Arrhythmien, Synkopen, Neigung zu plötzlichem Herztod, kongenitale Taubheit.

Anästhesiologische Besonderheiten: kardiologische Diagnostik (mit EKG) erforderlich, evtl. Schrittmacherimplantation, besondere Vorsicht mit Antiarrhythmika, Ajmalin (Gilurytmal) möglich.

Klippel-Feil-Syndrom (hohe Spina bifida): kongenitale Verschmelzung von 2 oder mehreren Halswirbeln mit stark eingeschränkter HWS-Beweglichkeit.

Anästhesiologische Besonderheiten: extreme Intubationsschwierigkeiten möglich.

Klippel-Trénaunay-Syndrom (Haemagiectasia hypertrophicans): Hämangiome mit AV-Fistel und folgender Hypertrophie der Extremität, erhöhtes Herzminutenvolumen, das bis zum hyperdynamen Herzversagen führen kann.

Anästhesiologische Besonderheiten: besonders genaue kardiologische Diagnostik erforderlich, ggf. intraoperativ Katecholamingaben erforderlich.

Kollagenosen (Lupus erythematodes, Arteriitis nodosa, Sklerodermie, Dermatomyositis): systemische Bindegewebeerkrankung mit unterschiedlichen Organmanifestation.

Anästhesiologische Besonderheiten: Vorbestehende Therapie mit Steroiden oder Immunsuppressiva beachten, häufig Intubationsschwierigkeiten bei Befall der Kiefergelenke, Nierenfunktion kann gestört sein.

Marfan-Syndrom: Bindegewebeerkrankung, Erweiterung und mögliche Dissektion der Aortenwurzel mit -insuffizienz, thorakales oder abdominales Aortenaneurysma möglich, Kyphoskoliose, Trichterbrust, Lungenzysten, Gelenkinstabilität und Luxationen.

Anästhesiologische Besonderheiten: mögliche Intubationsschwierigkeiten, präoperative Antibiotikaprophylaxe erforderlich, keine myokarddepressiven Medikamente verwenden, Blutdruckanstiege vermeiden, kontrollierte Beatmung kann zum Pneumothorax führen, sorgfältige Lagerung der Extremitäten, um Luxationen vorzubeugen.

Moschkowitz-Krankheit: thrombotische, thrombozytopenische Purpura, hämolytische Anämie und Thrombozytenmangel, Gefäßerkrankung der Arteriolen und Kapillaren, neurologische Schädigungen, Nierenfunktionsstörungen.

Anästhesiologische Besonderheiten: genaue Anamnese hinsichtlich Gerinnungsstatus und vorausgehender Steroidtherapie erforderlich, Vorsicht mit Medikamenten, die über die Nieren ausgeschieden werden.

Mukopolysaccaridosen: häufig geistige Retardierung, Taubheit, Zwergwuchs, Trichterbrust, Kyphoskoliose, schwere Herzerkrankung und Hepatosplenomegalie.

Anästhesiologische Besonderheiten: mögliche Intubationsschwierigkeiten, Obstruktion der oberen Luftwege möglich, hohe Dosen von Atropin präoperativ notwendig, häufig zäher Schleim im Bronchialsystem: daher Anfeuchten der Narkosegase und adäquate Flüssigkeitsgabe perioperativ, Antibiotikaprophylaxe.

Muskelerkrankungen: *Anästhesiologische Besonderheiten:* für alle Muskelerkrankungen **Succinylcholinverbot** (!), Vorsicht mit atemdepressiven Medikamenten, erhöhte Disposition zur malignen Hyperthermie.

Myasthenia gravis pseudoparalytika: Muskelschwäche, die aufsteigend auch die Atemmuskulatur betreffen kann.

Anästhesiologische Besonderheiten: keine atemdepressiven Medikamente oder Muskelrelaxanzien (!), postoperativ kontrollierte Beatmung erforderlich, cholinerge Krise mit Anticholinesteraseapplikation behandeln.

Phenylketonurie: Enzymmangel des Phenylalaninabbaus, geistige Retardierung, Hypertonie, Krämpfe, Erbrechen.

Anästhesiologische Besonderheiten: Narkoseeinleitung und -führung mit Inhalationsanästhetika, Glukosegabe wegen Hypoglykämieneigung, besondere Empfindlichkeit auf Opiate und Hypnotika, kein Ketamin oder Enflurane, Körpertemperatur überwachen, bei anamnestisch bestehender Epilepsie, Fortführung der Medikation, postoperativ genaue Überwachung der Ventilation.

Pierre-Robin-Syndrom: Mikrognathie, Gaumenspalte, Zungenvergrößerung, evtl. angeborene Herzfehler.

Anästhesiologische Besonderheiten: evtl. stark erschwerte Intubation, Wachintubation möglich; vor der Extubation sollte der Patient völlig wach sein, bei Herzfehler präoperative Antibiotikaprophylaxe.

Porphyrie: abdominale Schmerzen durch Medikamente, Infekte o. ä. Lähmungen, psychiatrische Störungen, vegetative Störungen wie Hypertonie und Tachykardie, häufig Diabetes mellitus.

Anästhesiologische Besonderheiten: keine Barbiturate, Sedativa, Antipyretika, Sulfonamide, orale Antidiabetika.

Folgende *Medikamente* dürfen verordnet werden:

Atropin, Morphin, Lachgas, Piritramid, Promethazin, Succinylcholin, depolarisationshemmende Relaxanzien, andere Opiate und Opiode.

Sklerodermie: Bindegewebeerkrankung, diffuse Versteifung der Haut, kardiale Fibrose kann zu Herzinsuffizienz führen.

Anästhesiologische Besonderheiten: Narbenbildung von Gesicht und Mund mit Intubationserschwernis, Thoraxrestriktion mit schlechter Compliance, diffuse Lungenfibrose mit Hypoxiegefahr vorausgegangen Steroidtherapie überprüfen.

v. Willebrand-Jürgens-Syndrom (Angiohämophilie): verlängerte Blutungszeit (gestörte Thrombozytenaggregationsfähigkeit), Kapillarveränderungen.

Anästhesiologische Besonderheiten: evtl. Transfusion von Erythrozytenkonzentrat und FFP notwendig, evtl. Substitution von Faktor VIII notwendig, keine Salicylate verwenden wegen Thrombozytenaggregationshemmung, gastrointestinale Blutungen möglich.

Wolff-Parkinson-White-Syndrom (WPW): gestörte Überleitung zwischen Vorhof und Ventrikel, EKG: kurzes PQ-Intervall, verlängerter QRS-Komplex, Neigung zu paroxysmalen supraventrikulären Tachykardien.

Anästhesiologische Besonderheiten: bei Herzfehlern präoperative Antibiotikaprophylaxe, Arrhythmieneigung, vor allem paroxysmale Tachykardie bei Narkoseeinleitung, Tachykardien nur mit Ajmalin (Gilurytmal) behandeln, kein Atropin oder Neostigmin verwenden.

Störungen des Hämoglobinmoleküls: angeborene oder erworbene Hämoglobinopathien können die Anästhesie beeinflussen, durch
- Störungen des Sauerstofftransportes (Methämoglobinämie, Hämolyse)
- veränderte Fließeigenschaften der Erythrozyten (Sichelzellanämie)
- pathologische Hämoglobinmoleküle (Porphyrie).

– **Sichelzellanämie:** Hämoglobin S weist eine nach rechts verschobene Sauerstoffdissoziationskurve und damit verminderte Sauerstoffaffinität auf. Die O_2-Abgabe ist daher auch bei niedrigen Hb-Werten noch gesichert. Die Erythrozyten weisen höhere Hämolyserate und schlechtere Fließeigenschaften auf, besonders im Bereich der Mikrostrombahn. Gefäßverschluß und Infarkte können ins Multiorganversagen führen. Halothan verschlechtert die Fließeigenschaften weiter.

Krisen bei Sichelzellanämie können ausgelöst werden durch: Hypoxie, Azidose, Hypothermie, Hypovolämie und Schock.

Beachte: Kälteschutz; Volumenausgleich, Beatmung mit ausreichendem Sauerstoffanteil und Ausgleich des Elektrolyt- und Säure-Basen-Status sind daher erforderlich.

Komplikationen während der Anästhesie: kardiale Dekompensation, Milz-, Lungeninfarkt, Nierenversagen, Schmerzkrisen, plötzliche Erblindung, Ikterus.

Prophylaxe: präoperative Diagnostik, optimale Sauerstoffversorgung während der Narkose (Präoxygenation, erhöhter FiO_2 intra- und postoperativ, Sauerstoffmangel infolge Hypoventilation vermeiden). Intra- und postoperativ sollen Hypothermiezustände vermieden werden, genauer Ausgleich des Volumendefizits ist erforderlich, eine adäquate Hydrierung bei oft großen Urinmengen von besonderer Wichtigkeit. Gabe von Hydroxyäthylstärke 6%ig und Heparin. Bei gefährdeten Patienten und ausgedehnten Eingriffen sollen 2–3 Wochen präoperativ Erythrozytenkonzentrate zur Unterdrückung der eigenen Erythropoese gegeben werden. Für Notfalleingriffe oder perioperative Krisen stellt der partielle oder totale Blutaustausch, ggf. mittels Plasmapherese-Sets, die Therapie der Wahl dar.

– **Porphyrie:** angeborene Störungen der Hämsynthese, bei der sich Vorstufen anhäufen. Die Akkumulation von Porphyrinen führt zu stärksten abdominalen

Schmerzen, Übelkeit und Erbrechen, Schmerzen im Bereich der Extremitäten sowie Verwirrtheitszuständen und Bewußtlosigkeit. Wichtigste Triggersubstanzen sind Barbiturate, aber auch Enfluran, Ketamin, Lidocain und Pentazocin werden angeschuldigt, akute Krisen auslösen zu können.

– **Methämoglobinämien:** Die Sauerstofftransportkapazität des Blutes wird durch Met-Hb verringert; Zyanose und Hypoxie sind die Folge. Besonders Neugeborene und Säuglinge sowie Patienten mit einer angeborenen Disposition sind gefährdet. Auslösende Agenzien können sein: Analgetika wie Paracetamol, Malariamittel (Chloroquin), Sulfonamide, Nitroglycerin, Lidocain, Metoclopramid.

16. Narkoseprotokoll

Das Anästhesieprotokoll ist zugleich eine *forensische* Dokumentation, ein *Leistungsnachweis* und ein Beitrag zur *Qualtitätssicherung* des Faches.

Man ist bestrebt, standardisierte Anästhesieprotokolle zu verwenden, die den Forderungen der Berufsverbände DGAI und BDA (Deutsche Gesellschaft für Anästhesiologie und Intensivmedizin, Bund Deutscher Anästhesisten) entsprechen.

Das **Anästhesieprotokoll** sollte folgende Rubriken enthalten:

- präoperative Befunderhebung, Anordnung zur Prämedikation und Operationsvorbereitung
- Angaben über Lagerung, Operationsbereich, Monitoring, Technik, verwendeter Anästhetika, Beatmungsform, Bilanzierung sowie die optische und zeitgerechte Darstellung der gemessenen Kreislaufparameter und der applizierten Medikamente
- Leistungserfassung mit Zeiten von Anästhesiepräsenz, -beginn, Operationsbereitschaft, -beginn und der jeweiligen Endphasen
- Qualitätssicherung durch Registrierung von Anästhesie-Verlaufs-Beobachtungen (AVB): Art, Schweregrad, Auftreten bei Narkoseeinleitung, im Verlauf oder im Aufwachraum
- Aufwachraum-Überwachung (Ankunft und Verlegung sowie die jeweils dazugehörigen Beurteilungen im Aufwachraumbereich)
- Anweisungen für die Stationen nach der Narkose.

Register